Rheumaorthopädie – Untere Extremität

C. J. Wirth · D. Kohn · W. E. Siebert (Hrsg.)

Rheumaorthopädie – Untere Extremität

Mit 120 Abbildungen und 33 Tabellen

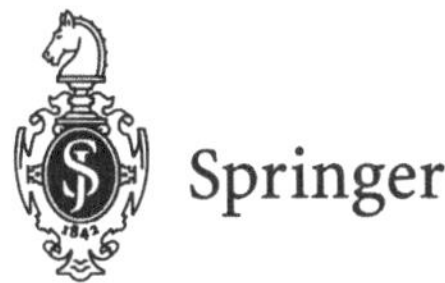

Springer

Prof. Dr. C. J. Wirth
Prof. Dr. D. Kohn
Orthopädische Klinik der medizinischen
Hochschule Hannover im Annastift
Heimchenstraße 1–7, D-30625 Hannover

Priv. Doz. Dr. W. E. Siebert
Orthopädische Klinik des
Landeswohlfahrtsverbandes Hessen in Kassel
Wilhelmshöher Allee 345, D-34131 Kassel

ISBN-13:978-3-642-79884-9 e-ISBN-13:978-3-642-79883-2
DOI: 10.1007/978-3-642-79883-2

Die Deutsche Bibliothek – CIP-Einheitsaufnahme
Rheumaorthopädie – untere Extremität / C. J. Wirth ... (Hrsg.).
– Berlin ; Heidelberg ; New York ; Barcelona ; Budapest ;
Hong Kong ; London ; Mailand ; Paris ; Tokyo : Springer, 1995
ISBN-13:978-3-642-79884-9
NE: Wirth, Carl Joachim [Hrsg.]

Satz: Fotosatz-Service Köhler OHG, Würzburg
SPIN: 10497631 24/3020 - 5 4 3 2 1 0 - Gedruckt auf säurefreiem Papier

Vorwort

Die Orthopädische Klinik der Medizinischen Hochschule Hannover veranstaltete in Verbindung mit dem Rheumazentrum Hannover am 23. und 24. September 1994 ein Internationales Symposium zum Thema „Rheumaorthopädie - Untere Extremität".

Die umfassende Versorgung der Rheumapatienten erfordert einerseits ein interdisziplinäres Vorgehen, andererseits die enge Zusammenarbeit von Arztpraxis, Klinik und Nachsorgeeinrichtung. Dem wurde durch die Auswahl der Referate Rechnung getragen. So spannte sich der Themenkreis von der Pharmakotherapie über die konservative zur operativen Behandlung bis hin zur Rehabilitation. Ein besonderer Schwerpunkt des Symposiums lag auf der Endoprothetik des Hüft- und Kniegelenkes sowie auf der Behandlung rheumatischer Fußdeformitäten.

Wir haben versucht, mit dieser Tagung allen mit der Versorgung rheumakranker Patienten betrauten Kollegen einen State of the Art zu geben. Sämtliche Referenten haben ihre Beiträge in überarbeiteter Form für dieses Buch zur Verfügung gestellt. Ihnen sei auf diesem Wege nochmals herzlich gedankt, ebenso dem Springer-Verlag für die großzügige Ausstattung und die angenehme Zusammenarbeit sowie Herrn Kollegen T. Busche für die Abfassung des Sachverzeichnisses.

Hannover und Kassel, im Herbst 1995 — Die Herausgeber

Autorenverzeichnis

Cracciolo III, A., Prof. Dr.
University of California, Department of Orthopaedic Surgery
10833 Le Conte Avenue, Los Angeles, California 90024-6902, USA

Grifka, J., Priv. Doz. Dr. med.
Orthopädische Universitätsklinik Bochum im St.-Joseph-Hospital
Gudrunstr. 56, D-44791 Bochum

Gschwend, N., Prof. Dr. med.
Klinik Wilhelm Schulthess
Neumünsterallee 3, CH-8008 Zürich

Hagena, F.-W., Prof. Dr. med.
Orthopädische Klinik der Ludwig-Maximilians-Universität München,
Klinikum Großhadern
Marchioninistr. 15, D-81377 München

Hämäläinen, M., Prof. Dr. med.
Rheumatism Foundation Hospital
SF-18129 Hainola

Kerschbaumer, F., Prof. Dr. med.
Rheumaorthopädie, Orthopädische Universitäts- und Poliklinik „Friedrichsheim“
Marienburgstr. 2, D-60528 Frankfurt

Kohn, D., Prof. Dr. med.
Orthopädische Klinik der Medizinischen Hochschule Hannover im Annastift
Heimchenstr. 1–7, D-30625 Hannover

Krüger, K., Prof. Dr. med.
Rheumaeinheit der Ludwig-Maximilians-Universität München
Pettenkofer Str. 8 A, D-80336 München

Miehlke, R., Prof. Dr. med.
Nordwestdeutsches Rheumazentrum St.-Joseph-Stift, Abt. Rheumaorthopädie
Westtor 7, D-48324 Sendenhorst

Morscher, E., Prof. Dr. med.
Orthopädische Universitätsklinik Basel, Felix-Platter-Spital
Burgfelder Str. 101, CH-4012 Basel

Neuendorff, F. E., Dr. med.
Orthopädische Klinik der Fachklinik Eilsen der LVA Hannover
Harrlallee 2, D-31707 Bad Eilsen

Siebert, W., Priv. Doz. Dr. med.
Orthopädische Klinik des Landeswohlfahrtsverbandes Hessen
Wilhelmshöher Allee 345, D-34131 Kassel

Tillmann, K., Prof. Dr. med.
Orthopädische Abteilung, Rheuma-Klinik Bad Bramstedt
Oskar-Alexander-Str. 26, D-24576 Bad Bramstedt

Wanivenhaus, A., Univ. Doz. Dr. med.
Allgemeines Krankenhaus Wien, Orthopädische Universitätsklinik
Währinger Gürtel 18–20, A-1090 Wien

Weseloh, G., Prof. Dr. med.
Abteilung für Orthopädische Rheumatologie, Orthopädische Universitätsklinik und Poliklinik im Waldkrankenhaus St. Marien
Rathsberger Str. 57, D-91054 Erlangen

Wessinghage, D., Prof. Dr. med.
BRK-Rheumazentrum Bad Abbach, I. Orthopädische Klinik
Am Markt 2, D-93077 Bad Abbach

Wirth, C. J., Prof. Dr. med.
Orthopädische Klinik der Medizinischen Hochschule Hannover im Annastift
Heimchenstr. 1–7, D-30625 Hannover

Zeidler, H., Prof. Dr. med.
Rheumatologische Klinik der Medizinischen Hochschule Hannover
Konstanty-Gutschow-Str. 8, D-30525 Hannover

Inhaltsverzeichnis

Teil I.
Interdisziplinäre Rheumaorthopädie

KAPITEL 1

Rheumatherapie: Eine interdisziplinäre Herausforderung

H. Zeidler

Die Therapie der entzündlich-rheumatischen Erkrankungen wird üblicherweise in verschiedene Behandlungsformen, wie z.B. allgemeine Maßnahmen, Medikamente, physikalisch-therapeutische Anwendungen, operative Maßnahmen, Beschäftigungstherapie, psychosoziale Betreuung und Rehabilitation, aufgeteilt. Eine solche Gliederung fokussiert auf die zur Verfügung stehenden Therapiemöglichkeiten. In Ermangelung einer kausalen Therapie ermöglicht ihr empirisch begründeter, polypragmatischer Einsatz eine Linderung der Beschwerden, eine Behebung von Funktionsdefiziten, Verlangsamung des Fortschreitens der Erkrankung und psychosoziale Rehabilitation des Rheumakranken. Eine große Variabilität und Unberechenbarkeit von Krankheitsverlauf, Schwere der Erkrankung und psychosozialen Begleiterscheinungen bedingt jedoch, daß beim individuellen Patienten das gleiche Symptom mit den unterschiedlichsten therapeutischen Maßnahmen einzeln, kombiniert oder in zeitlicher Abfolge behandelt wird. Allein zur Therapie des Schmerzes steht eine Vielzahl analgetischer und antiphlogistischer Therapiemodalitäten zur Verfügung (Tabelle 1) [13]. Zudem sind Erfolg und Verträglichkeit der Therapie individuell sehr unterschiedlich und die gleichen Behandlungsmöglichkeiten werden bei den verschiedenen rheumatischen Erkrankungen mit unterschiedlichem Schwerpunkt eingesetzt. Aus dieser Vielfalt resultiert für den nicht spezialisierten Allgemeinarzt und Facharzt (Internisten, Orthopäden) die Schwierigkeit der richtigen Auswahl. Für den erfahrenen Rheumatologen ergeben sich hingegen die vielfältigen Chancen einer individuellen umfassenden (komprehensiven) Behandlung und Betreuung, die symptom- und problemorientiert, langfristig, krankheitsbegleitend, wohnortnah, überwie-

Tabelle 1. Behandlung des Schmerzes bei chronischer Polyarthritis

Analgetisch		Antiphlogistisch
Ruhe allgemein, u.a. lokal	Analgetika	Nichtsteroidale Antiphlogistika
Entlastung	Psychopharmaka	Kortikoide systemisch lokal
Gelenkschutz	Arthrodesen	
Kryotherapie		Synoviorthese
Wärmetherapie		Synovektomie
Elektrotherapie		

gend ambulant und interdisziplinär ausgerichtet sein soll [10, 14]. Ein solch hoher Anspruch an die Therapie von Rheumakranken stellt für alle Beteiligten (Patient, Arzt und Therapeuten, Kliniken und Institutionen, Selbsthilfeorganisationen) eine Herausforderung zur interdisziplinären Zusammenarbeit dar [7].

Der chronisch Rheumakranke

Nach epidemiologischen Schätzungen haben wenigstens 50% aller erwachsenen Einwohner der Bundesrepublik rheumatische Beschwerden. Demgegenüber sind nur 4% der Bevölkerung mit rheumatischen Beschwerden, also eine abgrenzbare Minderheit, schwereren Formen einer chronisch-rheumatischen Erkrankungen zuzuordnen und bedürfen deshalb einer interdisziplinären Behandlung und Betreuung (Tabelle 2) [8].

Die Kranken lassen sich 3 nosologischen Gruppen zuordnen:

- Kranke mit entzündlich-rheumatischen Erkrankungen der Gelenke, Wirbelsäule, Bindegewebe und Gefäße,
- Kranke mit (oft stoffwechselbedingten) Polyarthropathien, z.B. sekundäre polyartikuläre Arthrosen,
- Kranke mit invalidisierend verlaufenden, generalisierten muskuloskelettalen Schmerzsyndromen, wie etwa dem Fibromyalgiesyndrom.

Die chronische Polyarthritis (cP) ist unter den genannten Krankheiten diejenige mit den schwerwiegendsten und vielfältigsten Problemen. Sie ist in vielerlei Hinsicht beispielhaft für die interdisziplinäre Behandlung chronisch Rheumakranker.

Als entzündliche Systemerkrankung befällt die cP über die vordergründig ins Auge springenden Gelenkmanifestationen hinaus weitere Strukturen des Bewegungsapparates (Sehnen, Sehnenscheiden, Wirbelsäule) und innere Organe (z.B. Herzbeteiligung, Karpaltunnelsyndrom, Serositis, Episkleritis, Polyneuropathie) mit teilweise lebensbedrohlichen Komplikationen (z.B. Amyloidose mit Niereninsuffizienz, Lungenfibrose mit pulmonaler Insuffizienz, atlantoaxiale Dislokation mit Rückenmarkskompression). Zu den somatischen Symptomen gesellt sich eine Vielzahl familiärer, sozialer und beruflicher Folgen, so daß aus ganzheit-

Tabelle 2. Häufigkeit ausgewählter rheumatischer Erkrankungen und Syndrome in der erwachsenen Bevölkerung

Krankheit/Syndrom	Punkt-Prävalenz/100000
Chronische Polyarthritis	330
Chronifizierende Spondylarthropathien	160
Kollagenosen, systemische Vaskulitiden	110
Polyartikuläre (sekundäre) Arthrosen	1300
Invalidisierende generalisierte Schmerzsyndrome (Fibromyalgie, entdifferenzierte muskuloskelettale Schmerzsyndrome)	1700
Gesamt	3600/100000

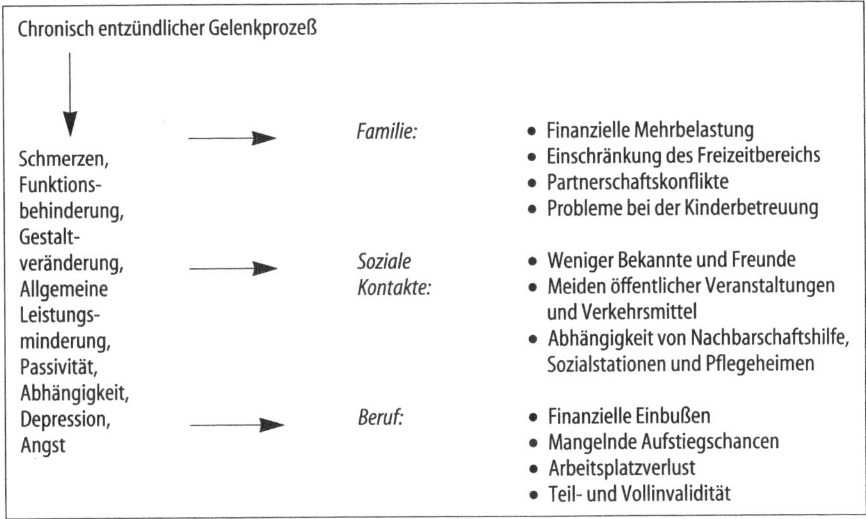

Abb. 1. Psychische, familiäre, soziale und berufliche Folgen der chronischen Polyarthritis

licher Sicht neben den therapeutischen Herausforderungen des Multiorganbefalles zu jedem Zeitpunkt der Erkrankung gleichzeitig auch die psychischen und sozialen Folgen zu berücksichtigen sind (Abb. 1). Im Krankheitsverlauf gewinnen einzelne oder mehrere (= multifokale) Probleme und Problembereiche eine kritische Bedeutung, während andere in den Hintergrund treten können. Die außerordentliche Variabilität von Schwere, Ausdehnung und Verlauf der somatischen Manifestationen und die individuelle Vielfalt der psychosozialen Folgen bedingt, daß keine medizinische Profession oder Person solchen chronisch Rheumakranken allein gerecht werden kann.

Eine Strukturierung der Problemlage ist in verschiedener Weise möglich. Im internationalen Schrifttum wird der Klassifikation der WHO folgend zwischen Funktionsverlusten (Impairment), Behinderungen (Disability) in allen Lebensbereichen und psychosozialen Benachteiligungen (Handicap) unterschieden [12]. Ein daraus abgeleitetes Modell der Krankheitsfolgen einer Arthritis sieht die Funktionsverluste und die Behinderungen als unmittelbare Folgen der somatischen Erkrankung, während die psychosozialen Benachteiligungen in starkem Umfang von krankheitsunabhängigen anderen Einflußfaktoren bestimmt werden (Abb. 2) [2]. Umwelt, Ressourcen und soziale Faktoren wirken sich aber auch mehr oder weniger stark auf Funktionsverluste und Behinderungen aus. Funktionelle Einschränkungen der Knie- und Hüftbeweglichkeit mit Behinderung der Gehfähigkeit gewinnen unterschiedliche Bedeutung, z. B. in Abhängigkeit von den Wohnverhältnissen. So ist der Bewohner eines Flachhausbungalows ohne Treppen und Stufen sehr viel weniger in seinem häuslichen Alltag behindert als der Mieter einer Wohnung im dritten Stock eines Altbaus ohne Fahrstuhl, mit hohen Stufen und langen Treppen.

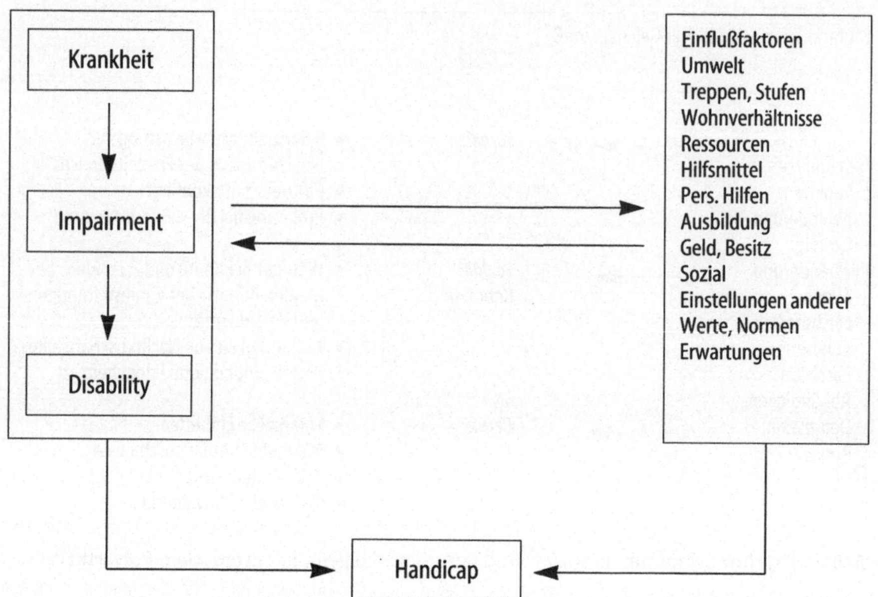

Abb. 2. Modell der Folgen einer Arthritis

Im deutschsprachigen Raum unterscheidet Raspe zwischen Lasten und Leiden des chronisch Kranken [7]. Nach ihrer Herkunft werden 3 Bereich von Lasten unterschieden:

- die sog. Primärsymptome als krankheitsspezifische Lasten,
- die krankheitsunspezifischen Lasten durch das chronisch Kranksein
- und die zum guten Teil behandlungs- und versorgungsstrukturspezifischen Lasten des Dauerpatienten.

Demgegenüber zielt der Begriff „Leiden" auf bestimmte seelische Verfassungen der Betroffenen, wie z.B. Depression, Ängstlichkeit, Abhängigkeit, Passivität. Diese Differenzierung in objektive, materielle Lasten und subjektive, emotionale Leiden orientiert sich mehr an psychosomatischen Krankheitsmodellen gegenüber den im angelsächsischen Sprachraum stärker vertretenen psychosozialen Krankheitsmodellen, die durch verhaltenstherapeutische und soziologische Theorien geprägt sind.

Die sichtbare Zunahme von Funktionsverlusten und Deformierungen mit zunehmender Krankheitsdauer führt oft dazu, daß Lasten und Leiden des chronischen Polyarthritikers in frühen Stadien unterschätzt und in fortgeschrittenen Stadien überschätzt werden. Ein Patient mit langjähriger chronischer Polyarthritis ohne Krankheitsaktivität leidet mitunter weit weniger als ein Patient mit kurzer Krankheitsdauer und deutlicher Entzündungsaktivität, der sich erstmals konfrontiert sieht mit Gelenkschmerzen, Kraftlosigkeit, Funktionseinschränkungen und Hilfsbedürftigkeit. Ein systematischer Vergleich von Patienten mit früher

Tabelle 3. Prävalenz der Primärsymptome bei chronischer Polyarthritis (cP)

Symptome	Frühe cP (n=100)[a] (%)	Langjährige cP (n=95)[b] (%)
Schmerz	44	48
Kraftlosigkeit	30	54
Behinderung (Steinbrocker II)	56	55
Gestaltveränderung	24	37

[a] Mittlere Dauer 7 Monate.
[b] Mittlere Dauer 10 Jahre.

Tabelle 4. Soziale und ökonomische Bedeutung von rheumatischen Erkrankungen

	cP (%)	Arthrose (%)	LWS-Syndrom (%)	Tendinopathie (%)
Voll arbeitsfähig	29	26	53	53
Hausfrauen	43	48	28	32
Dauernde Beschwerden	54	44	25	11
Starke Beschwerden	64	50	47	36
Arztbesuche/Jahr	7,1	3,5	2,8	1,5
Stationäre Behandlung	36	32	50	6
Operationen	14	17	22	4

und langjähriger cP hat deutlich gemacht, daß sich die Prävalenz der Primärsymptome und ausgewählter Leiden nur unwesentlich unterscheidet (Tabelle 3) [7]. Auch Patienten mit früher cP klagen häufig über Schmerzen, Kraftlosigkeit, Behinderung und Gestaltveränderung. Sie leiden nicht weniger als Patienten mit langjähriger cP unter ihrer Krankheit, gemessen an der Häufigkeit von Depressivität und Ängstlichkeit. Gegenüber den auffallenden und sichtbaren Befunden und Defekten an den Gelenken unterschätzen Ärzte in der Regel die subjektiven Angaben des Patienten bezüglich Schmerzhaftigkeit, Gelenkschwellung, Morgensteifigkeit, Müdigkeit und Ausmaß der Behinderung.

In der sozialen und ökonomischen Bedeutung übertrifft die chronische Polyarthritis andere rheumatische Erkrankungen, wie Arthrosen, Lendenwirbelsäulensyndrome und Tendopathien (Tabelle 4) [3]. Patienten mit chronischer Polyarthritis sind nur in ⅓ voll arbeitsfähig, haben in mehr als der Hälfte der Fälle dauernde und starke Beschwerden, müssen häufig den Arzt aufsuchen, werden häufig stationär behandelt und müssen sich Operationen unterziehen.

Die Last des Dauerpatienten mit anhaltender Behandlungsbedürftigkeit teilen chronische Polyarthritiker mit anderen Kranken, wie z.B. mit dem Typ-II-Diabetes oder einem erworbenen Herzklappenfehler. Die Notwendigkeit engmaschiger Kontrollen ist jedoch bei der chronischen Polyarthritis am größten (Tabelle 5) [7]. Der Polyarthritiker hat auch weit mehr unter subjektiven Medikamenten-

Tabelle 5. Lasten des chronisch kranken Patienten

Lasten	cP (%)	Diabetes (%)	Herzvitien (%)
Behandlungsbedürftigkeit	90	90	90
Häufige ärztliche Kontrollen	90	70	60
Medikamentennebenwirkungen			
im gesamten Krankheitsverlauf	70	18	38
in den letzten 4 Wochen	30	n.u.	n.u.
Informationsbedürfnis unbefriedigt	60	29	20

Tabelle 6. Prognose aus der Sicht von chronisch Kranken

Prognose	cP (%)	Diabetes (%)	Herzvitien (%)
Weiß nicht	0	29	20
Rückgang	8-10	25	23
Stillstand	41-47	32	20
Fortschreiten	45-49	14	37

nebenwirkungen zu leiden. Sein Informationsbedürfnis ist seltener befriedigt als bei Patienten mit den beiden anderen Erkrankungen. Auch die prognostische Unsicherheit des wechselhaften Krankheitsverlaufes belastet ihn stärker als diese. Knapp die Hälfte der Patienten geht von einem Fortschreiten der Krankheit aus, weniger als 10% erwarten einen Rückgang (Tabelle 6) [9]. Es fällt auf, daß keiner der Patienten mit chronischer Polyarthritis auf die durchaus mögliche und eine gewisse Offenheit bzw. Distanz signalisierende Antwort „weiß nicht" ausweicht.

Die bisherigen Ausführungen und Daten legen nahe, daß auch der Patient selbst gefordert ist, die Vielfalt der Auswirkungen seiner Krankheit wahrzunehmen, an ihrer Bewältigung mitzuarbeiten und ggf. die Grenzen von Behandlungsmöglichkeiten zu akzeptieren. Für die interdisziplinäre Behandlung gilt festzuhalten, daß die Krankheitsmanifestationen multifokal, multiorganisch und mehrdimensional in Erscheinung treten, die typischen Lasten und Leiden des chronisch Krankseins sich bereits früh im Krankheitsverlauf einstellen können und im Einzelfall eine außerordentliche Variabilität von Schwere, Ausdehnung und Verlauf berücksichtigt werden muß. Zusammen mit der bereits genannten Komplexität der polypragmatischen Therapiemöglichkeiten resultieren hieraus besondere quantitative und qualitative Anforderungen an das medizinische Versorgungssystem.

Versorgung des chronisch Rheumakranken: Bedarf und Defizite

Das kürzlich veröffentlichte Memorandum der Deutschen Gesellschaft für Rheumatologie „Grundzüge einer wohnortnahen kontinuierlichen und kooperativen Versorgung von chronisch Rheumakranken in der Bundesrepublik Deutschland" beschreibt erstmals von epidemiologischen Grundlagen ausgehend, die augenblickliche Versorgungssituation, den Bedarf für eine zeitgemäße Versorgung und die daraus ableitbaren Defizite in der wohnortnahen rheumatologischen Versorgung [8]. Unter Annahme einer Prävalenz von 3600 Personen / 100000 erwachsenen Einwohnern (Tabelle 2), die alle einer kontinuierlichen rheumatologischen (Mit)Betreuung bedürfen, errechnet sich nach internationalem Standard ein Bedarf von 3 Rheumatologen / 100000 Einwohnern [4, 8]. Jeder Rheumatologe würde etwa 1500 Patienten in jährlich 5900, wöchentlich 140 und täglich etwa 30 Konsultationen zu betreuen haben. Dieser Berechnung liegt die Annahme zugrunde, daß jeder chronisch Rheumakranke 4mal jährlich einem Rheumatologen vorgestellt werden sollte, daß rheumatologische Frühfälle des 2maligen Kontaktes bedürfen und daß jede Konsultation wenigstens 20 min dauern muß. Gemessen an diesen Anhaltszahlen besteht ein erhebliches Defizit an niedergelassenen Rheumatologen in der Bundesrepublik.

Ende 1992 besaßen laut statistischem Bundesamt 391 Internisten und 327 Orthopäden die Teilgebietsbezeichnung Rheumatologie (Tabelle 7). Im Vergleich zwischen den neuen und alten Bundesländern fällt eine wesentlich geringere Anzahl von orthopädischen Rheumatologen in den neuen Bundesländern auf. Die aus diesen Zahlen errechnete Versorgung von 1 Internisten auf 205000 Einwohner und 1 Orthopäden auf 246000 Einwohner gibt jedoch nicht die tatsächliche Situation wieder. Nur ein geringer Teil der Ärzte mit Teilgebietsbezeichnung Rheumatologie ist niedergelassen (Tabelle 8), die Mehrzahl an Kliniken tätig. Wenige der leitenden Ärzte stehen für die ambulante kassenärztliche Versorgung zur Verfügung. Unter Berücksichtigung dieser Zahlen errechnet sich eine Relation von 1 internistischem Rheumatologen je 520000 Einwohner und 1 orthopädischem Rheumatologen je 450000 Einwohner. In weiten Bereichen der

Tabelle 7. Ärzte mit Teilgebietsbezeichnung: Rheumatologie (Quelle: Statistisches Bundesamt vom 31.12.1992)

	Bundesländer		Gesamt
	Alte	Neue	
Internisten	291	100	391
Orthopäden	303	24	327
Gesamt	594	124	718
Einwohner je			
1 Internist	221000	160000	205000
1 Orthopäde	212000	667000	246000

Tabelle 8. Ärzte mit Teilgebietsbezeichnung: Rheumatologie (Quelle: Statistisches Bundesamt vom 31.12.1992)

Gesamt	Internisten	Orthopäden	Gesamt	
	391	327	718	
Niedergelassene	112	153	265	
An Kliniken:	251	159	410	
davon				335
leitende Ärzte				
ohne	96	78	174	
mit Praxis	43	27	70	

BRD stehen somit keine niedergelassenen bzw. ermächtigten Rheumatologen zur Verfügung.

Dies gilt nicht nur für ländliche Regionen mit einer dünnen Besiedlung, sondern auch für viele städtische Gegenden. In der Stadt Hannover gibt es z. B. bisher keinen niedergelassenen internistischen Rheumatologen.

Zur stationären Versorgung hält das Memorandum eine Relation von 50 akutrheumatologischen Betten pro 1 Mio. Einwohner für ausreichend. Dabei werden als typische Indikationen für die stationäre Aufnahme rheumatologische Notfälle, Schubsituationen chronischer Krankheiten mit drohendem Funktionsverlust, ambulant nicht zu verwirklichende Komplexbehandlungen, diagnostische Unklarheiten bei potentiell gefährlichen Erkrankungen und überwachungsintensive Behandlungsverfahren angesehen. Die hierfür notwendig gehaltene Zahl von Betten wird in einigen Bundesländern erreicht oder überschritten, während sie in anderen deutlich zu niedrig oder nicht einmal bekannt ist. Somit sind regionale und qualitative Defizite wahrscheinlicher als rein quantitative. Ein spezielles Defizit wird im Bereich überregionaler Rheumazentren und Universitätsrheumakliniken gesehen. Nur 2 (bis 4) von 21 Universitätskliniken und 2 von 64 rheumatologischen Fachkliniken erfüllten 1989 die von der Deutschen Rheuma-Liga zusammen mit namhaften Rheumatologen (Prof. Schilling, Prof. Raspe, Frau Dr. Scholz) formulierten Kriterien für regionale bzw. überregionale Rheumazentren. Demgegenüber ist für die Bundesrepublik das große quantitative Angebot an Rehabilitationseinrichtungen typisch, das jedoch nur in begrenztem Umfang für die wohnortnahe Akutbehandlung und Langzeitbetreuung zur Verfügung steht.

Kriterien für ein überregionales Rheumazentrum

- Internistisch- und orthopädisch-rheumatologische Fachabteilung
- Akutbetten im Bedarfsplan
- Akut- und Notfallaufnahmen
- Internistisch-rheumatologische Weiterbildung
- Radiologische, labormedizinische, physio- und ergotherapeutische, psychologische und sozialpädagogische Unterabteilungen
- Kassenärztliche Ambulanz

Interdisziplinäre Zusammenarbeit

In Deutschland besteht im Vergleich zu anderen Ländern die einmalige Situation, daß Rheumapatienten sich an 2 verschiedene Rheumatologen wenden können, den internistischen oder orthopädischen. Dies bedingt in besonderem Maße die Notwendigkeit einer interdisziplinären Zusammenarbeit und Kooperation.

Sie beginnt mit der diagnostischen Abklärung, betrifft aber v.a. die langfristige, komprehensive Therapieplanung, Koordination der komplementären Hilfen sowie Patienteninformation und -schulung. Besonders der internistische Rheumatologe ist gefordert, die Integration und Kooperation zu veranlassen und langfristig zu planen, aber auch der niedergelassene Orthopäde hat einen wesentlichen Beitrag zu leisten bei der Vermittlung der komplementären Hilfen (physikalische Therapie, Ergotherapie, Hilfsmittel). Von besonderer Bedeutung ist die prä- und postoperative Zusammenarbeit bei rheumachirurgischen Eingriffen. 20-30% der Patienten mit chronischer Polyarthritis bedürfen operativer Eingriffe, aber ca. 60% der Patienten mit einer Indikation für eine große Operation und 30% der Patienten mit einer Indikation für einen kleineren Eingriff lehnen die Maßnahmen ab [1]. Neben der sachgerechten Indikation und Aufklärung kommt deshalb der Motivation des Patienten ein hoher Stellenwert zu, wozu alle Beteiligten beitragen müssen. Auch bei der Operationsvorbereitung (z.B. Krankengymnastik, Medikamente, Eigenblutbereitstellung, Diagnostik von HWS-Läsionen) und der Nachbehandlung (z.B. Gelenkschutz, Hilfsmittel, stationäre und poststationäre Reha-Maßnahmen) ist eine enge interdisziplinäre Abstimmung erforderlich.

Grundsätzlich lassen sich 3 verschiedene Möglichkeiten einer interdisziplinären Behandlung von Rheumapatienten unterscheiden:

1. Die strukturierte Aufgabenteilung und Zusammenarbeit zwischen verschiedenen organisatorisch unabhängigen medizinischen Versorgungsbereichen. Voraussetzung hierfür sind eine flächendeckende Verfügbarkeit und ausreichende Anzahl von niedergelassenen Rheumatologen, rheumatologisch erfahrenen Krankengymnasten und Ergotherapeuten sowie von wohnortnahen internistischen, orthopädischen und rehabilitativen stationären Einrichtungen.
2. Eine integrierte multidisziplinäre Betreuung durch verschiedene medizinische Fachdisziplinen und Hilfsberufe im Rahmen von verwaltungsmäßig zusammengefaßten ambulanten oder stationären Therapieeinrichtungen (Tageskliniken, Rheumakliniken, Rehabilitationszentren).
3. Besondere organisatorische Kooperationsformen zwischen verschiedenen medizinischen Versorgungsbereichen und stationären Einrichtungen, die als Verein oder Interessenverbund miteinander verbunden sind. Beispiele hierfür existieren bereits bei der Betreuung von Tumorkranken in Form der Tumorzentren und onkologischen Nachsorgeleitstellen. Im Bereich der Rheumatologie werden derzeitig solche Kooperationsmodelle im Rahmen eines Förderprogrammes des Bundesministeriums für Gesundheit (BMG) erprobt (s. unten).

Praktisch stützt sich die interdisziplinäre Zusammenarbeit in unserem Land derzeitig auf verschiedene Formen einer Kooperation, die sich im ambulanten und stationären Bereich bewährt haben. Dies sind im ambulanten Bereich die klassische Überweisung und im stationären Bereich die Konsiliardienste und Fallkonferenzen. Noch kaum vorhanden sind ambulante Praxiszentren, interdisziplinäre Patientenschulung und interdisziplinäre Qualitätszirkel bzw. Arbeitskreise. Ebenso besteht ein Nachholbedarf für die Etablierung von interdisziplinären Visiten (z. B. Internisten und Orthopäden, Ärzte und Krankengymnasten bzw. Ergotherapeuten) und integrierten Therapie- bzw. Rehabilitationsteams (z. B. Arzt, Krankengymnast, Ergotherapeut, Sozialarbeiter), wie sie in anderen Ländern zunehmend in rheumatologischen Rehabilitationseinrichtungen eingeführt werden.

Interdisziplinäres Rehabilitationsteam

- Patient, Angehörige
- Hausarzt, Allgemeinmediziner
- Fachärzte, z. B. Rheumatologie, Orthopädie, Physik. Therapie
- Med. Assistenzberufe, z. B. Krankengymnastik, Ergotherapie, Orthopädiemechanik, Häusliche Pflege
- Psychologen, Psychosomatiker
- Soziale Dienste
- Selbsthilfeorganisationen

Auch wenn nur ein kleiner Teil der cP-Kranken alle Hilfen in Anspruch nehmen muß, so sind sie im Einzelfall mitunter sehr wichtig und müssen prinzipiell zur Verfügung stehen. Auch kann nicht genügend betont werden, daß nicht nur der Patient, sondern häufig auch seine Angehörigen aktiv in die Planung und Durchführung einbezogen werden müssen.

Neue Organisationsformen der interdisziplinären Zusammenarbeit

Die erkennbaren Defizite des gegliederten Versorgungssystems der BRD einerseits und der medizinische Fortschritt, zusammen mit der Weiterentwicklung des professionellen Gesundheitssystems andererseits legen nahe, neue Organisationsformen der interdisziplinären Therapie zu planen und erproben. Ein Beispiel einer solchen interdisziplinären Modelleinrichtung ist die Rheumaeinheit der Universität München, die in konsequenter Weiterentwicklung und Institutionalisierung einer in knapp 20 Jahren gewachsenen Zusammenarbeit internistisch-rheumatologisch und rheuma-chirurgisch tätige Ärzten in 2 Kliniken, der Medizinischen Poliklinik und der staatlichen orthopädischen Klinik, die zum Lehrstuhl Orthopädie gehört, organisatorisch miteinander verknüpft hat [11]. Die ambulanten Funktionen sind vorwiegend in der Medizinischen Poliklinik angesiedelt und beinhalten auch das gemeinsame rheumatologisch-orthopädische Konsil zur ambulanten Indikationsstellung des operativen Vorgehens und der gemeinsamen ambulanten Nachkontrolle bei postoperativen Patienten. Die vorwiegend stationären Funktionen sind in der staatlichen orthopädischen Klinik angesiedelt mit einer internistisch-rheumatologischen und orthopädisch-operativen Station. Die Stationsvisiten finden gemeinsam statt. Das Team der Internisten aus der medizinischen Poliklinik, das die internistisch-rheumatologische Station versorgt und ständig in der orthopädischen Klinik arbeitet, leistet dort auch den gesamten perioperativen Dienst. Je nach Bedarf eingebunden in die interdisziplinäre Krankenversorgung sind das rheumatologische Speziallabor, die Ergo/Physio-Therapie und weitere benötigte Fachdisziplinen bzw. Institute der Universität.

In Weiterentwicklung des Verbundprojektes „wohnortnahe Versorgung Rheumakranker", das von 1983 bis 1990 vom Bundesministerium für Forschung und Technologie gefördert wurde, zielt ein Programm des Bundesministeriums für Gesundheit (BMG) auf den Aufbau und die begleitende Evaluation von 21 Rheumazentren, die sich über die gesamte Bundesrepublik verteilen (Abb. 3)

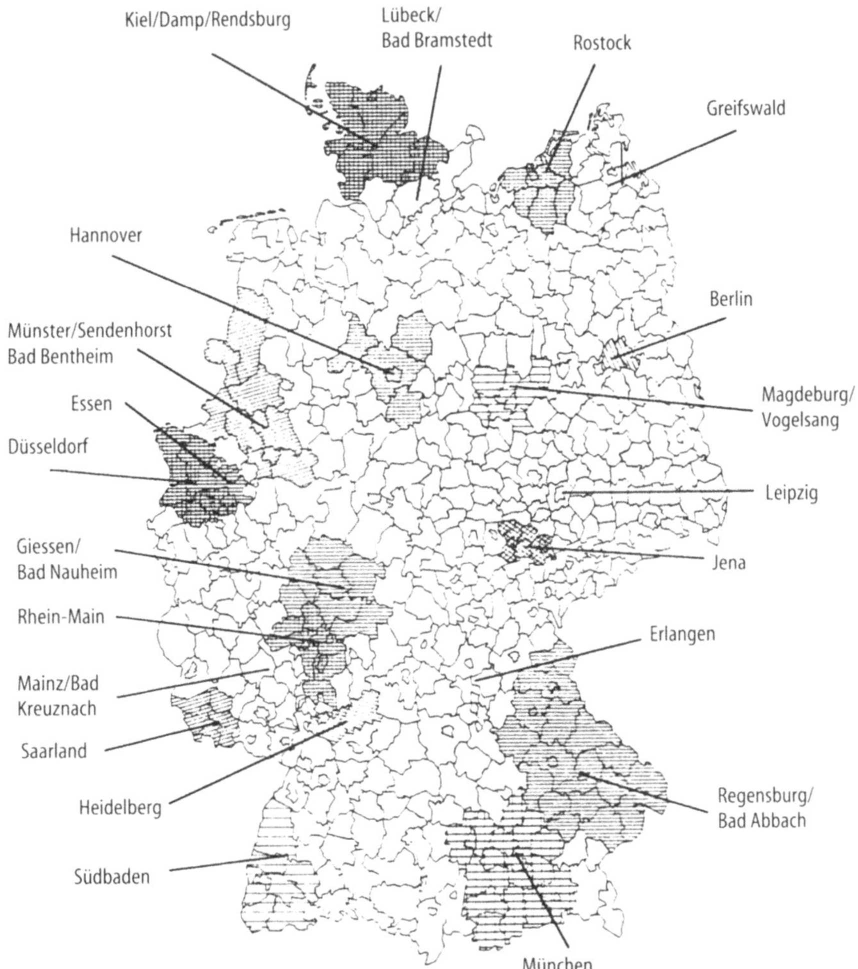

Abb. 3. BMG-geförderte Rheumazentren: Modellregionen im Überblick

[5, 6]. Innerhalb von 2 Jahren ist es bereits gelungen, in den Modellregionen wesentliche Anreize zur verbesserten organisatorischen und inhaltlichen Zusammenarbeit der Versorgungsbereiche zu schaffen. Als erste konkrete Ergebnisse werden in Kürze die versorgungsepidemiologisch wichtigen Daten einer von allen Rheumazentren durchgeführten Kerndokumentation und Therapieüberwachungsrichtlinien für die langwirksamen Antirheumatika zur Verfügung stehen. In Planung befindlich sind ein Konzept für die Verbesserung der rheumatologischen Fortbildung und ein Konzept zur Nachsorge nach Rehamaßnahmen.

Am Beispiel des Rheumazentrums Hannover soll beispielhaft verdeutlicht werden, welche neuen Wege denkbar und realisierbar sind. In den Interessenverbund zur besseren Versorgung von Rheumapatienten in der Modellregion Hannover sind nicht nur Einrichtungen der Medizinischen Hochschule, sondern auch alle niedergelassenen Rheumatologen und die Fachkliniken der Region eingebunden. Geplant ist zukünftig, die medizinischen Assistenzberufe und Selbsthilfeorganisationen in das interdisziplinäre Betreuungskonzept als gleichwertige Mitglieder des Rheumazentrums einzubeziehen. Die übliche Kooperation zwischen Orthopädie und internistischer Rheumatologie im Bereich verschiedener Ambulanzen und Fallkonferenzen hat eine wichtige Ergänzung und Erweiterung gefunden in einer interdisziplinären orthopädisch-internistischen Rheumastation im Annastift (Abb. 4). Die 20-Betten-Station für rheumachirurgische Eingriffe und komprehensive konservative Therapie ist als interdisziplinäre Einheit der Medizinischen Hochschule ausgewiesen. Ein internistischer Rheumatologe steht ganztägig für die (Mit-)Betreuung zur Verfügung.

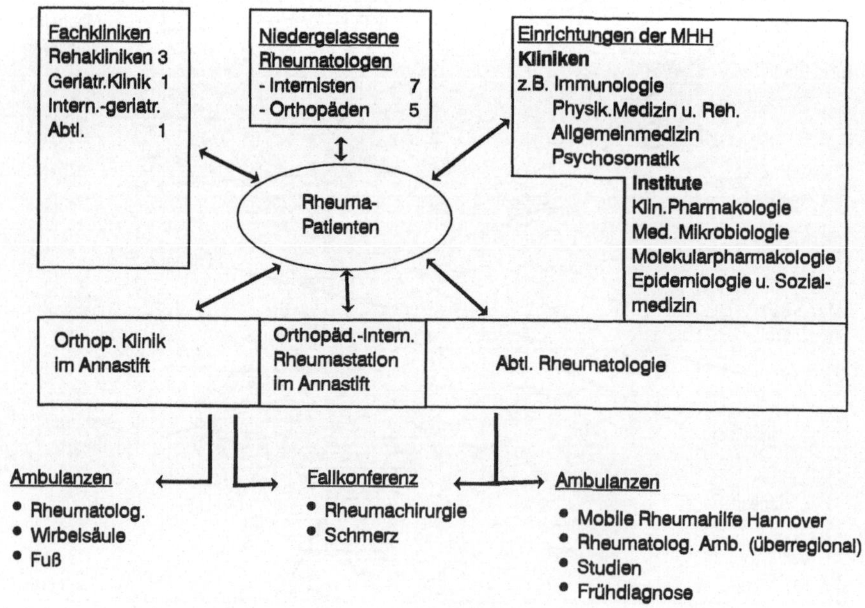

Abb. 4. Rheumazentrum Hannover

Gemeinsame orthopädisch-internistische Oberarztvisiten werden 1- bis 2mal wöchentlich und gemeinsame Chefarztvisiten 1mal monatlich durchgeführt. Der orthopädische Assistent ist für Aufnahmeuntersuchung, Operationsplanung, operativen Eingriff, postoperative Nachbehandlung und Nachuntersuchung zuständig. Der internistische Rheumatologe hat als Aufgabe die internistische Aufnahmeuntersuchung und Organdiagnostik, die perioperative medikamentöse Therapie, antirheumatische medikamentöse Langzeittherapie und die Vermittlung der langfristigen-rheumatologischen Mitbehandlung.

Vielfach stellten wir internistischerseits fest, daß Patienten noch keine langwirksamen Antirheumatika erhalten hatten und noch nie von einem Rheumatologen betreut worden sind. Bei vielen Patienten gelingt es, sie zur rheumatologischen Mitbehandlung zu motivieren. Im Sinne einer kontinuierlichen Fortsetzung der Therapie wirkt sich besonders positiv aus, daß postoperative Anschlußheilverfahren ausschließlich in den dem Zentrum angehörenden Rehakliniken in Bad Nenndorf und Bad Eilsen durchgeführt werden.

Schlußfolgerungen und Perspektiven

Zweifellos konnten in den letzten Jahren wesentliche Fortschritte in der interdisziplinären Behandlung und Betreuung von chronisch Rheumakranken erzielt werden. Die Einführung der Teilgebietsbezeichnung Rheumatologie Anfang der 80er Jahre, die Entstehung von rheumatologischen Abteilungen in Akutkrankenhäusern, der Ausbau von Rehabilitationskliniken an Kurorten zu interdisziplinären Rheumakliniken und gezielte Förderprogramme der Bundesregierung (BMFG, BMG) haben wesentliche Beiträge dazu geliefert, daß auch in unserem Lande eine wohnortnahe interdisziplinäre Rheumatherapie möglich geworden ist. Dennoch bestehen vor allem im ambulanten Bereich noch erhebliche Versorgungsdefizite. Auch die Zahl der regionalen und überregionalen Rheumazentren entspricht bisher nicht dem Bedarf.

Wer sich den Herausforderungen einer interdisziplinären Rheumatherapie stellt, kann sich mit dem Ausgleich quantitativer Defizite nicht zufrieden geben. Er wird nach Perspektiven einer qualitativen Verbesserung suchen, auch im Sinne einer heute vielfach geforderten Qualitätssicherung. Verschiedene Maßnahmen sind sowohl im Bereich von Aus-, Weiter- und Fortbildung, als auch organisatorisch und strukturell denkbar. Interdisziplinäre Vorlesungen und Blockunterrichtsveranstaltungen, an denen internistische Rheumatologen, Orthopäden, Allgemeinmediziner und Rehabilitationsmediziner beteiligt sind, können bereits im studentischen Unterricht auf die Probleme und Möglichkeiten einer interdisziplinären Rheumatherapie hinweisen. Im Rahmen der internistischen und orthopädischen Teilgebietsweiterbildung wäre eine obligatorische Rotation denkbar und sinnvoll, um das Ausbildungsspektrum zu erweitern und die Fachgrenzen zu überwinden. Die europäische Harmonisierung wird die in unserem Lande vielfach kontrovers diskutierte Etablierung eines Facharztes für Rheumatologie erneut aktuell werden lassen.

Denkbar ist zukünftig auch eine Zusatzqualifikation „Rheumatologie" für die medizinischen Assistenzberufe, z.B. Krankengymnasten und Ergotherapeuten.

Neue Formen interdisziplinärer Fortbildungsveranstaltungen von Ärzten und Hilfsberufen sind gefragt, damit an Stelle von Frontalveranstaltungen ein fall- und problemorientiertes Lernen miteinander und voneinander über die Grenzen der Fachgebiete und Versorgungsbereiche hinaus ermöglicht wird.

Perspektiven der interdisziplinären Rheumatherapie

1. Aus-, Weiter- und Fortbildung
   - Interdisziplinäre Vorlesungen und Blockunterricht
   - Weiterbildung mit gegenseitiger internistischer und orthopädischer Rotation
   - Facharzt für Rheumatologie
   - Zusatzqualifikation „Rheumatologie" der Med. Assistenzberufe
   - Interdisziplinäre Fortbildungsveranstaltungen
2. Organisation und Struktur
   - Ambulante Praxiszentren
   - Amb. Reha-Nachsorge (Nachsorgeleitstellen)
   - Tageskliniken
   - Interdisziplinäre Stationen
   - Regionale und überregionale Rheumazentren

Auch im Bereich der Organisation und Struktur können neue Wege gegangen werden. Im ambulanten Bereich bieten sich, nach dem Vorbild anderer Fachdisziplinen, rheumatologische Praxiszentren an. Von seiten der Rentenversicherungsträger und Rehabilitationskliniken wird immer wieder eine Verbesserung der ambulanten Reha-Nachsorge gefordert. Nach dem Beispiel der onkologischen Nachsorgeleitstellen könnten sich rheumatologische Nachsorgeleitstellen etablieren, die die Einhaltung der langfristigen antirheumatischen medikamentösen Therapie und physikalisch-therapeutischen Maßnahmen überwachen. Sicher besteht auch ein Bedarf für rheumatologische Tageskliniken und für interdisziplinäre Stationen nach dem Modell der von uns praktizierten orthopädisch-internistischen Rheumastation. Schließlich wird es wichtig sein, die jetzt vom BMG geförderten Rheumazentren nach Auslauf der Förderzeit Ende 1995 in die Regelversorgung zu überführen und weitere regionale und überregionale Rheumazentren entstehen zu lassen.

Die dynamische Entwicklung der Rheumatologie in den vergangenen 10-20 Jahren läßt hoffen, daß die vorgenannten Wünsche und Perspektiven Realisierungschancen haben. Mußte der erste Rheumabericht der Bundesregierung 1980 noch v.a. die Defizite in der rheumatologischen Versorgung und Forschung beklagen, so kann das Memorandum der Deutschen Gesellschaft für Rheumatologie 1993 bereits wesentliche Fortschritte verzeichnen. Erste Erfolge zeichnen sich auch im Bereich der ambulanten kassenärztlichen Versorgung ab, indem Sondervereinbarungen für die Abrechnung von Laborleistungen bei der Therapie mit langfristigen Antirheumatika sowie für die Erbringung von ambulanten Komplexleistungen erzielt werden konnten. Die übergeordneten Aktivitäten des Modellverbundes der BMG-geförderten Rheumazentren lassen weitere Fortschritte erhoffen, wenn es gelingt, über den Förderzeitraum hinaus die dauerhafte Einrichtung einer Arbeitsgemeinschaft von Deutschen Rheumazentren zu etablieren.

Literatur

1. Allander E (1974) Need for reconstructive surgery for rheumatoid arthritis. Scand J Rheum 3:183-189
2. Badley EM (1974) The provision of rheumatologic services. In: Klippel JH, Deppe PA (eds) Rheumatology. Mosby, London, pp 1.9.1-9.10
3. Kremer JS, Yelin EH, Epstein WV (1983) Social and economic impacts of four muscoloskeletal conditions. A study using national community-based data. Arthr Rheum 26:901-907
4. Marder WD, Meenen RF, Felson DT et al. (1981) The present and future adequacy of rheumatology man power. Arthr Rheum 34:1209-1217
5. Modellprogramm zur besseren Versorgung chronisch Kranker (1992) Schwerpunkt: Versorgung Rheumakranker. Z Rheumatol 51:99-101
6. Newsletter (1993) Selbstdarstellung der BMG-geförderten Rheumazentren. Akt Rheumatol 18:M 53-54
7. Raspe HH (1985) Chronische Polyarthritis. Komprehensive Versorgung. Therapiewoche 35:2232-2236
8. Raspe HH (1994) Memorandum der Deutschen Gesellschaft für Rheumatologie. Grundzüge einer wohnortnahen kontinuierlichen und kooperativen Versorgung von chronisch Rheumakranken in der Bundesrepublik Deutschland. Z Rheumatol 53:113-134
9. Raspe HH, Mattussek S (1985) Magische Vorstellungen zwischen Arzt und Patient in der Rheumatologie. Karger, Basel, S 41-64 (Fortbild Rheumat Bd 7)
10. Raspe HH, Zeidler H (1982) Mobile Rheumahilfe Hannover. Modell einer wohnortnahen, langfristigen und umfassenden Versorgung von Patienten mit entzündlich-rheumatischen Erkrankungen. Akt Rheumatol 7:219-227
11. Schattenkirchner M (1987) Die interdisziplinäre Kooperation auf dem Gebiete der Rheumatologie. Akt Rheumatol 12:84-87
12. World Health Organisation (WHO) (1980) International classification of impairments, disabilities, and handicaps. WHO, Genf
13. Zeidler H (1980) Die Behandlung der chronischen Polyarthritis als problemorientierte und interdisziplinierte Patientenbetreuung. Therapiewoche 30:7590-7601
14. Zeidler H (1986) Die Betreuung des chronisch Rheumakranken. Med Klinik 81:721-725

KAPITEL 2

Orthopädisch-chirurgisches Vorgehen bei Patienten mit rheumatoider Arthritis

N. Gschwend

Von den vielen Krankheitsbildern, mit denen sich der orthopädische Chirurg auseinanderzusetzen hat, stellt die chronische Polyarthritis (cP) besonders hohe Ansprüche an das Können. Hier ist kein Tummelplatz für chirurgische Gelegenheitsarbeiter, die als sog. „all-rounders" meinen, über das notwendige technische Rüstzeug zu verfügen. Ebenso sehr können versierte Superspezialisten (gleich ob Hand-, Schulter- oder Kniechirurgen) Schaden stiften, wenn sie nicht in einem *eng zusammenarbeitenden Team* mitwirken, wo die Indikationsstellung gemeinsam erarbeitet wird; diese orientiert sich ja nicht allein am Vorliegen einer umschriebenen Funktionsstörung. Als Systemkrankheit bedarf die cP in erster Linie einer medikamentösen, v.a. einer Basistherapie. Diese zu bestimmen, einzustellen und allenfalls zu verändern, ist *Aufgabe des Rheumatologen*, der die eigentliche Führung und Betreuung des Kranken evtl. in enger Zusammenarbeit mit dem praktischen Arzt oder Internisten als Hausarzt, innehat. Er gibt auch den Physio- und Ergotherapeuten, evtl. auch den Sozialarbeitern, die entsprechenden Informationen für die zusätzlichen Behandlungs-, Präventiv- und beruflichen Eingliederungsmaßnahmen. Da angesichts der Unkenntnis der Ursache der cP auch eine kausale medikamentöse Therapie fehlt und diese bestenfalls pathogenetisch oder gar nur symptomatisch ist, muß leider in der Mehrzahl der Fälle mit einer Progredienz des Leidens gerechnet werden. Dies ist der Grund, warum in einem modernen Therapieplan auf die Mithilfe des Rheumaorthopäden (der als Rheumachirurg spezialisiert ist) nicht mehr verzichtet werden kann. Seitdem der Rheumatologe Veikko Laine und der orthopädische Chirurg Kauko Vainio in Heinola/Finnland als Pioniere der modernen Behandlung von Polyarthritikern in einer Spezialklinik das realisierten, was man als *„comprehensive care"* (ganzheitliche Behandlung des Polyarthritikers) in einer *„combined unit"* (Rheumatologe und Orthopäde zusammen mit einem spezialisierten Pflege-, Physio- und ergotherapeutischen Team unter einem Dach) bezeichnet, hat sich weltweit dieses Behandlungskonzept als das beste durchgesetzt. Der Rheumatologe in der freien Praxis wird deshalb gut tun, immer wieder den Rheumachirurgen hinzuzuziehen und möglichst gemeinsam mit ihm den Kranken zu untersuchen, um den weiteren Behandlungsplan festzulegen.

Operateur

Bei der Frage, wer die operative Behandlung durchführen soll, stellt sich mit der zwangsläufig fortschreitenden Subspezialisierung innerhalb der Orthopädie die Zusatzfrage: Soll ein *eigens ausgebildeter Rheumachirurg* die Verantwortung für den Operationsplan übernehmen oder soll von Mal zu Mal der Knie-, Hand- oder Wirbelsäulenchirurg es tun? Wir vertreten die Auffassung, daß der speziell ausgebildete Rheumachirurg die Idealperson ist, Entscheidungen über Art und Zeitpunkt der Eingriffe zu fällen, die er allerdings unter Berücksichtigung der eigenen Subspezialisierung anderen, unter dem gleichen Dach tätigen Operateuren überlassen kann. Der Kranke aber bleibt für die weitere orthopädisch-chirurgische Beratung unter seiner Kontrolle. Der Rheumachirurg muß sich aber bewußt bleiben, daß die *operative Behandlung* des Polyarthritikers immer nur eine *lokale, zeitlich befristete Maßnahme* ist, die nach Möglichkeit die konservative, v.a. eine gut eingestellte *medikamentöse Therapie nicht unterbrechen* soll, da die Gefahr einer Schubauslösung droht. Die Kunst der operativen Behandlung der Polyarthritis erweist sich ja in der Fähigkeit, einen *Behandlungsplan mit Prioritäten* aufstellen zu können; zur Frage „wann" operieren, gehören unabdingbar die weiteren Fragen „wo" und „wo zuerst". Dies wiederum setzt die Kenntnis der Bedürfnisse des Kranken voraus und wird im Gespräch und durch eine Menge von Funktionstests erfaßt. Am besten übernimmt diese Aufgabe eine eigens geschulte Ergotherapeutin. Periodisch ausgefüllte Fragebögen und Tests erlauben festzustellen, wo in der geprüften Zeitspanne der bedeutendste prozentuale Funktionsverlust erfolgt ist und welche Einbuße der Kranke in erster Linie wettmachen möchte (Abb. 1).

Selbsthilfe	Tätigkeiten	100	85	75	50	25	0%	**warum?** B=Bewegungseinschränkung K=verminderte Kraft	wo? Gelenk	Wie behelfen Sie sich?
ESSEN %	m. Messer/Gabel									
	m. Löffel									
	Trinken mit Tasse									
	Trinken mit Glas									
HYGIENE %	Duschen/Bad									
	sich waschen									
	sich abtrocknen									
	Intimpflege/WC									
	frisieren									
	Haare waschen									
	Zähne putzen									
	rasieren/make up									
	Pedicure									
	Manicure									
KLEIDEN %	Mantel									
	Pullover/Kleid									
	Jacke/Hemd									
	Unterwäsche/BH									
	Strümpfe/Socken									
	Schuhe anziehen									
	Schuhe schließen									
	Knöpfe									
	Reißverschluß									
LEGENDE zu %	100%	x						ohne Schwierigkeiten: mühelos, ohne Einschränkung		
	85%		x					mit geringer Mühe, zeitweise m. Schmerzen, langsam		
	75%			x				mit großer Mühe, sehr mühsam, große Schmerzen		
	50%				x			nur mit Hilfsmittel oder Gerät, da ohne nicht möglich		
	25%					x		mit Hilfsperson, wobei Sie selber noch mithelfen		
	0%						x	nicht selber möglich, nur durch Hilfsperson		

Abb. 1. Erfassung der Selbsthilfefunktionen in einem Fragebogen. 3 weitere Fragebogen betreffen die Fortbewegung, den Beruf und den Haushalt

Indikationen

Dem *Standpunkt des Kranken* steht der des *Rheumachirurgen* gegenüber: Von besonderer Bedeutung ist sein Wissen um die Erfolgschancen der verschiedenen, im Individualfall in Frage kommenden Eingriffe, aber auch der verbleibenden Möglichkeiten im Falle eines Fehlschlags. Da das Vertrauen des Kranken in unser Können und seine Motivation für weitere Eingriffe stark abhängig sind vom Anfangserfolg, tun wir gut daran, nach Möglichkeit mit einer *Operation* zu beginnen, deren *Erfolgschancen* hoch sind. Die wichtigsten Kriterien für den Erfolg sind: die Schmerzbeseitigung, die Verbesserung von Funktion und Ästhetik, die Dauerhaftigkeit des Erfolgs und Wahrscheinlichkeit und Ausmaß möglicher Komplikationen. Souter [7] ist es zu verdanken, daß basierend auf solchen Über-

Tabelle 1. 3 Kategorien von Operationen in Abhängigkeit von den Erfolgschancen

1. Kategorie (> 15 Punkte)	
Hand	Caput-ulnae-Resektion
	Tenosynovektomie Strecksehnen
	Arthrodese MP-1-Gelenk
Hüfte	Totalprothese
Knie	Totalprothese
Ellbogen	Arthroplastik
Fuß	Vorfußkorrektur
	Arthrodese Talonavikulargelenk
HWS	Zervicale Spondylodese
2. Kategorie (12–15 Punkte)	
Hand	Tenosynovektomie Beugesehnen
	MP-Arthroplastik
	PIP-Arthrodese
	Synovektomie Handgelenk
	Arthrodese Handgelenk
	Schwanenhalsdeformität
Ellbogen	Synovektomie
Schulter	Arthroplastik
3. Kategorie (< 12 Punkte)	
Hand	MP- und PIP-Synovektomie
	Knopflochdeformität
	Arthroplastik Handgelenk
Schulter	Synovektomie
	Osteotomie
Fuß	Arthroplastik Sprunggelenk

legungen, 3 Kategorien von Eingriffen unterschieden werden (Tabelle 1), die sich prinzipiell durch verschieden hohe Erfolgschancen unterscheiden. Gibt man nämlich jedem der oben erwähnten Kriterien eine Punktzahl von 0–4, so sind in einer 1. Kategorie Eingriffe einzureichen, deren addiertes Punktemaximum für alle 5 Kriterien zwischen 15 und 20 liegt, in der 2. Kategorie sind Eingriffe einzureihen mit einem Punktemaximum zwischen 12 und 15, wohingegen die am wenigsten erfolgssicheren Operationen mit einem Punktemaximum unter 12 in einer 3. Kategorie zu finden wären. Mögen auch Unterschiede hinsichtlich der Einreihung der Eingriffe je nach Erfahrung der einzelnen Kliniken, v.a. aber auch in Abhängigkeit von den Fortschritten auf den verschiedenen Gebieten der operativen Behandlung, in den 3 Kategorien in Erscheinung treten, so behält doch die Empfehlung Souters, *„start with a winner"*, d.h. nach Möglichkeit als 1. Eingriff einen solchen mit hoher Erfolgschance zu wählen, unbestritten. Die Erfahrung hat uns gezeigt, daß die Mehrzahl der Kranken der Erhaltung der Gehfähigkeit einen größeren Wert beimißt, als dem möglichen Verlust an Selbständigkeit in gewissen Funktionen der Selbsthilfe. Es sind die funktionstüchtigen Beine, die es dem Kranken ermöglichen, aus freien Stücken Menschen aufzusuchen, die ihn mögen und die auch bereit sind, mit kleinen Handreichungen ihm an die Hand zu gehen. Von der Frustration des Menschen, der gehunfähig in den 4 Wänden seines Zimmers gefangen bleibt, ganz abgesehen, ist für die ihn umgebenden Menschen der Aufwand, den Kranken im Rollstuhl außer Haus zu bringen und zu transportieren, ungleich größer als der der Hilfe beim An- und Ausziehen, Haarewaschen oder Duschen. So gesehen räumen auch wir i. allg. den die Gehfähigkeit gewährleistenden Operationen an der unteren Extremität eine hohe Priorität ein. Die Unabhängigkeit von einer Stockhilfe trägt zudem auch bei, die Gelenke der oberen Extremität zu schonen. Andererseits gilt es, bei allem Interesse, das wir den Gelenken der unteren Extremität schenken, v.a. die Entwicklung der Krankheit am Schultergelenk nicht außer acht zu lassen, da hier, mehr als an irgendeinem anderen Gelenk, der Erfolg rekonstruktiver Maßnahmen abhängig ist vom Erhaltensein grundlegender Strukturen, wie der Rotatorenmanschette und der Gelenkpfanne.

Von besonderer Bedeutung ist die *Motivation* des Kranken (Abb. 2). Sie hängt nicht nur vom Ausmaß des Schmerzes, dem Grad der Behinderung und dem Ausmaß der ästhetischen Einbuße, sondern wesentlich auch vom sozialen Umfeld und der Lebensphilosophie des Kranken selbst ab. Ideal ist der positiv eingestellte, seine Unabhängigkeit so weit wie nur möglich anstrebende Patient. Auch der aufgrund des bisher progredienten Krankheitsverlaufs und des ausbleibenden Therapieerfolgs eher resigniert wirkende und depressiv verstimmte Patient, der seine Hoffnungen aber noch nicht ganz aufgegeben hat, kann nach einem ersten Operationserfolg neue Hoffnung schöpfen und zu positiver Mitarbeit bereit sein. Zurückhaltung ist andererseits geboten bei Kranken, die jede Hoffnung aufgegeben oder gar „gelernt" haben, aus ihrem Kranksein für sich Profit zu schlagen, indem sie sich das ganze sozial-familiäre Umfeld zu Diensten machen. Daß die Person des Arztes und v.a. auch der Kontakt mit anderen, u.U. noch schwerer betroffenen Patienten sich positiv auf die Einstellung des Kranken auswirken kann, sei nur am Rande erwähnt.

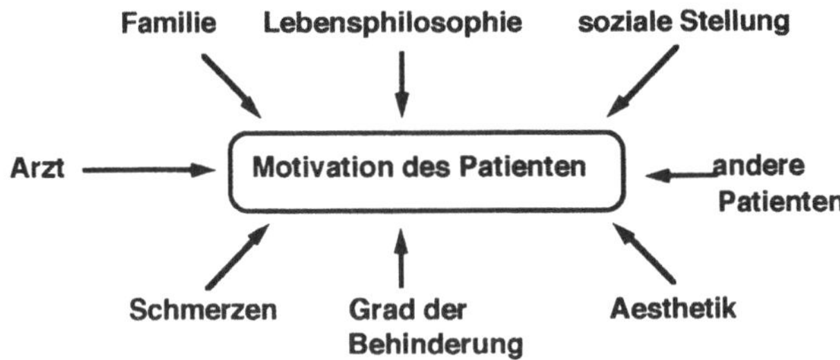

Abb. 2. Motivation des Kranken

Kontraindikationen

Absolute Kontraindikationen sind internistische Erkrankungen, die auch für Eingriffe allgemein-chirurgischen Charakters ein Veto darstellen würden:

1. Kardiovaskuläre und respiratorische Krankheiten, welche auch für allgemeinchirurgische Eingriffe eine Kontraindikation bilden, selbst wenn regionale Anästhesien angewendet würden
2. Hohes Alter und sehr schwere, mutilierende cP
3. Mangel an Kooperation des Patienten

Zurückhaltung ist auch geboten in den folgenden Situationen:

- Amyloidose,
- schweren Deformitäten, an die sich der Patient gewöhnt hat,
- Hyperkortisonismus,
- einer Schubsituation.

An lokalen Befunden im Operationsgebiet (von der floriden Infektion ganz abgesehen) verdienen ältere Narben und steroidbedingte Hautveränderungen (zigarettenpapierdünne Haut mit petechialen Blutungen) insofern eine besondere Beachtung, als möglichst keine neuen Inzisionen in der Nähe alter Narben angesetzt und letztere nach Möglichkeit zur Operation verwendet werden sollen. Vorsicht ist auch geboten beim Anlegen der Blutleere und jedem harten Anfassen der mit Steroidhaut bedeckten Extremität.

Reihenfolge der Eingriffe

Neben der bereits diskutierten Frage der Priorität von Operationen an der oberen und unteren Extremität stellt sich die Zusatzfrage nach der möglichen *Reihenfolge von Maßnahmen an der unteren Extremität*. Prinzipiell gilt, daß das proximale Gelenk einen größeren Einfluß auf das distale hat, als umgekehrt. Entsprechend werden wir in der Regel zuerst die Hüftgelenke operieren und ihre Fehlstellung (Flexions-, Ab- bzw. Adduktionskontrakturen) korrigieren, bevor die Kniegelenke ins Auge gefaßt werden. Auch wäre es falsch, eine Fehlstellungskorrektur des Rückfußes (z. B. Arthrodese des oberen Sprunggelenks oder pantalare Arthrodese) vorzunehmen, bevor die Knieachsen korrigiert sind. Eine Ausnahme für die erwähnte übliche Reihenfolge stellen infizierte Clavi an den deformierten Vorfüßen (offene Wunden an der Fußsohle oder über Hammerzehen) dar, die es unbedingt vor eventuellen Kunstgelenkersatzoperationen an Hüft- und/oder Kniegelenken zu sanieren gilt.

Neben der *psychologisch belastenden Situation für den Patienten*, der mehrmals ins Krankenhaus eintreten und sich mehreren Operationen unterziehen muß, tritt vermehrt auch die *Belastung des Kostenträgers* durch wiederholte Hospitalisationen in den Brennpunkt des Interesses. Dies berührt die Frage nach *simultaner* oder zumindest in einer *Hospitalisationsphase* erfolgenden *Durchführung mehrerer Operationen*. Die simultane Operation an mehreren Gelenken bedeutet für den Kranken dank der breiten Anwendungsmöglichkeit von Regionalanästhesien und der autologen Bluttransfusion sowie der Frühmobilisierung primär stabil fixierter Implantate, keine so große Belastung mehr wie noch vor 10-20 Jahren. Die gleichzeitige oder in Abständen von 1-2 Wochen durchgeführte Versorgung beider Hüft- oder Kniegelenke gehört schon zur Routine bei Mehrfachbehinderten. Auch kombinieren wir mit der Vorfußkorrektur gehäuft Eingriffe an den Händen, Ellbogen, gelegentlich sogar an der Schulter, da ja die Stockhilfe nach Vorfußkorrekturen keine Notwendigkeit darstellt. Voraussetzung für den Erfolg bleibt selbstverständlich eine besonders geschickte physio- und ergotherapeutische Nachbehandlung, die insbesondere Gelenkschutzmaßnahmen nachhaltig instruieren soll.

Art der Eingriffe

Diese sind am besten aus der Tabelle 2 ersichtlich, in der rund 10000 Operationen aufgelistet sind, die wir in einer früheren (vor 1984) und einer späteren Periode (1984-91) durchgeführt haben. Unterschiedlich ist v.a. die Häufigkeit der offenen Synovektomie, die in der früheren Periode noch mehr als 1/3 aller Eingriffe ausmachte. Der Grund, warum die Zahl offener Synovektomien nach 1984 auf rund 1/7 aller Operationen abfiel, ist in der viel häufigeren Anwendung der Radiosynoviorthese und der arthroskopischen Synovektomie zu suchen, die hier nicht in Zahlen aufgeführt sind. Nach wie vor aber räumen wir der Synovektomie in dieser oder jener Form einen großen Stellenwert ein. Die *Radiosynoviorthese* (v.a. mit Yttrium und Dysprosium) hat Erfolgschancen in den Larsen-Stadien 1 und 2. Versagt sie oder besteht Grund zur Annahme, daß neben der Synovektomie noch weitere Maßnahmen notwendig sind (z.B. partielle Meniskektomie, Gelenktoilette), so ziehen wir die *arthroskopische Synovektomie* primär vor und lassen 6-8 Wochen später die Radiosynoviorthese folgen. Die *offene Synovektomie* bleibt fortgeschrittenen Fällen (Larsen-Stadium 3) und den Gelenken vorbehalten, wo es eine Rezidivsynovitis zu behandeln gilt. Die arthroskopische Synovektomie von Hüfte und oberem Sprunggelenk dürfte in Zukunft zu Recht mehr in Betracht gezogen werden; sind wir aufgrund der klinischen Diagnose nicht sicher, ob eine aktive Synovitis vorliegt, so hilft uns allenfalls die Szintigraphie (oder auch Sonographie und das MRI) weiter.

Tabelle 2. Operationen bei cP

	(–1984)	1984–91	
Gesamt	5908	1. Synovektomien	573
		2. Rekonstruktive Operationen	
Synovektomien	37%	Arthroplastiken	1332
Rekonstruktive OP	59%	Arthrodesen, Resektionen	
(Arthroplastiken)		Osteotomien	1119
		Sehnenrekonstruktionen	454
Andere	4%	3. Andere	730
		Gesamt	4208

Tabelle 3. Arthroplastik bei cP: untere Extremität (1984–93)

	Patienten
Kniegelenk	371
Vorfuß	320
Hüftgelenk	292
Sprunggelenk	3

Weichteiloperationen (Sehnenverlängerung, Kapsulotomie) und *Osteotomien* zur Behebung von Fehlstellungen sind in erster Linie bei der juvenilen Arthritis angezeigt. Bei der adulten cP entschließen wir uns rascher als bei der Arthrose zum Kunstgelenkersatz auch im noch jugendlichen Alter, wissen wir doch, daß die geringeren Leistungsansprüche die Überlebensrate aller Kunstgelenke bei cP deutlich höher sein lassen, trotz der oft recht ausgeprägten und durch eine eventuelle Steroidmedikation noch verstärkten Osteoporose.

Zahlenmäßig imponieren in beiden Statistiken, besonders aber in der nach 1984 dargestellten, die vielen *Arthroplastiken.* Sie sind es denn auch, die ermöglicht haben, selbst Schwerstbehinderte wieder gehfähig und in der Selbsthilfe unabhängig zu machen. Erwartungsgemäß ist der Kunstgelenkersatz am Kniegelenk deutlich häufiger als am Hüftgelenk, das viel seltener bei cP betroffen ist (Tabelle 3). Das gleiche Bild zeigt sich auch beim Betrachten der im gleichen Zeitraum durchgeführten Primär- und Wechseloperationen von Hüftkunstgelenken bei Arthrose und Polyarthritis.

Eigenes operatives Vorgehen

Im folgenden soll kurz unsere eigene Einstellung zu den gebräuchlichsten rekonstruktiven Maßnahmen an der unteren Extremität skizziert werden:

Hüfte

Am *Hüftgelenk* hat sich uns die Alloarthroplastik als *Hybridsystem* (unzementierte Pfannen- und zementierte Femurkomponente) bewährt. Die im Vergleich zur Arthrose signifikant höhere Lockerungsquote der zementierten Hüftpfannen bei cP ist bei guten unzementierten Systemen auf gleiche oder noch niedrigere Werte als bei der Arthrose abgesunken, die sich auch im Langzeitverhalten positiv zu verhalten scheinen. Bei den zementierten Femurkomponenten ist der Unterschied in der Lockerungsquote nach mehr als 10 Jahren zugunsten der cP (im Vergleich zur Arthrose) signifikant. Lediglich bei Revision von lockeren Prothesen mit stark verdünntem oder resorbiertem Knochen ziehen wir ein umgekehrtes Hybridsystem (unzementierte Wagnerprothese am Femur, Stützschale mit Schrauben, homologem Knochen und zementierter Polyaethylenpfanne) vor. Die Überlebenskurven mit den zementierten Weber-Stühmer-Prothesen sind ebenso wie diejenigen mit den GSB-Kniekunstgelenken für die Fälle mit cP signifikant besser als für die Arthrosepatienten (Abb. 3 und 4).

Knie

Beim *Kniekunstgelenk* ergeben sowohl die mittel- wie die langfristigen Ergebnisse der Knieprothesen eine höhere Erfolgsquote für die cP-Fälle im Vergleich zur Arthrose. Wiewohl wir heute für die überwiegende Mehrzahl der Fälle unverblockten Kniegelenksystemen mit meniskusähnlichen Gleitmechanismen (LCS-Prothese) wegen ihrer Kinematik und dem minimalen Polyaethylenabrieb den Vorzug geben, ziehen wir teilverblockte Kniekunstgelenke mit physiologienaher Kinematik in der Sagittalebene (wie unsere GSB-Prothese) dort den anderen Prothesen vor, wo es notwendig ist, eine ausgedehnte Weichteilablösung im Interesse der Fehlstellungskorrektur oder einer guten postoperativen Beweglichkeit vorzunehmen (Beispiel: schwerste Varus-, Valgus- oder Flexionsfehlstellungen oder teilversteifte Kniegelenke bei juveniler Arthritis).

Fuß

Da der *Vorfuß* bei einem mehr als 10 Jahre betragenden Verlauf der cP in annähernd 90% betroffen ist, gehören *Vorfußkorrekturen* zu den häufigeren Eingriffen bei cP. Wenn auch der ästhetische Dauererfolg nur beschränkt zu befriedigen mag, so ändert dies mehrheitlich wenig am hohen Prozentsatz zufriedener Patienten. Moderne Sportschuhe mit ihren zahlreichen Varianten haben die Zahl maßgeschneiderter Schuhe anstelle oder auch nach einer Vorfußkorrektur beachtlich zu senken erlaubt. Dies gilt auch für nicht wenige Fälle mit destruktiv-schmerzhaften *Rückfußdeformitäten*. Die *Arthrodese* bleibt hier überwiegend das Verfahren der Wahl, wogegen *Kunstgelenke* des *oberen Sprunggelenks* heute immer noch Fällen mit beidseitiger Zerstörung der Sprunggelenke und gleichzeitig vorhandenen Kniekunstgelenken reserviert bleiben. Die immer noch zu hohe Fehlschlagquote der Sprunggelenkprothesen auf der einen, und der hohe Prozentsatz erfolgreicher Versteifungen des Rückfußes auf der anderen Seite rechtfertigen die bezüglich Kunstgelenken vorherrschende Zurückhaltung.

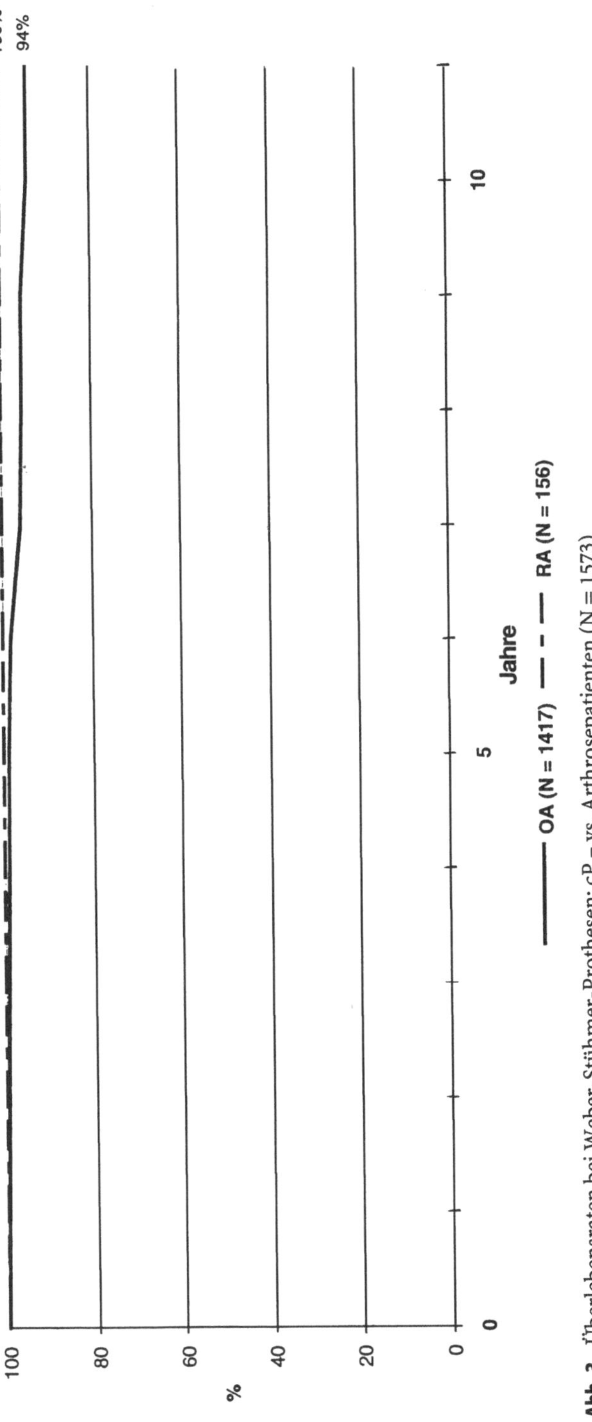

Abb. 3. Überlebensraten bei Weber-Stühmer-Prothesen: cP – vs. Arthrosepatienten (N = 1573)

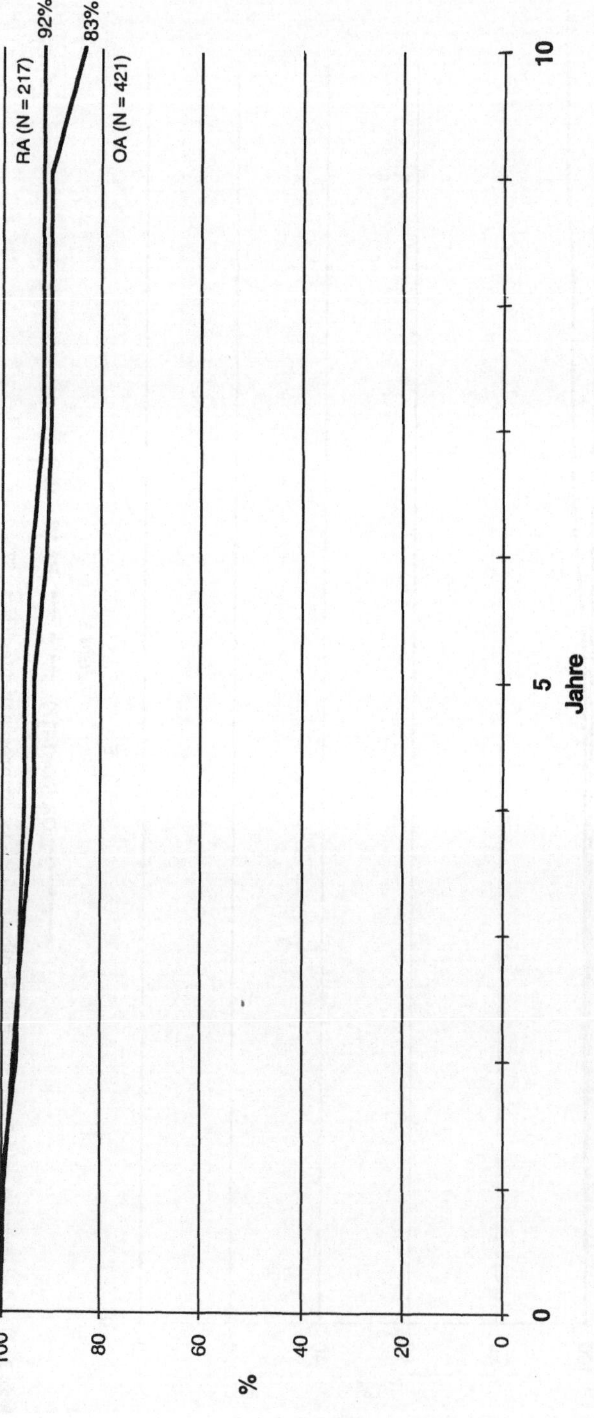

Abb. 4. Überlebensraten bei GSB-Kniekunstgelenken: cP – vs. Arthrosepatienten (N = 638)

Arthrodesen sind besonders erfolgreich auch am Talonavikulargelenk und am Mittelfuß. Die stabile innere Fixation mit Schrauben und Titanklammern erlaubt eine raschere Teilbelastung im Gehgips.

Schlußfolgerung

Die Zahl der Kranken, bei denen *mehrere Gelenke der unteren und oberen Extremität ersetzt* werden mußten, ist beachtlich (Tabelle 4) und steigt von Jahr zu Jahr. Erstaunlich ist der hohe Prozentsatz von Langzeitergebnissen und die über 90% der Operierten betreffende Anzahl zufriedener Patienten. Wir wissen heute [8], daß gerade dank solcher Erfolge hinsichtlich Erhaltung von Gehfähigkeit und Selbständigkeit in den wichtigsten Alltagsfunktionen, die Lebenserwartung von schweren Fällen von cP hochsignifikant gestiegen ist und der größte Teil der so Operierten sich nicht mehr bedroht sieht von der Gefahr, den letzten Lebensabschnitt in einem Pflegeheim verbringen zu müssen. Auf der anderen Seite gilt es aber angesichts der immer mehr zu Bedenken Anlaß gebenden Kostenexplosion im Gesundheitswesen und – in unserem Fall – bei einem Krankenkollektiv, das auch nach der Operation mehrheitlich nicht wesentlich zum Bruttosozialprodukt des Staates beitragen kann, *zuverlässigere prognostische Kriterien* im Frühstadium der cP zu erarbeiten, damit a priori wenig Erfolg versprechende Operationen vermieden werden und das Entscheidende zur rechten Zeit erfolgen kann. Auch wäre zu hoffen, daß bestens geschulte Fremd- und Selbsthilfeorganisationen in Zukunft mehr, als dies bis heute der Fall ist, dem Kranken, der das Spital verlassen hat und weitgehend auf sich selbst gestellt ist, helfend und beratend zur Seite stehen könnten; nur so verhindern wir ein allzu rasches Absinken der Selbständigkeit und eine lähmende Resignation des Kranken.

Die beste Gewähr für eine effiziente und damit auch kostengünstigere Versorgung der cP-Patienten in den Spitälern aber bietet einzig und allein ein optimal zusammenarbeitendes Team von Rheumaspezialisten (Abb. 5).

Tabelle 4. Multiple Arthroplastiken bei cP: untere Extremität (1984–93)

	Patienten
Kniegelenk beidseits	66
Hüftgelenk beidseits	33
1 Hüft- + 1 Kniegelenk	14
2 Hüft- + 2 Kniegelenke	12
1 Hüfte + 2 Kniegelenke	10
2 Hüftgelenke + 1 Knie	7
Gesamt	142

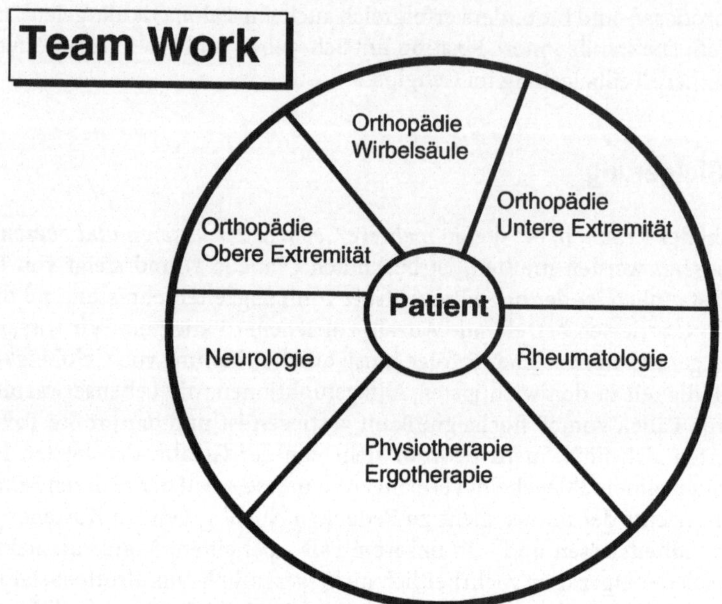

Abb. 5. Zusammenarbeit der Reumaspezialisten

Literatur

1. Gschwend N (1985) Indicazioni e priorità nella pianificazione della terapia chirurgica dell'artrite reumatoide. Tribuna Med Ticinese 50, Settembre 1985
2. Gschwend N (1986) Die Polyarthritis befällt den ganzen Menschen, sie fordert von uns den ganzen Arzt. Mobil 1
3. Gschwend N (1988) Philosophie, Planification et Priorité dans la chirurgie de la polyarthrite rhumatismale. Acta Orthop Belg 54:2
4. Gschwend N (1992) Puntualizzazione sulla terapia chirurgica dell'artrite reumatoide. Aulo Gaggi Editore, Bologna (LXXVII Congresso della SIOT, Sorrento)
5. Gschwend N (1993) Moderne Rheumachirurgie: Chancen, Gefahren, Ergebnisse. Schweiz Rundschau Med (PRAXIS) 82 1/13:377–385
6. Gschwend N (1993) Modern surgical therapy of RA: Chances, risks, results. Post-graduate Lectures EFORT Congress Paris, Avril 21–23
7. Souter W (1986) Planung der operativen Behandlung. Orthopäde 15:284
8. Terrier B (1988) Lebenserwartung und Todesursachen bei chronischer Polyarthritis. Inaugural-Dissertation, Medizinische Fakultät der Universität Zürich

Medikamentöse Therapie der chronischen Polyarthritis und verwandter Arthritiden – aktueller Stand

K. Krüger

Nach vielen Jahren, die nur durch kleine und kleinste Fortschritte gekennzeichnet waren, sind die Konzepte der medikamentösen Therapie der chronischen Polyarthritis (cP) und verwandter Arthritiden im Verlauf der letzten 10 Jahre in Bewegung geraten. Dies betrifft sowohl die Entwicklung neuer Therapieverfahren als auch eine veränderte Strategie bei der Anwendung bekannter und bewährter Behandlungsformen.

Nach wie vor gilt innerhalb der etablierten medikamentösen Therapie allerdings die Zweiteilung in symptomatisch wirksame (zumeist antiphlogistische) und krankheitsmodulierende, mit Verzögerung wirkende Substanzen, die sog. Basistherapeutika. Die strikte Zweiteilung gemäß dieser Definition beginnt sich jedoch etwas zu verwischen, da einige Basistherapeutika sehr wohl antiphlogistische Potenzen aufweisen, außerdem in Erprobung befindliche neue Substanzen, wie z.B. Tenidap (noch in klinischer Erprobung und nicht für die praktische Anwendung verfügbar) beide Wirkprinzipien in voller Ausprägung besitzen.

Zu diesen beiden Gruppierungen kommt mit einer in den letzten Jahren zunehmenden Bedeutung eine dritte hinzu: Die der experimentellen, eng am allmählich besser erforschten pathogenetischen Krankheitsablauf orientierten Therapieverfahren.

Einteilung der medikamentösen Therapie der cP

I. *Symptomatische Therapie*
   1. Nichtsteroidale Antiphlogistika
   2. Kortikosteroide (niedrigdosiert)
   3. „Zwittersubstanzen“ (symptomatisch und Basistherapie, z.B. Tenidap)
   4. Additiva (z.B. reine Analgetika)

II. *Basistherapie*
   1. „Klassische“ Basistherapeutika (Gold, Antimalarika etc.)
   2. Immunsuppressiva (z.B. niedrigdosiertes Methotrexat, Azathioprin)

III. *Experimentelle Substanzen* (z.B. Cyclosporin, Antizytokine)

Symptomatische Therapie

Seit langem stellen nichtsteroidale Antirheumatika (NSA) und Kortikoide die wichtigsten Säulen der symptomatischen antirheumatischen Therapie dar. Additiven Charakter haben in der Rheumatologie reine Analgetika wie Paracetamol oder zentral angreifende Substanzen (z.B. Tramadol), ferner zahlreiche Substanzen mit definiertem Indikationsbereich. Als Beispiele für diese Gruppe seien trizyklische Antidepressiva beim Fibromyalgiesyndrom – das in sekundärer Form auch bei der cP auftreten kann – oder Calcitonin bei osteoporotischen Komplikationen genannt. Im Rahmen dieser Übersicht soll ausführlicher nur auf NSA und Kortikoide eingegangen werden.

Nichtsteroidale Antiphlogistika

Seit der Einführung der Acetylsalicylsäure und damit immerhin seit rund 100 Jahren werden NSA zur antirheumatischen Therapie herangezogen. Tabelle 1 gibt eine Übersicht über die in Deutschland meistverwendeten Substanzen mit ihrem jeweiligen Dosierungsbereich. NSA begleiten den Rheumatiker durch fast alle Stadien seiner Erkrankung, sieht man von Perioden der Remission (durch Spontanverlauf oder Ansprechen der Basistherapie) ab. Besondere Bedeutung kommt ihnen in den Phasen der noch nicht eindeutigen Diagnose (Basistherapie noch nicht indiziert, s. unten) und der anlaufenden Wirkung von Basistherapien zu.

NSA werden v.a. systemisch in oraler Form und als Suppositorien angewendet. Die in der Praxis beliebte parenterale Verabreichungsweise erscheint eigentlich entbehrlich, da sie kaum Vorteile bietet. Die topische NSA-Anwendung in Form von Gelen ist beim Patienten als Additivtherapie sehr beliebt, ihre Wirksamkeit, allerdings auch das Nebenwirkungsrisiko, ist eher als gering einzustufen.

Die Prostaglandinsynthesehemmung als wesentliches Wirkprinzip der NSA ist zugleich auch für die wesentlichen Nebenwirkungen verantwortlich:

- Magenunverträglichkeit, erosive Gastritis (v.a. bei Salizylaten) Ulzera,
- Hautallergien, Urtikaria, Exantheme, Pruritus, Lyell-Syndrom,
- Obstipation, Durchfälle,
- Leberschädigung, Cholestase, granulomatöse Hepatitis,
- Knochenmarkschädigung, Leukozytopenie, Thrombozytopenie,
- Hemmung der Plättchenaggregation,
- Asthma bronchiale (v.a. bei Salizylaten),
- Nierenschädigung, Ödeme,
- Struma (v.a. bei Phenylbutazon),
- Kopfschmerzen, Schwindel, Konzentrationsstörungen (v.a. bei Indometacin),
- Ohrensausen, Schwerhörigkeit (v.a. bei Salizylaten).

Gefährliche Nebenwirkungen sind bei dieser Medikamentengruppe aber eher selten, sie kommen fast ausschließlich bei Anwendungsfehlern oder bei Risikopatienten vor.

Einige wichtige Regeln zur Risikominimierung:

- symptomorientierte Dosierung und Therapiedauer
- strenge Beachtung von Höchstdosen, bei nicht ausreichender Wirkung: Wechsel der Substanz,
- sorgfältige Unterrichtung des Patienten über Dosierung, Nebenwirkungen, Gefahren von Begleittherapien etc.,

Tabelle 1. Häufiger verwendete nichtsteroidale Antiphlogistika

Substanz	Reguläre Tages-höchstdosis (mg)	Kurzzeit-höchstdosis (z. B. Gicht-anfall) (mg)	Besonderheiten
1) *Acetylsalicylsäure- und Pyrazolidinderivate*			
Acetylsalicyl-säure	4000	8000	Ungünstige Wirk-/Nebenwirkungsrelation
Diflumisal	1000	1500	
Phenylbutazon	400	600	Nur noch für Akutindikationen zugelassen
Azapropazon	1200	2400	Lange Halbwertszeit und höhere Nebenwirkungspotenz
2) *Propionsäure-/Essigsäure-/Anthranylsäure-Derivate*			
Ibuprofen	2400		Geringere antiphlogistische Potenz und Nebenwirkungsrate
Ketoprofen	300		
Tiaprofensäure	600	900	
Naproxen	1000	1250	
Indometacin	150	300	ZNS-Nebenwirkungen häufig
Acemetacin	180		Prodrug
Tolmetin	1200	2000	
Diclofenac	150	300	Cholestase häufiger
Fenbufen	900		Prodrug
Nabumeton	1000	2000	
Lonazolac	600	900	Geringere antiphlogistische Potenz
Mefenaminsäure	1500		Vorwiegend analgetische Potenz, als Antirheumatikum ungebräuchlich
3) *Oxicame*			
Piroxicam	20	40	Lange Halbwertszeit
Tenoxicam	20	40	Lange Halbwertszeit

- strenge Überwachung von Risikopatienten (Magen, Niere), ggf. Dosismodifikation,
- Vermeiden risikoreicher Kombinationen (z. B. NSAID + NSAID).

Kortikoide

Kaum eine andere Medikamentengruppe in der Rheumatologie löst so viele emotionsgeladene Diskussionen bei Ärzten und auch Patienten aus wie diese Substanzen. Dies führt zu Extremen wie chaotischer Selbstmedikation (aufgrund der ausgezeichneten Wirksamkeit) einerseits und Verweigerung der Einnahme trotz dringlichster Indikation (z. B. bei Riesenzellarteriitis) auf der anderen Seite. Es ist

Tabelle 2. Einsatzmöglichkeiten der Kortikoide bei chronischer Polyarthritis (mit gebräuchlicher Dosierung)

Low-dose-Dauertherapie	<10 mg
Stoßtherapie	Startdosis 20–60 mg
Orale Hochdosistherapie	Startdosis 60–100 mg
Pulstherapie	250–1000 mg pro Infusion an 3 aufeinanderfolgenden Tagen
Intraartikuläre Lokaltherapie	5–40 mg (abhängig von Gelenkgröße)

zu betonen, daß Kortokoide – eine adäquate Indikationsstellung für den Einsatz und Dosierung vorausgesetzt – auch heute noch ein völlig unentbehrlicher Bestandteil der medikamentösen Therapie bei Krankheiten wie der cP darstellen, daß allerdings stets versucht werden sollte, ihren Einsatz zeitlich zu limitieren (was allerdings auch bei der cP nicht immer gelingt).

Die Einsatzformen der Kortikoide bei cP mit entsprechenden Dosisangaben sind in Tabelle 2 dargestellt. Besonders hervorzuheben ist die in den letzten Jahren wieder an Bedeutung gewinnende Low-dose-Dauertherapie (7.5 mg Prednisolon-Äquivalent oder weniger), die Nebenwirkungsarmut mit recht guter Wirkung auch auf Dauer verknüpft. Sie ist v.a. für Risikopatienten (positive Magenanamnese, Niereninsuffizienz, höheres Alter) eine gute Alternative zur NSA-Therapie, bei schwangeren Rheumatikerinnen mit Therapiebedürftigkeit sogar eindeutig Mittel der ersten Wahl.

Gefahren der Kortikoidtherapie

1. NNR-Insuffizienz
2. Iatrogenes Cushing-Syndrom
3. Reaktivierung des Krankheitsprozesses nach Absetzen der Therapie
4. Beeinflussung des Kohlehydratstoffwechsels
5. Förderung des Wachstums und der Ausbreitung von Mikroorganismen (Viren, Bakterien, Pilzen)
6. Pseudotumor cerebri
7. Psychische Veränderungen
8. Glaukom und Katarakt
9. Magen-Darm-Ulzera und -Perforationen
10. Pankreatitis
11. Wachstumshemmung bei Kindern
12. Osteoporose
13. Aseptische Knochennekrose
14. Myopathie
15. Vaskulitis und Neuropathie

Wegen besserer Verträglichkeit und geringerer Beeinflussung der hormonellen Eigenproduktion wird bei Dauertherapie mit Kortikoiden oft eine alternierende Gabe empfohlen. Diese ist bei Rheumakranken fast nie praktikabel, da hierdurch zu lange Phasen ohne ausreichende Wirksamkeit und mit entsprechend ausgeprägten Beschwerden entstehen. Selbst die meist praktizierte Behandlung mittels einmaliger morgendlicher Gabe der Tagesdosis ist bei hoher Krankheitsaktivität dem Patienten nicht zuzumuten. Es empfiehlt sich in diesen Phasen, ⅔ der Tagesdosis morgens, ⅓ abends zu geben. Besonders hinzuweisen ist bei dauertherapierten Patienten auf die in Streßphasen (z.B. perioperativ) nötige prophylaktische Dosiserhöhung bzw. zusätzliche Gabe von Hydrokortison, um ein intermittierendes Addison-ähnliches Bild zu vermeiden.

Viele der bei Kortikoid-Therapie gefürchteten Nebenwirkungen spielen erst bei höherer Dosierung (ca. >10 mg/Tag) eine Rolle. Die wichtigsten Nebenerscheinungen unter dem besonderen Aspekt des dosisabhängigen Vorkommens sind:

1. *Nebenwirkungen wie bei Hochdosisgabe*
   - Katarakt/Glaukom
   - Hautatrophie/Hautblutungen
2. *Fragliche (aber sicher geringere) Wertigkeit*
   - Osteoporose
   - Myopathie
   - Entzugssyndrom
3. *Geringe Bedeutung*
   - Gastrointestinale Nebenwirkungen
   - Hypertonie
   - Hyperlipoproteinämie
   - Wundheilungsstörung
   - Infektionen
   - Psychosen

Gesondert ist auf das besondere Problem gastrointestinaler Nebenerscheinungen hinzuweisen: Bei Kortikoidmonotherapie sind sie im Dosisbereich unter 20 mg/Tag sehr selten relevant. Dies ändert sich aber, wenn – wie in der Rheumatologie üblich – in Kombination mit NSA behandelt wird. Dies steigert das Risiko ganz erheblich, wobei die Dosierung beider Kombinationspartner von großer Bedeutung ist.

Basistherapie

Basistherapeutika zeichnen sich per definitionem durch einen verzögerten Wirkungseintritt und durch eine Beeinflussung des Krankheitsverlaufs – Verzögerung der destruierenden Krankheitsprozesse – aus, sie besitzen hingegen keine analgetischen und keine – bzw. nur schwache – antiphlogistischen Potenzen. Der genaue Wirkmechanismus ist für die sehr heterogene Gruppe basistherapeutisch wirksamer Substanzen nicht bekannt, bei fast allen diesen Substanzen wurde die antiarthritische Wirkung empirisch entdeckt. In Tabelle 3 sind die wichtigsten Substanzen mit ihren wesentlichen Eigenschaften aufgeführt.

Der Einsatz von Basistherapeutika folgte bis vor einigen Jahren einem Stufenschema, bei dem zunächst schwächer wirksame, nebenwirkungsarme Substanzen und erst bei deren (nacheinander erprobter) Unwirksamkeit solche mit starker

Tabelle 3. Häufig verwendete Basistherapeutika und ihre Eigenschaften

	Einsetzen der Wirkung	Langzeit-erfahrung > 10 Jahre	Langzeit-compl. gut (> 2 Jahre > 50%)	Destruk-tionsver hinderung	Einsatz bereich (Krankheiten)
Antimalaria-mittel	4–6 Monate	+	–	–	Früh/milde
Sulphasalazin	2–4 Monate	+	–	(+)	Früh/aktiv
Orales Gold	4–6 Monate	+	–	(+)	Milde
Parenterales Gold	3–5 Monate	+	–	(+)	Aktiv
Methotrexat	1–2 Monate	–	+	(+)	Aktiv
D-Penicillamin	3–6 Monate	+	–	(+)	Heute Mittel 2. Wahl
Azathioprin	2–3 Monate	+	–	(+)	Fort-geschritten
Cyclo-phosphamid	1–2 Monate	+	n.d.	(+)	Ultima ratio

Wirksamkeit und höherem Toxizitätspotential verwendet wurden. Von diesem Vorgehen ist man in neuerer Zeit abgekommen. Dies hat gute Gründe:

1. Nach den heute umfangreicher als früher vorliegenden Daten ist die cP für viele Patienten eine Erkrankung mit schlechter Langzeitprognose, nicht nur was Mobilität und Verhinderung der Invalidisierung betrifft, sondern in einer Reihe von Fällen sogar quoad vitam.
2. Die zu dieser Erkenntnis führenden Daten wurden bei Patienten gewonnen, die nach dem herkömmlichen Stufenschema behandelt waren.
3. Bei hoher Krankheitsaktivität werden die Weichen für einen ungünstigen Langzeitverlauf bereits in der allerersten Krankheitsphase gestellt. So konnten wir z.B. in eigenen kernspintomographischen Untersuchungen bei Patienten mit früher cP größere knöcherne Läsionen z.T. schon 2 Monate nach Symptombeginn nachweisen.

Diese und weitere ähnliche Erkenntnisse haben dazu geführt, daß heute einerseits so früh wie möglich (d.h. sofort bei Diagnosesicherung) mit einer Basistherapie begonnen werden sollte, andererseits bei Hinweisen auf hohe Krankheitsaktivität die Stufen der schwächer wirksamen Basistherapeutika übersprungen werden.

Die Auswahl des für den jeweiligen Patienten geeigneten Basistherapeutikums sollte sich zunächst an diesen Prämissen orientieren (ein adäquater Vorschlag für einen „modernen" Einsatzplan ist in Tabelle 4 wiedergegeben). Während der Zeitpunkt für den Beginn aber heute weitgehend unumstritten ist (Zeitpunkt der Diagnosesicherung), unterliegt die Wahl bei zur Verfügung stehenden gleichwertigen Substanzen auch individuellen Gesichtspunkten wie Anamnese des Patienten (Begleiterkrankungen etc.) und persönlicher Erfahrung des behandelnden Arztes.

Tabelle 4. „Modern-konservativer" Einsatzplan von Basistherapeutika bei chronischer Polyarthritis

	Mittel der 1. Wahl	1. Alternative	2. Alternative
Stufe I: Geringe Aktivität	Antimalarika	Orales Gold	Pyritinol
Stufe II: Mittelhohe Aktivität	Sulphasalazin	Parenterales Gold	D-Penicillamin
Stufe III: Sehr hohe Aktivität	Methotrexat	Parenterales Gold	Azathioprin
Stufe IV: Fortgeschrittene Erkrankung und komplizierter Verlauf	Kombinationen	Cyclophosphamid	

Wir tendieren bei der praktischen Anwendung heute zu Substanzen mit möglichst rasch einsetzender Wirkung und sehen daher als Mittel der ersten Wahl bei initial nicht zu hoher Krankheitsaktivität Sulfasalazin, bei von Beginn an hochaktiver Erkrankung Methotrexat an. Beide Wirkstoffe dürften ihren früheren Wirkbeginn (innerhalb von 6-12 Wochen) partiellen antiphlogistischen Potenzen verdanken, die klassische Basistherapeutika wie Gold oder Antimalariamittel nicht besitzen.

Nur Methotrexat, das heute wohl weltweit meistverwendete Basistherapeutikum, soll nachfolgend etwas ausführlicher beschrieben werden, zumal alle anderen in Tabelle 4 aufgeführten Substanzen schon wesentlich länger als Basistherapeutika im Gebrauch und damit besser bekannt sind. Im Anschluß daran wird noch auf das in den letzten Jahren zunehmend „modern" gewordene und z.T. unkritisch angewendete Prinzip der Basistherapeutikakombinationen eingegangen.

Niedrigdosiertes Methotrexat (MTX)

Unter allen häufiger verwendeten Basistherapeutika zeichnet sich MTX durch den raschesten Wirkbeginn (bei parenteraler Gabe 4-8 Wochen) aus, es weist außerdem für die Mehrheit der Patienten (Ausnahmen s. unten) eine sehr günstige Wirkstärke-Verträglichkeits-Relation auf. Dies führt dazu, daß MTX auch die bei weitem beste Langzeitcompliance besitzt (nach 3 Jahren laufen noch ca. 50% aller Behandlungen, entsprechende Quote z.B. bei parenteralem Gold unter 20%).

MTX wird heute bei der cP in einem Dosisbereich von 7.5-25 mg/Woche (in einmaliger bzw. zweigeteilter Gabe der Wochendosis) verwendet. Die übliche Startdosis liegt bei 10 mg, die meistverwendete Dauerdosis bei 10-15 mg/Woche, bei nicht ausreichender Wirkung und guter Verträglichkeit kann schrittweise bis 25 mg/Woche gesteigert werden. Wir beginnen die Therapie i.allg. parenteral (i.v. oder i.m.), dies bietet den Vorteil einer rascheren und initial etwas stärkeren Wirkung und schließt Resorptionsprobleme aus. Bei guter Wirkung kann dann auf orale Gabe übergegangen werden. Hierbei ist zu beachten, daß diese zur besseren Resorption nüchtern erfolgen sollte.

Die wichtigsten Anwendungsprinzipien, Kontraindikationen und die Überwachungsprinzipien:

- Beginn der Behandlung, wenn möglich, parenteral (schnellere Wirkung, Vermeidung von Resorptionsproblemen)
- Startdosis (7.5–) 10–15 mg/Woche – Dauerdosis 7.5–25 mg/Woche
- Laborkontrollen 1. Monat: wöchentlich; 2./3. Monat: zweiwöchentlich; danach: monatlich
- Kontraindikationen: Schlechte Compliance, fehlende Antikonzeption; Alkoholabusus, schwere Lebererkrankung; Niereninsuffizienz, vorbestehende Zytopenien; gehäufte schwere Infekte, schwere Begleiterkrankungen
- Besonderheiten: Bei oraler Gabe nüchterne Einnahme; möglichst Verzicht auf NSA am Einnahmetag. Reduzierung von Nebenwirkungen durch Folsäuresubstitution z.T. möglich (Einnahme 1 Tag nach MTX) Notwendigkeit einer perioperativen Therapieunterbrechung umstritten

Einige Nachteile der MTX-Behandlung müssen ebenfalls beachtet werden. Seine Wirksamkeit ist – im Gegensatz zu klassischen Basistherapeutika, wie z.B. Gold – auf den Zeitraum der Anwendung beschränkt, bei Absetzen muß mit einem massiven Wiederaufflackern der Krankheitsaktivität gerechnet werden. Auch liegen bisher für die Low-dose-Dauertherapie noch keine ausreichenden Langzeiterfahrungen vor, so daß die völlige Unbedenklichkeit der mehrjährigen Gabe noch nicht feststeht. Schließlich kann es bei einer Minderheit von Patienten – hierzu sind v.a. Patienten mit Niereninsuffizienz, mit eingeschränkter Infektabwehr und mit Multimorbidität zu rechnen – durchaus zu schweren, lebensbedrohlichen Nebenerscheinungen kommen. Diese Risikoklientel bedarf daher der ganz besonders engmaschigen Überwachung und ggf. der Dosisreduzierung. Durch die Gabe von Folsäure am Tag nach der MTX-Einnahme können im übrigen harmlosere Nebenwirkungen (z.B. Stomatitis) deutlich abgemildert werden.

Wichtige Nebenwirkungen der Therapie mit niedrigdosiertem Methotrexat

- Allgemeines Unwohlsein, Übelkeit nach Einnahme
- Kopfschmerzen, Konzentrationsstörungen
- Stomatitis, Haarausfall
- Zunahme bzw. Neuentwicklung von Rheumaknoten
- Anstieg der Leberwerte (v.a. Transaminasen)
- Infektionsanfälligkeit (z.B. Herpes zoster)
- Zytopenien (<10%)
- Vaskulitis (<10%)
- Pneumonitis (<5%)

Basistherapiekombinationen

Kombinationen verschiedener Basistherapeutika werden seit einigen Jahren in zunehmendem Maße vor allem in den USA propagiert. Vor „heroischen" Kombinationen (im Extremfall 3- bis 5fach-Kombination gleich als Ersttherapie!) ist nach dem jetzigen Wissensstand allerdings dringend zu warnen. Ihre Protagonisten (wie z.B. McCarthy oder Wilske) geben bei ihren diesbezüglichen Publikationen und Editorials zumeist persönliche Erfahrungen bei kleinen Patientengruppen, keinesfalls aber Ergebnisse kontrollierter Studien wieder. Solche kontrollierten Studien existieren bisher für Kombinationen nur in begrenzter Zahl, ihre Resultate sind bisher noch nicht so zufriedenstellend, daß man bestimmte Kombinationen konkret empfehlen könnte.

Kombinationsbehandlung mit Basistherapeutika

1. Es existieren bisher nur wenige vom Design her aussagekräftige Studien.
2. Bis jetzt für keine Kombination ein eindeutiger Nachweis von Überlegenheit gegenüber Einzelsubstanzen.
3. In folgenden Studien etwas bessere Wirkung der Kombination:
   - CYC+AZA+HCQ
   - CYC+MTX+HCQ
   - MTX+AZA+HCQ
   - HCQ+parent. Gold
   - HCQ+MTX
   - Auranofin+MTX

   (CYC = Cyclophosphamid; AZA = Azathioprin; HCQ = Hydroxychloroquin MTX = Methotrexat)

Daraus geht hervor, daß z.B. Antimalariamittel und Methotrexat gute Kombinationspartner darstellen: Bis zur endgültigen Einschätzung der Kombinationsmöglichkeiten müssen sicher weitere Studienresultate abgewartet werden.

Experimentelle Therapien

Die Aufklärung des pathogenetischen Ablaufs von Autoimmunkrankheiten wie der cP ist zwar gegewärtig noch lückenhaft, hat aber im Lauf der letzten 10 Jahre erhebliche Fortschritte gemacht. Hieraus leitet sich eine Reihe experimenteller Therapieverfahren ab, die gegen einzelne Stufen dieses Ablaufes gerichtet sind. Teils sind diese Verfahren bereits seit rund 10 Jahren in Erprobung (Cyclosporin A), teils liegen gerade erste kontrollierte Studien vor (monoklonale Antikörper gegen Tumornekrosefaktor Alpha). Tabelle 5 gibt einen Überblick über einige dieser in

Tabelle 5. Neuere experimentelle Therapieansätze bei der chronischen Polyarthritis

Substanz	Wirkung
Cyclosporin A	Gesichert gut
Monoklonale Z-Zell-AK	Fraglich gut
Selektive Zytokin-Hemmstoffe	Vermutlich sehr gut
i.V. Immunglobulin	Zweifelhaft
Orale Toleranz (Kollagentyp II)	Fraglich
T-Zell-Vakzination	Fraglich
MHC-blockierende Peptide	Fraglich

der Experimentalphase befindlichen Behandlungsmöglichkeiten. Nach derzeitigem Wissenstand ist hierunter v.a. von den Antizytokinen ein Fortschritt bzw. eine Bereicherung des bisherigen Behandlungsplans zu erwarten.

Zusammenfassung

Der gegenwärtige etablierte Behandlungsplan der cP setzt sich nach wie vor aus Antiphlogistika (hier v.a. nichtsteroidale Antiphlogistika und Kortikoide) und aus den Basistherapeutika zusammen. Unter letzteren gilt heute niedrigdosiertes Methotrexat wegen seiner rasch einsetzenden Wirkung und einer günstigen Relation zwischen Wirkstärke und Verträglichkeit bei hoher Krankheitsaktivität als Mittel der ersten Wahl, aber auch andere, seit längerer Zeit bewährte Substanzen wie Sulfasalazin oder Goldpräparate finden weiter häufige Anwendung.

Mit einer Basistherapie sollte sofort bei Diagnosesicherung zusätzlich zur bereits von Symptombeginn an laufenden symptomatischen Therapie begonnen werde, da bereits in der ersten Krankheitsphase destruierende Prozesse nachweisbar und damit bleibende Schäden zu befürchten sind. Bei Hinweisen auf hochaktiven, aggressiven Krankheitsverlauf wird die Stufe der schwächer wirksamen Basistherapeutika von vornherein übersprungen. Mittel wie Methotrexat kommen in solchen Fällen auch initial zur Anwendung. Der Stellenwert von Basistherapiekombinationen ist augenblicklich noch nicht eindeutig zu bestimmen.

Eine Reihe von am pathogenetischen Ablauf orientierten selektiven Therapieverfahren wird z.Zt. experimentell erprobt, unter ihnen erscheinen Zytokinhemmstoffe nach jetzigem Wissensstand am aussichtsreichsten. Für die Praxis werden diese Therapieverfahren aber vermutlich erst in einigen Jahren verfügbar sein, so daß hier vorerst mit bewährten Substanzen weiter zu arbeiten ist. Der Durchbruch hin zur heilenden Therapie ist vorerst noch nicht in Sicht.

Literatur

1. Australian Multicentre Clinical Trial Group (1992) Sulfasalazine in early rheumatoid arthritis. J Rheumatol 19:1672–1677
2. Boumpas DT, Chrousos GP, Wilder RP, Cupps TR, Balow JE (1993) Glucocorticoid therapy for immune-mediated diseases: Basic and clinical correlates. Ann Intern Med 119:1198–1208
3. Dayer J-M, Fenner H (1992) The role of cytokines and their inhibitors in arthritis. Baill Clin Rheumatol 6:485–516
4. Elliott MJ, Maini RN, Feldmann M et al. (1994) Randomised double-blind comparison of chimeric monoclonal antibody to tumour necrosis factor alpha (cA2) versus placebo in rheumatoid arthritis. Lancet 344:1105–1110
5. Grasedyck K (1995) Kombinationstherapie bei chronischer Polyarthritis. Z Rheumatol 54
6. Hassell A, Dawes P (1994) Serious problems with Methotrexate? Br J Rheumatol 33:1001–1002
7. Kaiser H, Kley HK (1992) Cortisontherapie. Corticoide in Klinik und Praxis. Thieme, Stuttgart New York
8. Krüger K, Schattenkirchner M (1989) Pathogenetisch orientierte Therapieansätze in der Behandlung der chronischen Polyarthritis. Internist 30:656–663

9. Krüger K, Scheck R, Hoischen S, Förg B, Schattenkirchner M, Küffer G (1994) Die Kernspintomographie als Frühindikator der aggressiven Verlaufsform bei chronischer Polyarthritis? Z Rheumatol 53 (Suppl 1):15
10. Krüger K (1995) Cyclosporin in der Therapie rheumatischer Krankheiten. Indikationen und Anwendungsprinzipien. Z Rheumatol 54 (im Druck)
11. Otterness IG, Bliven ML, Downs JT, Natoli EJ, Hanson DC (1991) Inhibition of Interleukin 1 Synthesis by Tenidap: A new drug for arthritis. Cytokine 3:277-283
12. Rau R (1994) Methotrexatbehandlung der chronischen Polyarthritis 1994 - Eine Übersicht. Z Rheumatol 53:199-229
13. Scott DL (1992) The course and outcome of rheumatoid arthritis. Baill Clin Rheumatol 6/1
14. Simon LS (1994) Actions and toxic effects of the nonsteroidal anti-inflammatory drugs. Curr Opin Rheumatol 6:238-251
15. Wilske KR, Healey LA (1993) The need for aggressive therapy of rheumatoid arthritis. Rheum Dis Clin North Am 19:153-161

KAPITEL 4

Konservative Therapie entzündlich-rheumatischer Erkrankungen

G. Weseloh

Betrachtet man Übersichten, wie z. B. von Wessinghage, zum Gesamtkonzept der Behandlung entzündlich-rheumatischer Erkrankungen, so verbleibt für den Bereich der orthopädisch orientierten konservativen Therapie nur ein vermeintlich kleiner Raum. Die großen, maßgeblichen Faktoren sind die medikamentöse und die operative Therapie. Gliedert man die konservative Therapie insgesamt auf, so resultiert die Besprechung der medikamentösen Therapie, der physikalischen Therapie (Balneotherapie), der Krankengymnastik, der Ergotherapie, der manuellen Medizin, der orthopädietechnischen bzw. orthopädieschuhtechnischen Maßnahmen und der Hinweis auf sozialmedizinische Aspekte [4, 9, 12, 13].

Aus dem verbleibenden, noch breit gefächerten Bereich der konservativen, orthopädisch ausgerichteten Behandlungsmöglichkeiten sollen einige Aspekte herausgegriffen werden, die in der allgemeinen Diskussion zu diesem Thema oftmals zu wenig beachtet werden. Dazu gehört die Besprechung funktions*erhaltender* Behandlungsprinzipien. Grundsätzlich ist mit dem Begriff Funktions*erhaltung* natürlich ein breites Band komplexer konservativer und auch operativer Behandlungsmaßnahmen angesprochen. Es erscheint jedoch sinnvoll, den Begriff der Funktions*erhaltung* hier etwas enger zu fassen, um insbesondere bisher defizitär angewandte Therapieformen näher in den Vordergrund rücken zu können. Die Frage nach der Funktions*erhaltung* ist hier, in Abgrenzung zu funktions*wiederherstellenden* Maßnahmen, auf Frühstadien der rheumatischen Erkrankungen, insbesondere der chronischen Polyarthritis (cP) zu beschränken. Es handelt sich dabei also um Stadien, in denen die Funktion bestimmter Gliedmaßenabschnitte durch den polyarthritischen Prozeß noch nicht oder nicht wesentlich beeinträchtigt, aber bei fortbestehender Krankheitsaktivität gefährdet ist. Zur Eingliederung ist auf die nach wie vor gängige Stadieneinteilung nach Steinbrocker zu verweisen [10]. Relevant sind die Stadien 1 und 2, einmündend in das 3. Stadium. Das 3. Stadium stellt die Grenze mit Übergang zu funktions*verbessernden* Maßnahmen dar. Es bleibt nochmals darauf hinzuweisen, daß alle in der konservativen Therapie der entzündlich-rheumatischen Erkrankungen eingebundenen Maßnahmen, also auch die hier nicht näher angesprochene medikamentöse und physikalische Therapie sowie die Ergotherapie, in sich gebündelt, ein wirksames Behandlungskonzept zur Funktions*erhaltung* darstellen, insbesondere dann, wenn sie zeitlich abgestimmt, ineinandergreifend zur Anwendung kommen [4, 9].

Krankengymnastik

Es bleibt immer wieder zu fordern, die Krankengymnastik möglichst frühzeitig zu indizieren und als Dauerbehandlungsprogramm zu etablieren. Der Arzt hat die Aufgabe, die Patienten dauerhaft zu motivieren und die Akzeptanz bei den Patienten für das notwendige Übungsprogramm zu fördern. Aus eigenen Untersuchungen wissen wir, daß gerade in den frühen Stadien die Akzeptanz für krankengymnastische, funktions*erhaltende* Maßnahmen nur gering ist. Erst in Krankheitsphasen, die mehr die Funktions*verbesserung* erfordern, steigt die Einsicht der Patienten in die Notwendigkeit der Behandlung.

Ganz allgemein wird man in den frühen Stadien dem Erhalt der Muskelkraft und bei beginnenden Deformitäten, neben der Muskelkräftigung, dem Erhalt der Gelenkbeweglichkeit Augenmerk schenken. Im akuten Schub ist die Behandlung nicht auszusetzen. Es bedarf vielmehr in diesem Stadium nach Möglichkeit der täglichen Durchbewegung aller betroffenen Gelenke endgradig und über die Schmerzgrenze hinaus. Für eine kontrakturvermeidende Lagerung ist zu sorgen [2]. Funktionserhaltende, krankengymnastische Maßnahmen verlangen eine fundierte Kenntnis über die Pathophysiologie des Bewegungsapparates ebenso wie über die verschiedenen krankengymnastischen Techniken. Wichtig ist die Befundanalyse zur Erfassung von Schmerzen, Schwächen und Bewegungseinschränkung. Für die speziell anzuwendenden Techniken ist, neben der klassischen Befunderhebung mit Inspektion und Palpation, die Erfassung vorhandener funktioneller Kapazitäten von besonderer Bedeutung [2]. Die funktionellen Kapazitäten können allgemein der Gradeinteilung nach Steinbrocker entsprechend gewürdigt werden. Oftmals wird der Fehler begangen, der Funktionsprüfung einzelner Gelenke mit entsprechenden Funktionstests Vorrang einzuräumen und die Beurteilung von Alltags- und Gebrauchsfunktionen der betroffenen Gliedmaßenabschnitte oder Gelenke zu vernachlässigen [2].

Unter Berücksichtigung einer differenzierenden Diagnostik kann ein auf den Einzelfall angepaßtes Behandlungsprogramm entwickelt werden. Dazu soll am Beispiel des Fußes das funktionserhaltende Behandlungsprinzip etwas näher erläutert werden. Bei längerem Krankheitsverlauf entwickelt sich der typische Pes planovalgus im 1. Stadium, besonders im 2. Stadium kann die Entwicklungstendenz zu dieser Deformität sichtbar werden. Dieser drohenden Deformität ist konsequent entgegenzuwirken. Der Patient hat im Stadium 1 die Möglichkeit der aktiven Korrektur der Deformität in Belastung. Korrigierende Einlagen sind in diesem Stadium zuweilen angezeigt. Im Stadium 2 steht passives Bewegen bzw. Üben in Entlastung im Vordergrund. Stabilisierende Einlagen sind jetzt indiziert. Speziell wird in diesen Stadien 1 und 2 das Aufrichten des Längsgewölbes geübt, insbesondere das Verstärken des Druckes des M. peronaeus longus zum Boden und die Dorsalflexion der Großzehen. Wichtig ist die Dehnung von Kontrakturen, insbesondere bei Einschränkung der Dorsalflexion im oberen Sprunggelenk und bei Flexionskontraktur der Großzehe, die einen Hallux valgus begünstigt. Hinzu kommt noch eine Kräftigung der Peronaeus- und Tibialismuskulatur [2, 3, 5]. Es ist eine wichtige ärztliche Aufgabe, Sorge dafür zu tragen, daß ein ausgewogenes und dem jeweiligen Stadium entsprechendes krankengymnastisches Behandlungskonzept zur Anwendung kommt. Dies setzt voraus, daß der Arzt entsprechende Kenntnisse über die einzelnen Möglichkeiten der Behandlung hat und auch in der Lage ist, eine korrekte Verordnung für die Krankengymnastin abzugeben.

Manuelle Therapie

Die manuelle Medizin besitzt einen hohen Stellenwert in der konservativen Orthopädie. Allerdings galten über lange Zeit entzündlich-rheumatische Erkrankungen als Kontraindikation in der manuellen Medizin. Dies hat sich in den letzten 10 Jahren deutlich gewandelt. Ohne Zweifel stellen sog. Blockierungen, hypomobile reversible Funktionsstörungen, auch beim Rheumatiker eine Indikation für die sich immer mehr durchsetzenden weichen Techniken, wie Mobilisationen, Traktionen und neurophysiologische Techniken dar. Beispielsweise kann hier eine beginnende Polyarthritis mit symmetrischem Befall der Hände und Füße mit einer möglicherweise durch Kompensationsbewegungen ausgelösten Blockierung im Lumbosakralbereich genannt werden. Bei Lagerung bzw. Einstellung muß der rheumatische Befall von Nachbargelenken berücksichtigt werden. Am entzündlich befallenen Gelenk selbst sind hingegen Manipulationen obsolet. Kriterium hierfür darf nicht die für eine Entzündung typische Veränderung im Röntgenbild, sondern die klinische Untersuchung sein. Traktionen und vorsichtige Mobilisierungen dienen jedoch auch am entzündlich befallenen Gelenk der Schmerzreduktion und Funktionserhaltung. Auf eine phasengerechte, d.h. auf eine entzündliche Aktivität Rücksicht nehmende Technik ist streng zu achten. Ein ganz wesentlicher Aspekt ist auch die klinisch seit langem bekannte Interaktion zwischen Gelenk und Muskulatur. Während man lange Zeit annahm, daß allein die schmerzbedingte Immobilisierung zu einer Muskelatrophie führt, zeigen neuere Untersuchungen, daß schon die fehlende Dehnung eines Muskels zu einer Muskelatrophie führen kann. Erlaubt beim Rheumatiker eine schmerzhafte Entzündung eines Gelenkes keine ausreichend aktive oder passive Bewegung, kommt gerade deshalb diesen Muskeldehnungen ohne gleichzeitige Gelenkbewegung eine große Rolle zu. Durch die Dehnung verkürzter Muskeln tritt somit nicht nur eine Abnahme des erhöhten intraartikulären Druckes und des hieraus resultierenden Schmerzes ein, sondern es ist auch eine Zunahme der Gelenkbeweglichkeit und der Muskelfasergröße in Rechnung zu stellen [14].

Ergotherapie

Die Ergotherapie und insbesondere der Gelenkschutz wird leider auch heute noch nicht im Gesamttherapiekonzept für die Rheumatiker gebührend berücksichtigt. Es ist bedauerlich, daß ein Therapieangebot, das kostengünstig, äußerst risikoarm und sehr effektiv einzustufen ist, so wenig Akzeptanz bei den Patienten, gerade in den frühen Stadien der Erkrankung, und auch bei den Ärzten findet.

Orthopädietechnik

Die Orthopädietechnik spielt in der funktionserhaltenden Phase eher eine untergeordnete Rolle. Allerdings dürfen einige Aspekte dazu nicht vernachlässigt werden. So ist z. B. bei der Verordnung von Gehhilfen die Funktions*erhaltung*, wenn auch hier dieser Begriff in den Vordergrund gestellt werden soll, noch wenig betroffener oberer Gliedmaßen zu beachten. Es bieten sich hier ultraleicht gefertigte Unterarmstützen mit anatomisch funktionell gefertigten Griffen an, die zur Funktions*erhaltung* an den oberen Gliedmaßen beitragen. Bei Befall eines Kniegelenkes kann durchaus im Stadium 2 die Empfehlung zur Benutzung einer kontralateral getragenen Gehhilfe indiziert sein, die mit einem anatomischen Griff ausgestattet sein sollte. Beginnende Instabilitäten, bei noch erhaltener Funktion des Kniegelenkes, können im Einzelfall eine Versorgung mit Orthesen zur Stabilisierung ratsam erscheinen lassen. Sie sollten aber nicht dazu führen, daß die vordergründig indizierte krankengymnastische Behandlung dabei vernachlässigt wird. Das An- und Ablegen kann schwierig sein, wenn Finger und Handgelenke vorgeschädigt sind. Hier sollten entsprechende Vorrichtungen, wie Klettverschlüsse u. a., Erleichterung bringen. Das Tragen der Handgelenkorthesen und Orthesen zur Versorgung von Fingeraffektionen im frühen Stadium ist eine Hauptdomäne der technischen Orthopädie. Hier kann im Einzelfall in Kombination mit krankengymnastischen und ergeotherapeutischen Maßnahmen ein gutes funktions*erhaltendes* Behandlungskonzept angeboten werden [6].

Orthopädieschuhtechnik

Funktions*erhaltung* ist auch durch orthopädieschuhtechnische Maßnahmen möglich. Dieser Umstand wird zumeist verkannt und die Orthopädieschuhtechnik eher für den fortgeschrittenen Befund, bei dem es um eine Funktions*verbesserung* geht, reserviert gehalten. Für den Großteil der Patienten mit Befall des Fußes läßt sich aber schon durch die Versorgung mit Einlagen bzw. Bettung und orthopädischen Konfektionsschuhen in vielen Fällen eine gute funktions*erhaltende* Behandlungsstrategie verfolgen. Es ist wichtig, die Patienten davon zu überzeugen, daß zu einer befriedigenden Lösung im Rahmen der Funktions*erhaltung* zumeist die Einlage bzw. Bettung und der fußgerechte Schuh für lose Einlagen zusammengehören. In Phasen der akuten Entzündung kann der ungestützte Fuß bei Befall des Rück- und Mittelfußes relativ schnell seine Form verändern und sich ein Plattfuß entwickeln, insbesondere auch dann, wenn zusätzlich ein tenosynovialer Befall der retromalleolären Sehnenlogen hinzukommt. Es gilt also relativ früh auf derartige Veränderungen zu achten und konsequenterweise auch früh eine Therapie einzuleiten. Einlagen sollten so gearbeitet werden, daß ein weiteres Absinken des Längsgewölbes und damit eine Fehlstatik für den Rückfuß nicht eintritt. Grob orientierend läßt sich festhalten, daß im 1. Stadium vornehmlich noch korrigierende, im Stadium 2 stabilisierende Einlagen bzw. Bettungen indiziert sind [2, 5]. Wichtig ist, daß der Patient rechtzeitig auf die richtige Auswahl des Schuhs hingewiesen wird. Die Besonderheiten für den Rück- und Mittelfuß unter Einbeziehung des oberen Sprunggelenkes wurden hier etwas hervorgehoben, weil sie oftmals, besonders in den frühen Phasen der Erkrankung, nicht erkannt oder vernachlässigt werden. Bei Befall des Fußes insgesamt, mit Beteiligung des Vorfußes, gilt es Besonderheiten bei der Verordnung von Einlagen und insbesondere Bettungen für den orthopädischen Konfektionsschuh zu beachten. Die Bettung sollte in Halbschalen oder Schalenform, der Rück- und Mittelfußbereich dabei relativ starr, der Vorfußbereich weich gearbeitet sein. Orthopädische Konfektionsschuhe sollten ein weiches Oberleder, insbesondere auch ein weiches Futter im Zehenbereich haben und einen weiten Einschlupf besitzen. Es bietet sich dabei Schnürhalbschuhe an, da sie im Fersenteil individuell angepaßt werden können. Der Fersenteil muß hoch und fest genug sein, um dem Fuß auf der Einlage bzw. der Bettung ausreichend Führung geben zu können und um das Aus-den-Schuhen-Schlüpfen der Fersen zu verhindern. Der Schuh muß den Fersen genügend Raum bieten, 1- bis 1½-cm-Zehenfreiheit zur Schuhspitze sind erforderlich. Schuhboden und Absatz müssen aus einem stoßdämpfenden Material hergestellt, auf jeden Fall aber nicht zu weich sein. Hinterkappen und Schuhgelenk sollten grundsätzlich fest gearbeitet sein. Wichtig ist ein breiter, flacher Absatz. Die Höhenbegrenzung bei Damenschuhen liegt bei 3,5 cm. Als begleitende Maßnahme kann eine Ballenrolle indiziert sein. Bei Befall des oberen Sprunggelenkes mit eingeschränkter und/oder schmerzhafter Beweglichkeit ist die Verordnung einer Abrollhilfe angezeigt [1, 7, 8, 11, 15].

Diese wenigen Beispiele konservativer, funktions*erhaltender* Maßnahmen in frühen Stadien entzündlich-rheumatischer Erkrankungen sollen darauf hinweisen, zukünftig diesen frühen, funktions*erhaltenden* Maßnahmen mehr Beachtung als bisher zu schenken.

Literatur

1. Baumgartner R (1992) Schuhe, Einlagen und orthopädische Schuhe. In: Jäger M, Wirth CJ (Hrsg) Praxis der Orthopädie. Thieme, Stuttgart New York
2. Donhauser-Gruber K, Mathies H, Gruber A (1988) Rheumatologie. Entzündliche Gelenk- und Wirbelsäulenerkrankungen. Lehrbuch für Krankengymnastik und Ergotherapie. Pflaum, München
3. Donhauser-Gruber K, Dangelat D, Gruber A (1983) Krankengymnastische Befunderhebungen und Behandlung bei entzündlich-rheumatischen Erkrankungen. In: Störig E (Hrsg) Rheuma-Orthopädie. Perimed, Erlangen, S 77–98
4. Fehr K, Bönit A (1989) Therapie der chronischen Polyarthritis. In: Fehr K, Miehle W, Schattenkirchner M, Tillmann K (Hrsg) Rheumatologie in Praxis und Klinik. Thieme, Stuttgart New York
5. Gruber AAJ (Hrsg) (1987) Funktionsdiagnostik als Grundlage für die funktionelle Therapie am Beispiel des Fußes. In: Arthritis beim Erwachsenen und beim Kind. Pflaum, München (Merckle Rheumaservice)
6. Hohmann D, Uhlig R (1989) Orthopädische Technik, 8. Aufl Thieme, Stuttgart
7. Münzenberg KJ, Verhestraeten B (1990) Die Schuhversorgung des Rheumatikers. Orthop Praxis 26:33–34
8. Reinemer H (1984) Chronisch rheumatische Fußerkrankungen und ihre orthopädieschuhtechnische Versorgung. In: Heipertz W (Hrsg) Das Kind in der orthopädischen Praxis. Stork, Bruchsal, S 415–420 (Praktische Orthopäüdie, Bd 14)

9. Schattenkirchner M (1992) Erkrankungen des rheumatischen Formenkreises (Einteilung, Klinik, konservative Therapie). In: Jäger M, Wirth CJ (Hrsg) Praxis der Orthopädie. Thieme, Stuttgart New York
10. Steinbrocker O, Traeger CH, Batterman RC (1949) Therapeutic criteria in rheumatoid arthritis. J Am Med Assoc 140:659-663
11. Tillmann K (1977) Der rheumatische Fuß und seine Behandlung. Enke, Stuttgart
12. Weseloh G (1991) Konservative Therapie der chronischen Polyarthritis. In: Springorum H-W, Katthagen B-D (Hrsg) Aktuelle Schwerpunkte der Orthopädie 2. Thieme, Stuttgart New York
13. Wessinghage D, Zacher J (1983) Operative Behandlung chronischer Polyarthritiden. In: Dihlmann W (Hrsg) Therapie der entzündlich-rheumatischen Krankheiten. mediamed, Ravensburg
14. Wolff HD (1988) Manuelle Diagnostik und Therapie. In: Fehr K, Miehle W, Schattenkirchner M, Tillmann K (Hrsg) Rheumatologie in Praxis und Klinik. Thieme, Stuttgart New York
15. Zacher J, Sell S (1991) Der rheumatische Fuß und seine orthopädische Versorgung. Orthop Praxis 11:726-731

KAPITEL 5

Rehabilitation des Rheumatikers

F. E. Neuendorff

„Reha vor Rente" ist zentrales Anliegen. Rehabedürftige sind frühzeitig zu erreichen, um entsprechende Leistungen möglichst dann durchzuführen, wenn Erfolgsaussichten besonders günstig sind. Um das zu erreichen, müssen *Hausärzte, Rheumatologen, Betriebsärzte, Krankenkassen, Rentenversicherungsträger* und *medizinische Dienste* eng zusammenarbeiten.

Rehabilitation ist der Einsatz medizinischer, sozialer und beruflicher Maßnahmen, um den einzelnen zum höchstmöglichen Maß funktioneller Leistungsfähigkeit zu trainieren oder wieder zu trainieren.

Wir unterscheiden die *medizinische* von der *beruflichen* und der *sozialen Rehabilitation*. Die *medizinische* Rehabilitation beinhaltet das Ziel, *Dauerfolgen der Krankheit zu verhindern oder zu verringern*; die *berufliche* impliziert die *dauerhafte Eingliederung einer benachteiligten Person in Arbeit und Beruf*, die *soziale Rehabilitation* schließlich ist als *allgemeine gesellschaftsbezogene Eingliederung* zu sehen.

Folgende Aufgaben bestimmen den *Rehabilitationsprozeß*:

- Durchführung einer rehabilitationsbezogenen *Diagnostik*
- Erstellung eines *Rehabilitationsplanes*
- *Information* und *Beratung* über Erkrankung und Folgen
- *Optimierung der Therapie* und Durchführung von physikalischen, psychologischen, anderen therapeutischen Maßnahmen
- *Förderung der Einstellung* zur Krankheit und des Umganges mit ihr
- *Verhaltensmodifikation* (Lebensstiländerung)
- *sozialmedizinische Beurteilung* der Leistungsfähigkeit

Die Rehabilitation ist bereits in der Anfangsphase des Krankheitsprozesses in die therapeutischen Überlegungen mit einzubeziehen, um hier durch Prävention sowie korrigierende Maßnahmen bleibenden Dysfunktionen vorzubeugen, deren Folgen sowohl psychologisch als auch sozial zu mildern.

Da die meisten rheumatischen Erkrankungen unterschiedliche Verlaufsformen haben und unterschiedliche Stadien aufweisen, ist ein fixierter, genormter medizinischer Rehabilitationsplan nicht möglich.

Zur Rehabilitation gehören daher neben den funktionserhaltenden Maßnahmen wie *Krankengymnastik und Ergotherapie* die *physikalische Therapie, Schmerzbehandlung, psychologische Mitbehandlung, Patientenschulung*.

Physiotherapie

Sie ist die *tragende Säule der Rehabilitation.* An erster Stelle ist hier die aktive Physiotherapie, die Krankengymnastik zu nennen, sowohl als Einzel- als auch als Gruppenbehandlung, zum einen im Wasser, zum anderen zu Lande (Abb. 1 und 2).

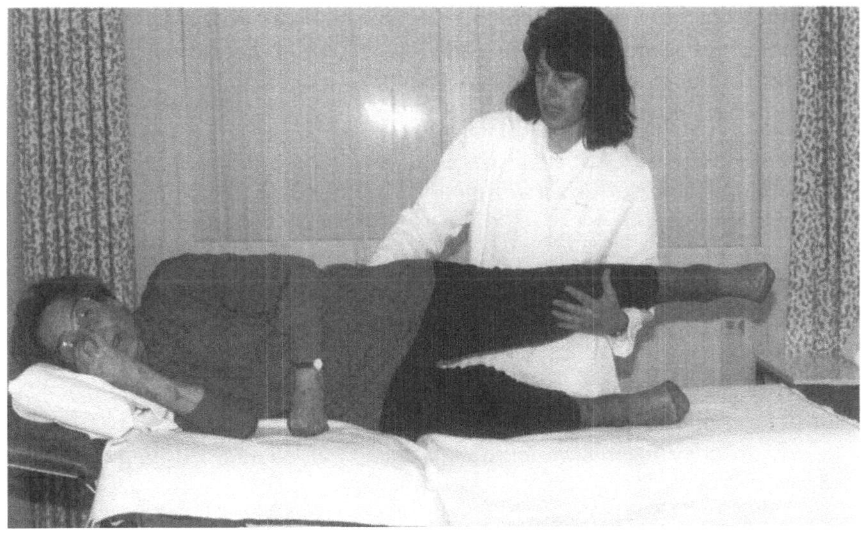

Abb. 1. Einzelkrankengymnastik

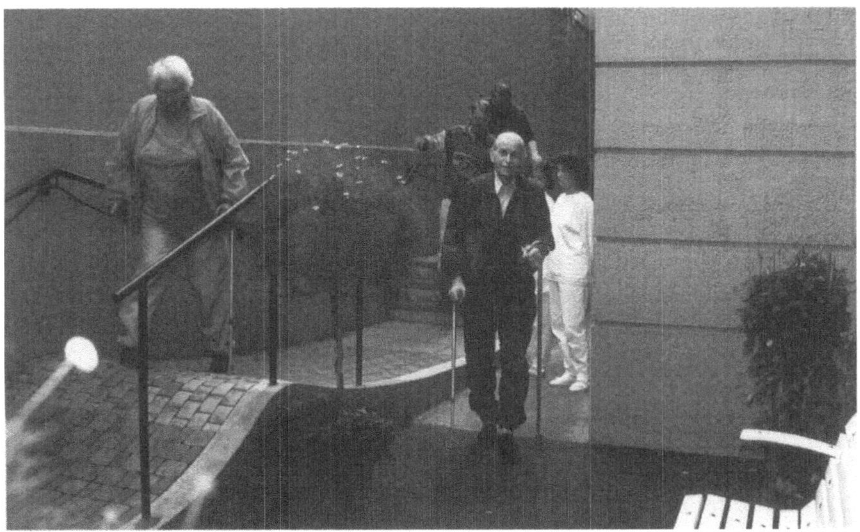

Abb. 2. Gehschule

Ergotherapie

Die Ergotherapie will den Patienten entsprechend seinem Leistungsvermögen und seinem Können beschäftigend bewegen, sie ist jedoch nicht als Beschäftigungstherapie mißzuverstehen. Sie bietet ein großes Spektrum von Hilfen an: vom Anpassen von Geräten und Werkzeugen bis zur Unabhängigkeit von fremder Hilfe. Erfolgserlebnisse führen zur erwünschten täglichen Praxis, erleichtern das Erhalten oder die Wiedererlangung der Selbständigkeit und der Arbeitsfähigkeit. Durch sinnvoll entlastende Ruhigstellungen werden Achsabweichungen und Gelenkdestruktionen verzögert oder verhindert.

Die Ergotherapie stützt sich auf folgende Prinzipien:

- *Gelenkschutz*
- *Gelenkmobilisation/Muskelkräftigung*
- *Hilfsmittelversorgung*

Gelenkschutz

Gelenkschutz soll durch belastungsverringernden Gebrauch der Gelenke und durch individuellen Einsatz von Hilfsmitteln

- die *Gelenkfunktion erhalten*,
- *Gelenkveränderungen* bzw. *-fehlstellungen vermeiden* oder zumindest *hinauszögern*.

Dazu wird zunächst eine sorgfältige Sozialanamnese erhoben, die Tätigkeiten und Belastungen im Alltag aufzeigt. Dabei werden sämtliche Bewegungen nach Gelenkschutzprinzipien durchgesprochen und nach Möglichkeit ausprobiert und geübt.

Wichtige *Gelenkschutzregeln* sind:

Gelenkmobilisation und Muskelkräftigung

Diese sollen *unter Gelenkschutzprinzipien die Gebrauchsbewegung derjenigen Gelenke üben, die am stärksten betroffen sind.*

Für die untere Extremität kommen die Fahrradsäge (Abb. 3) und der Kufenwebstuhl in Frage.

Zur Durchführung der ergotherapeutischen Prinzipien gehören viel Konzentration, gute Selbstbeobachtung und viel Geduld.

Hilfsmittelversorgung

Auf jeden Patienten muß individuell eingegangen werden. Dazu wird man nach seinen beruflichen, häuslichen und freizeitlichen Aktivitäten fragen, um den *ADL-Befund* (Activity of Daily Life) zu erheben, welcher natürlich auch von der Ausprägung des Krankheitsbildes abhängt.

So werden zahlreiche Probleme im Alltag aufgelistet, die der Patient nach Möglichkeit durch *Selbsthilfetraining*, evtl. auch durch eine *Hilfsmittelversorgung*, zu bewältigen lernen soll (Abb. 4 und 5). Für die Hilfsmittelversorgung gilt: soviel wie nötig, um selbständig und von fremder Hilfe unabhängig zu bleiben, aber auch sowenig wie möglich, um die Gelenkfunktionen, selbstverständlich unter Beachtung der Gelenkschutzprinzipien, zu erhalten.

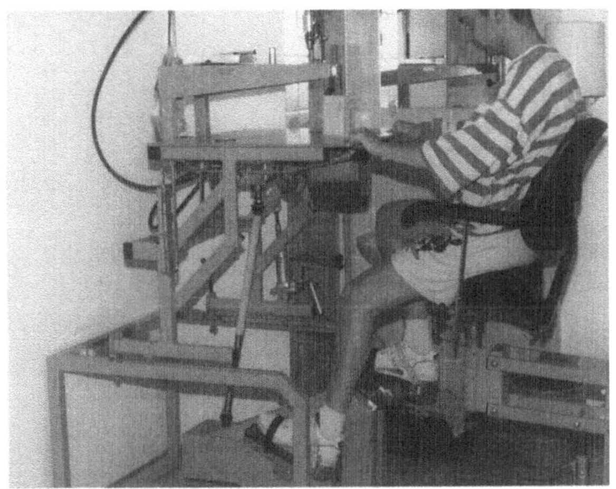

Abb. 3. Fahrradsäge

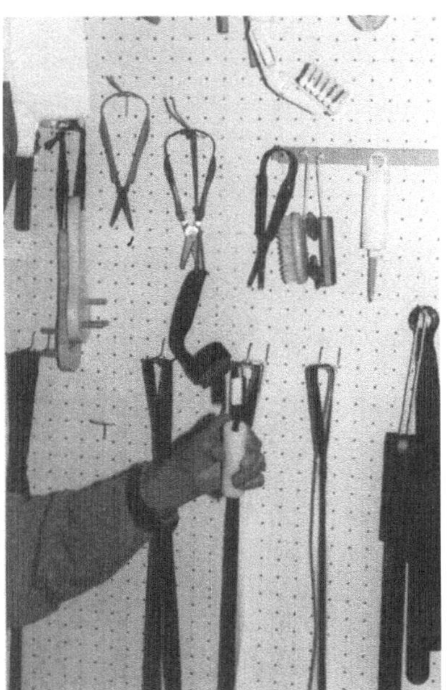

Abb. 4. Hilfsmittel zur Kompensation der eingeschränkten Griffunktion

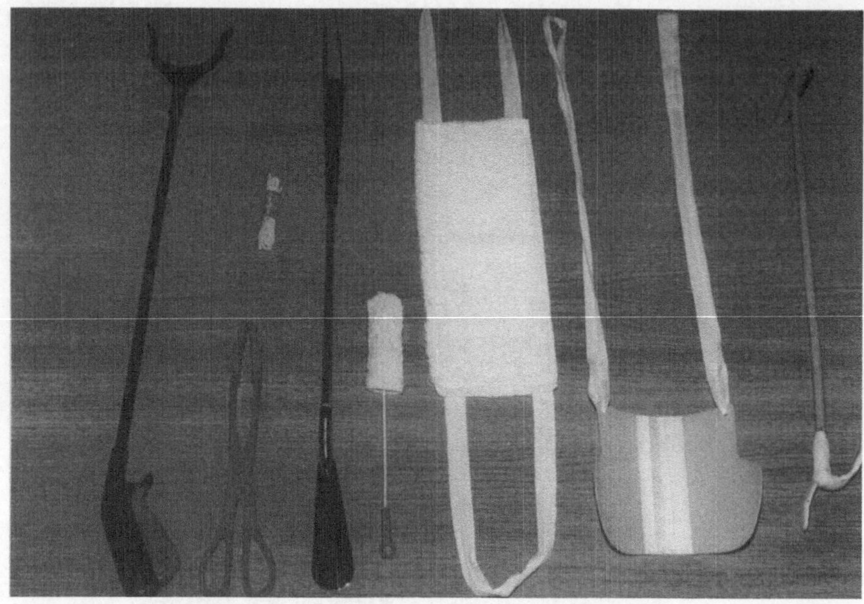

Abb. 5. Anziehhilfen

Physikalische Therapie

An Therapieformen stehen uns bei der Behandlung des Rheumatikers zur Verfügung:

1. *Thermotherapie*
2. *Hydrotherapie*
3. *Peloidtherapie*
4. *Elektrotherapie*
5. *Massagen*

In der *Thermotherapie* nutzen wir Kältebehandlungen, insbesondere bei floriden Entzündungsprozessen.

Die milde Wärmebehandlung sowie die lauwarme *Hydrotherapie* sind subakuten entzündlichen Prozessen vorbehalten.

In der *Peloidtherapie* unterscheiden wir *organische* von *anorganischer* Therapie. Neben den *Ganzkörperpeloidanwendungen* haben sich für die Behandlung der kleinen Extremitätengelenke Treten und Kneten, Hand- und Fingerübungen im *Sandbad* bewährt. Im *Kiesbad* werden nicht nur thermische, sondern auch zusätzlich taktile Reize erreicht (Abb. 6).

In der *Elektrotherapie* stehen uns neben *hochfrequenten* Strömen *mittel-* und *niederfrequente* zur Verfügung, daneben aber auch *Ultraschall*behandlungen und *Phonophoresen*.

Neben den bekannten *klassischen Massagetechniken* kommen bei der Behandlung des Rheumatikers folgende Techniken zusätzlich zur Anwendung:

- *Fußreflexzonenmassagen* (Abb. 7)
- *Lymphdrainagen*
- *Bindegewebemassagen*
- *Kombinationsmassagen*
- *Schlüsselzonenmassagen nach Marnitz*

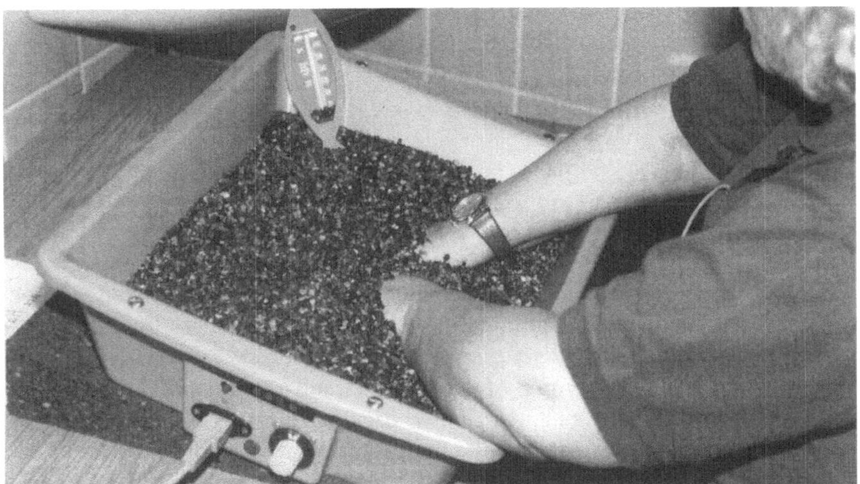

Abb. 6. Kiesbad

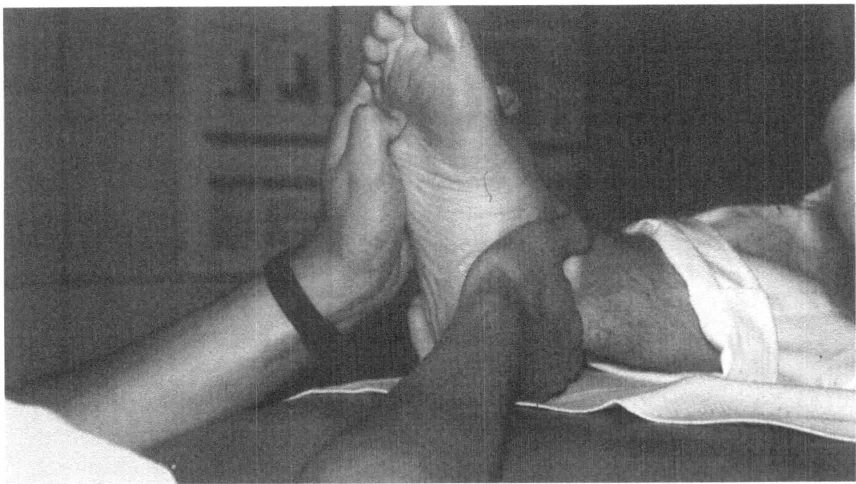

Abb. 7. Fußreflexzonenmassage

Psychologische Mitbehandlung

Der Psychologe gehört, ebenso wie der Arzt, der Krankengymnast, der Ergotherapeut, der Masseur und der Sozialarbeiter, zum Behandlungsteam. Grundsatz der *psychologischen Betreuung* ist der Aspekt *„Hilfe zur Selbsthilfe"*, damit der Rheumatiker in einer aktiven Rolle bleibt bzw. diese wieder annimmt.

Auch wenn der Krankheitsbewältigungsprozeß von jeder Person individuell unterschiedlich erlebt wird, ist der Krankheitsverlauf dennoch von regelmäßig auftretenden psychischen Stimmungsbildern gekennzeichnet. Eine adäquate *Krankheitsbewältigung* läßt sich als *Ausbau von Handlungskompetenz, Abbau negativer emotionaler Befindlichkeit* und einem *möglichst geringen Bedarf an Medikamenten* definieren.

Patientenschulung

Wissensvermittlung, Hilfestellung bei der Krankheitsbewältigung und Vermittlung von Fähigkeiten und Fertigkeiten sind die 3 Hauptziele des Schulungsprogrammes. Besonders wichtig ist v.a. die aktive Teilnahme des Patienten am Konzept der Therapie sowie der Meinungs- und Erfahrungsaustausch im Rahmen der Schulung. *Feste Gruppen von maximal 10 Personen* durchlaufen gemeinsam die gesamte *Schulungseinheit* von *6 Modulen* mit einem Zeitrahmen von *je 90 min.* Das Schulungs*team* setzt sich aus *Ärzten, Ergotherapeuten, Krankengymnasten* und *Psychologen* zusammen. Es sollte in der Regel ein Psychologe oder ein Arzt mit psychotherapeutischen Kenntnissen und Erfahrungen der Leiter einer Gruppe sein.

Modul 1: Krankheitsbild, Krankheitsverlauf, Krankheitsursache, Diagnostik

In diesem ärztlich geleiteten Teil werden im Erfahrungsaustausch mit den Teilnehmern zunächst das Krankheitsbild und die Symptome der chronischen Polyarthritis (cP) behandelt. Hierzu gehört der anatomische Aufbau des Gelenkes, die typischen Veränderungen bei der cP und die Abgrenzung gegen die Arthrose.

Weitere Bausteine sind die Vermittlung der typischen Anzeichen eines Krankheitsschubes, die häufigsten Komplikationen sowie die Abgrenzung gegen Befindlichkeitsstörungen. Auch die wichtigsten diagnostischen Methoden werden angesprochen.

Modul 2: Medikamentöse und operative Therapie

Im nächsten, wieder ärztlich geleiteten *Modul* werden die einzelnen Therapiekonzepte aufgezeigt, speziell die medikamentöse sowie die operative Therapie; aber auch alternative Therapien werden kritisch mit dem Patienten diskutiert.

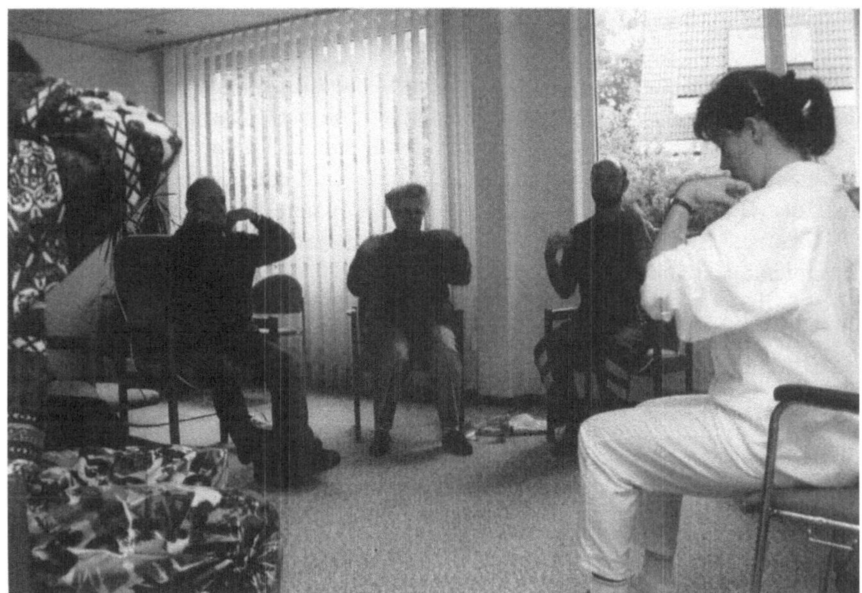

Abb. 8. Modul 3, Krankengymnastik

Modul 3: Krankengymnastik

Das *3. Modul* ist durch einen hohen Anteil an praktischen Übungen gekennzeichnet. Es werden Befindlichkeitstests besprochen, grundlegende Strategien zur Muskelkräftigung, Ausdauertraining, Vermeidung von Fehlstellungen sowie Möglichkeiten der Schmerzlinderung erklärt, demonstriert und geübt (Abb. 8).

Modul 4: Psychologische Schmerzbewältigung

Im *4. Modul* wird speziell auf den Zusammenhang zwischen Schmerzen, Verspannungen, inneren Prozessen sowie Streßreaktionen unter Einbeziehung der Patientenerfahrungen eingegangen. Im praktischen Teil werden verschiedene Techniken wie Muskelrelaxation nach Jacobson und autogenes Training vermittelt.

Modul 5: Ergotherapie

Im Mittelpunkt des *Modules 5* steht v. a. der Begriff des Gelenkschutzes und seiner Umsetzung in den Alltag. Hier werden neben dem Erarbeiten der einzelnen Gelenkschutzregeln Alltagshilfen vorgestellt und praktisch erprobt, Hilfsmittel wie Schienen vorgestellt und v. a. der präventive Charakter dieser Maßnahmen unterstrichen.

Modul 6: Alltagsbewältigung

Das *Modul 6* – mit der Krankheit leben lernen – sollte am Ende der Schulung stehen. Hier ist das Ziel v.a. „Hilfe zur Selbsthilfe". Die Auswirkungen der Krankheit auch auf Alltag und Arbeit werden mit den Patienten in Form einer gruppentherapeutischen Sitzung besprochen und gemeinsam erarbeitet. Wichtig ist hier auch der Hinweis auf die örtlichen und regionalen Hilfsmöglichkeiten, wie z.B. Gruppen der Rheuma-Liga, psychologische Beratungsstellen und ambulante Therapiemöglichkeiten.

Berufliche Rehabilitation

Neben der medizinischen ist die *berufliche Rehabilitation* nicht zu vernachlässigen. Hat sich nach Diagnosestellung und Therapieeinleitung der Zustand des Rheumatikers stabilisiert, so stellt sich die Frage des weiteren beruflichen Werdeganges. Die *Eingliederung bzw. Wiedereingliederung des Betroffenen in das Erwerbsleben* ist erklärtes Ziel. Hierzu ist eine enge Zusammenarbeit zwischen Arzt, Arbeitsamt, Rentenversicherungsträger und Arbeitgeber von wesentlicher Bedeutung. Voraussetzung hierfür ist zunächst die *Beurteilung der noch verbliebenen Leistungsfähigkeit des Patienten durch den behandelnden Arzt.*

Im günstigsten Fall zeigt sich, daß der Betroffene seine bisherige Tätigkeit ohne Gefährdung seiner Gesundheit sofort und *vollschichtig* wieder ausüben kann.

Kann der Patient in absehbarer Zeit seine bisherige Arbeit weiterführen, ist aber gegenwärtig noch nicht in der Lage, diese vollschichtig auszuüben, so ist eine *stufenweise Wiedereingliederung* zu erwägen.

Ist zum Erhalt der Arbeitsfähigkeit auf dem bisherigen *Arbeitsplatz eine Umgestaltung* desselben notwendig, so sollte diese nach Vorschlägen des Arztes, evtl. Betriebsarztes, und des Ergotherapeuten durchgeführt werden. Läßt sich ein Einsatz des Patienten auf seinem ursprünglichen Arbeitsplatz nicht realisieren, so ist eine *innerbetriebliche Umsetzung* anzustreben. Entsprechend der noch verbliebenen Leistungsfähigkeit des Patienten wird in Zusammenarbeit von Betriebsarzt, Betriebsleiter, Betriebsrat und Patient eine entsprechende Einsatzmöglichkeit innerhalb des Betriebes gesucht.

Kann der Patient weder in seinem Beruf noch in seinem bisherigen Betrieb eingesetzt werden, so ist zunächst die Möglichkeit einer *Umschulung* auf einen der noch verbliebenen Leistungsfähigkeit angepaßten Beruf anzustreben. Hierbei ist kritisch zu prüfen, inwieweit eine Umschulung tatsächlich sinnvoll erscheint, wobei die Faktoren

- Alter des Patienten,
- Lernfähigkeit,
- Situation auf dem allgemeinen Arbeitsmarkt,

für mögliche Umschulungsberufe zu berücksichtigen sind.

Erscheint auch eine Umschulung des Patienten nicht sinnvoll oder wird diese von ihm abgelehnt, so wäre eine *Berufsunfähigkeitsrente* zu beantragen, bei sehr weitgehenden Leistungseinschränkungen evtl. auch eine *Erwerbsunfähigkeitsrente.*

Grundsätzlich gilt jedoch nach wie vor: *Rehabilitation vor Rente.*

Dies bedeutet, daß für jeden Patienten ein Gesamtplan zur Rehabilitation aufgestellt und alle sinnvollen Möglichkeiten zur Wiedereingliederung durchgeführt werden sollten, ehe eine solche Berentung angestrebt wird.

Zusammenfassung

Als *Rehabilitationsziele* sind zu nennen:

1. Normalisierung oder weitgehende *Normalisierung motorischer Funktionen für Statik und Dynamik*
2. *Verbesserung der Mobilität*
3. *Verbesserung der Ausdauerleistung*
4. *Erlernen von Kompensationsfähigkeiten zur Bewältigung des Alltagslebens*
5. *Schmerzreduzierung bzw. Schmerzbefreiung*
6. *Motivation zur eigenständigen Sekundärprävention*
7. *Sozialmedizinische Beurteilung* und die individuelle Rückführung ins Erwerbsleben, Beschaffung eines leistungsgerechten Arbeitsplatzes
8. *Information über ambulante Nachsorge und Selbsthilfegruppen*

Selbstverständlich wird, gemessen an der individuellen Leistungsfähigkeit, das Rehabilitationsziel entsprechend angesetzt, aber oft nur ein Teilziel erreicht. Grundsätzlich ist Rehabilitation eine Zielsetzung, ein Prozeß, nicht automatisch immer ein Erfolg.

Sowohl für die konservative als auch für die postoperative Behandlung des Rheumatikers ist es sinnvoll, die Zusammenarbeit zwischen Rehabilitationsklinik, Akutklinik, den niedergelassenen Kollegen und Therapeuten zu intensivieren.

In Zukunft wird auch über die Möglichkeiten einer ambulanten Rehabilitation nach, neben oder anstelle einer stationären Rehabilitationsmaßnahme nachzudenken sein.

Teil II.
Hüftgelenk

KAPITEL 6

Synoviorthese, Synovektomie

A. Wanivenhaus

Gerade die Behandlung des Hüftgelenkes hat sich durch die technische Entwicklung der Endoprothetik in der Indikationsstellung deutlich verändert. Die Möglichkeit eines klinisch ausgezeichneten Resultates führt zu hohen Patientenerwartungen, die teilweise nur durch ultimative endoprothetische Versorgung erfüllt werden können. Der Verlust der Mobilität bei Beteiligung der Hüftgelenke wird von den Patienten als besonders eingreifend beschrieben und läßt sich auch in Langzeituntersuchungen objektivieren [49]. Der offensichtliche Erfolg von endoprothetischen Eingriffen bei chronischer Polyarthritis (cP) bzw. rheumatischer Arthritis (RA) hat auch zur Verwendung dieser Operation als Triggeroperation zur Erstellung eines gemischten Scores aus Gelenkbeweglichkeit, Krankheitsaktivität und Sozialfunktionen geführt. Dieser „Sickness Impact Profile" (SIP) [5] genannte Score bestätigte in Felduntersuchungen hervorragende Resultate nach Hüftprotheseneingriffen bei Rheumatikern. Onsten et al. [44] konnten in einer Zehnjahresüberlebensstatistik nach zementierten Hüftendoprothesen nachweisen, daß gerade die Patientengruppe mit cP gute Erfolge mit einer Endoprothese zu erwarten hat. Sie sprechen von einer um 6% besseren Überlebensrate bei RA als bei Arthrose, die mit 89% gegeben ist. Die primäre Hüftendoprothesenversorgung bei RA stellt somit einen erprobten Langzeitverlauf dar und wird von Joshi et al. [30] gerade bei der RA empfohlen. Die Erwartungen bei zementfreien Implantaten liegen hier im Langzeitverlauf sogar über diesen Werten [11, 35]. Es ist daher nicht verwunderlich, daß die Berichte über alternative Operationsmethoden an der Hüfte bei RA stark rückläufig sind. Unter 664 Publikationen der letzten 12 Jahre im Gebiet der Hüfte bei RA waren nur 15 Arbeiten mit Synovektomie, Osteotomie oder Synoviorthese befaßt. Von diesen 15 Arbeiten beschäftigten sich 10 mit der juvenilen RA. Im gleichen Zeitraum waren 284 Arbeiten zur Synovektomie an anderen Gelenken der unteren Extremität erschienen.

Synovektomie

Nach dem von Gschwend [22] gemeinsam mit Souter aufgestellten Wertigkeiten der einzelnen Operationsverfahren bei Polyarthritis stellt die Hüftgelenksynovektomie keine „Winner Operation" dar. Ist die im frühen Stadium ausgeführte Synovektomie noch ein Eingriff zweiter Ordnung, so ist die Spätsynovektomie bereits ein Eingriff dritter Ordnung, also nur noch mit geringen Erfolgsaussichten versehen und nur nach strengster Indikationsstellung angezeigt.

Der Eingriff wird von uns in Lumbal-/Epiduralanästhesie oder Allgemeinnarkose ausgeführt. Durch einen Watson-Jones-Zugang wird die Hüfte dargestellt und die ventrale Kapsel fensterflügelartig eröffnet. Dadurch kann der gesamte ventrale Gelenkabschnitt makroskopisch radikal von Stratum synoviale befreit werden. Usurierungen im Pfannenrand- und Schenkelhalsbereich werden mit dem scharfen Löffel sorgfältig kürretiert. Die hohe Rezidivrate nach alleiniger ventraler Synovektomie [54] läßt uns schon seit Jahren eine Luxation der Hüfte anschließen, wobei wir auf die Erhaltung der dorsalen Kapselgefäße achten. Die früher zur Gelenkentlastung, kombiniert mit einer subtotalen Synovektomie, angewandte Myotomie nach Voss [50] führen wir nicht mehr durch. Bei einstelligem Patientengut hat sich durch diese Vorgangsweise [2, 24] keine Hüftkopfnekrose entwickelt. Die Vollständigkeit der Synovektomie durch Hüftgelenkluxation rechtfertigt unserer Meinung nach das von einigen Autoren [21, 38] in den Vordergrund gestellte Risiko der Hüftkopfnekrose. Dies v. a. deshalb, da, wie auch von Thabe [54] berichtet, die unvollständige Synovektomie zum Rezidiv und ebenfalls zur Gelenkzerstörung führt.

Als Nachbehandlung ist eine frühfunktionelle aktive und passive Heilgymnastik zweckmäßig. Die Mobilisierung ist für 6 Wochen mit 2 Unterarmstützkrücken zur Knorpelschonung vorgesehen.

Die Synovektomie der rheumatischen Hüfte zeigt im frühen Stadium der RA (0+1 nach Larsen) zufriedenstellende Resultate mit Schmerzlinderung, mittelfristige Erhaltung (nicht Verbesserung!) der Gelenkbeweglichkeit und Erhöhung der Alltagstauglichkeit. Gleichzeitig war radiologisch in allen Fällen, ob luxiert oder nicht, eine Progredienz der Destruktion zu finden. Trotz des radiologisch nicht erkennbaren Erfolges wäre somit die Hüftgelenksynovektomie im Frühstadium (Larsen 0–1) ein zweckmäßiger Eingriff. Das Problem ist, daß der Patient zu diesem Zeitpunkt aufgrund der Topographie, der multilokulären, gut visual erkennbaren Synovitiden das Hüftgelenk in den Hintergrund stellt, bzw. dieses gar nicht als erkrankt erkennt. Aus diesem Grund halten wir, da in der Regel der richtige Zeitpunkt zur Indikationsstellung überschritten ist, die Hüftgelenksynovektomie für nicht mehr zweckmäßig. Die Schmerzreduktion ist in diesen Fällen selten über 2 Jahre anhaltend [27]. Die bei fortgeschrittenen Veränderungen versuchte Interposition von Korium oder Lyodura [9] hat eher zu einer Beschleunigung der Kopfdestruktion geführt und muß daher bei einem belasteten entzündlich veränderten Gelenk abgelehnt werden.

Allein die Remodellierungstendenz [16] des unreifen Skelettes rechtfertigt noch die Anwendung der Hüftsynovektomie, allerdings sollte auch in diesen Fällen juveniler RA das Röntgenstadium Larsen 2 nicht überschritten sein. Darüber hinaus so behandelte Hüftgelenke müssen als Palliativeingriff aufgefaßt werden.

Die Arthroskopie [18] kann auch im Bereich der Hüftgelenksynovektomie Areale erreichen, die ohne Luxation sonst nicht operativ zugänglich wären. Allerdings muß gerade bei der Arthroskopie in der Gruppe der juvenilen RA vor der intraartikulären Druckerhöhung [33] gewarnt werden, die zur Tamponade des venösen Abflusses und in der Folge zur Hüftkopfnekrose führen kann. Die semiarthroskopischen Verfahren [17] erscheinen unbedenklicher.

Mit der arthroskopischen Hüftgelenksynovektomie haben wir selbst keine Erfahrung, dennoch möchten wir davor warnen, neue Verfahren mit zu weiter Indikation zu verwenden. Bei ersten Symptomen ohne radiologische Veränderungen wird jeder von uns bei bekannter rheumatischer Genese eine intraartikuläre Kortikosteroidgabe [20] ausführen. Die Applikation ist einfach, der Erfolg oft jahrelang anhaltend. Dies wäre der beste Zeitpunkt für die Hüftgelenksynovektomie gewesen!

Synoviorthesen

Die kurzzeitig wirksam werdende Kortikosteroidapplikation [6, 52] ist bei therapieresistenten Synovitiden der Hüfte angezeigt. Nach mehrmaliger Applikation ohne entscheidende Besserung des Gelenkzustandes sollten andere Mittel Anwendung finden.

Zytostatikainjektionen wurden unseres Wissens an der Hüfte nie durchgeführt. Die Effekte waren meist flüchtig, die Nebenwirkungen jedoch z.T. beträchtlich [8, 20, 29]. Versuche mit Enzyminhibitoren (Trasylol) hatten abweichend zu theoretischen Überlegungen kaum klinische Relevanz [48] und nach Tillmann [55] sogar negativen Einfluß auf den Sauerstoffpartialdruck im Gelenk.

Die intraartikuläre Anwendung von Silikonöl wurde 1968 von Patzer publiziert. Diese als „flüssige Endoprothese" bezeichnete Gelenkfüllung mit Dimethylpolysiloxan führte zu einer vorübergehenden Besserung und leider auch zu Fremdkörpergranulationsgewebebildungen [10, 14], die auch an gelenkfernen Lymphknoten zu Reaktionen führten. Das Verfahren neigte in einem hohen Prozentsatz, v.a. im Bereich des Hüftgelenkes, zur Ausbildung von Nekrosen [39]. Die fehlende lokale Dauerwirkung und gelenkferne Reaktionen führten bereits 1971 zur Einstellung dieses Verfahrens.

Osmiumsäure (1%iges Osmiumteroxid) [47] war geeignet, eine länger anhaltende Wirkung mit Reduktion der lokalen Synovitis zu erzielen. Fünfjahresergebnisse zeigten in nahezu 45% eine Besserung auf [13]. Auch andere Autoren [7, 26, 34] sprachen von einer Besserung, die sich im Kurzzeitverlauf zwischen 40-70% bewegte. Delcambre et al. [13] und Mitchell et al. [37] berichten über das Auftreten von Knorpelschäden, was auch Niculescu [40] nachweisen konnte. Aufgrund der massiven Knorpelschäden haben Puhl und Weber [46] vor weiterer Verwendung von Osmiumsäure zur chemischen Synoviorthese abgeraten.

Die ideale Synoviorthese sollte keine allgemeine Toxizität aufweisen, zur Normalisierung des Stratum synoviale führen, den Gelenkknorpel nicht schädigen und Langzeitwirkung aufweisen.

Am nächsten kommt diesen Vorstellungen das von Niculescu et al. [41] 1970 eingeführte Mittel Varicocid, ein Natriumsalz von Fettsäuren des Lebertrans [42]. Geht man davon aus, daß auch die Synovektomie zu einer Osteoarthrose des Gelenkes führt [43], so waren die Knorpelveränderungen tolerierbar [32]. Bei gutem Ansprechen auch im Langzeitresultat [23, 28, 57] mit 40-70% Besserung traten keinerlei toxische Nebenwirkungen auf. Als großes Negativum ist die heftige Lokalreaktion, die mit Begleitarthritis, Schmerz und Fieberschub einhergehen kann anzusehen, wobei unsere eigenen Erfahrungen sich nur auf die Anwendung an Knie- und Ellbogengelenk beziehen können. Denkbar ist, daß im Bereich der Hüftgelenke durch die Begleitentzündung nach Varicocidapplikation, Ödembildung, Detritus und Exsudatansammlung ein hoher intraartikulärer Druck aufgebaut wird, der wie auch Thabe [54] berichtet, zu Nekrosen führen kann.

Die Radiosynoviorthese mit unterschiedlichen Radionukleotiden hat ihren festen Platz in der Therapie der cP. Der Vorteil der Schmerzfreiheit bei Applikation erhöht die Patiententoleranz für dieses Verfahren. Die Radiosynoviorthese muß wegen der Sicherheitsbestimmungen für die Verwendung von offenen radioaktiven Stoffen in speziell ausgestatteten Räumen stattfinden und der Patient muß stationär aufgenommen werden.

Die Anwendung von radioaktiven Stoffen zur intraartikulären Applikation bei entzündlichen Gelenkerkrankungen wurde erstmals von Delbarre et al. [12] 1968 als Synoviorthese bezeichnet. Die verwendeten Radionukleotide weisen unterschiedliche Halbwertszeiten und unterschiedliche Gewebebereichsbreiten (maximale Eindringtiefe) auf, wodurch sich ihre Verwendung bei kleinen (Er-169) und großen (Y-90) Gelenken ergibt (Tabelle 1).

Ein wesentlicher Faktor bei der Auswahl eines Radionukloids ist die Größe der Trägerpartikel. McLaren et al. [36] haben aufgezeigt, daß auch bei 30facher klinischer Dosis durch Verwendung eines Makroaggregates [51], durchschnittlich 100mal größer als bisher verwendete Kolloide [25, 56], keine systemische Manifestation stattfand. Da Makroaggregate rasch zerfallen und damit die Freisetzung des Isotops aus dem Gelenk ermöglichen, ist die Verwendung eines kurzlebigen Isotops wie Dy-165 notwendig. Die Anwendung mit Y-90 wäre nicht empfehlenswert [59]. Vergleiche der Gesamtkörperdosen zeigen eine deutliche Reduktion durch Verwendung eines Makroaggregates mit Dy-165.

Die Resultate der Radiosynoviorthese entsprechen etwa jenen der chemischen Synoviorthese mit 40–77% guten Resultaten, unabhängig vom verwendeten Isotop [1, 31]. Die Halbwertszeit und die verwendeten Aggregate haben lediglich einen Einfluß auf die Verträglichkeit und Unbedenklichkeit (geringere Diffusion) des Isotops.

Als minimale Eindringtiefe müssen 0,5 cm und als maximale 1,0 cm gefordert werden, wodurch sich die entsprechende Indikation gut darstellt.

Alle Isotope führen zu einer Knorpelbeeinträchtigung, die aber im Seitenvergleich im Tierarthritismodell keine signifikanten Unterschiede aufzeigt [43].

Tabelle 1. Radionukloide zur Synoviorthese

	Applikator	Halbwertszeit	max. range	Strahlenem.
Au-198	Kolloid	2,7 d	0,39 cm	$\beta + \gamma$
Re-186	Sulphat	3,7 d	0,37 cm	$\beta + \gamma$
Er-169	Citrat	9,5 d	0,1 cm	β
Y-90	Kolloid	2,7 d	1,05 cm	β
Dy-165	FHMA	2,3 h	0,57 cm	$\beta + \gamma$

Als derzeit gebräuchlichstes Isotop wird Y-90 angewandt, das leicht verfügbar ist. Aufgrund der Halbwertszeit von 2,7 Tagen ist ein stationärer Aufenthalt und eine Abschirmung des Patienten unerläßlich. Zusätzlich sollte zur direkten Abschirmung des Gelenkes eine 1 cm starke Plastikbarriere die Bremsstrahlung unterbinden.

Bei Dy-165 ist durch seine kurze Halbwertszeit von 2,3 h, die geringe Diffusionsrate und die leichte Darstellung der Verteilung durch seinen γ-Anteil eine ambulante Durchführung möglich. Bei beiden Verfahren stellen wir auf Dauer des Krankenhausaufenthaltes das Gelenk ruhig und verordnen Teilbelastung für 14 Tage.

Faßt man die Problematik der Synoviorthese zusammen, so ist diese geschlechtsspezifisch unterschiedlich. Frauen im gebärfähigen Alter, Kinder und Menschen mit reduziertem Allgemeinzustand stellen eine Kontraindikation für die Radiosynoviorthese dar. Die vielfach angegebene Altersgrenze von 40 Jahren erscheint bei Verwendung entsprechender Makroaggregate unterschreitbar. Von der lokalen Gelenksituation muß eine Zystenbildung (Baker-Zyste) ausgeschlossen sein, da hier eine massive Abwanderung des Radioisotops auftreten könnte.

Wie bei der Synovektomie sind bei den Stadien 0 + 1 die besten Resultate zu erwarten. In höheren Gelenkdestruktionsgraden kann die Synoviorthese als verzweifelter Versuch, aber nicht als Therapie angesehen werden.

Die in den frühen 70er Jahren noch als Hoffnungsoperation angesehene Umstellungsosteotomie bei cP kann lediglich als Begleittherapie bei Fehlstellungen des Hüftgelenkes, wie Dysplasieformen mit unzureichender und flacher Azetabulumausbildung, die Coxa valga, die Coxa magna, sinnvoll angewandt werden. Bei florider Arthritis hat bereits 1954 Francillon [15] die Umstellungsosteotomie als zwecklos bezeichnet.

Anders hingegen ist die intraartikuläre Doppel- oder Reizosteotomie [3] zu werten, die keine zu korrigierende Deformität als Grundlage hat. Die an der Hüfte nur in Einzelfällen, meist mündlich überlieferten Resultate werden als nicht kalkulierbar, gelegentlich auch überraschend gut beschrieben. Der Effekt ist dabei die manchmal jahrelange Besserung der Schmerzsymptomatik. Technisch wird dabei eine subtotale intertrochantäre Osteotomie sowie eine periazetabuläre Ein- bzw. Hintermeißelung unter Einhaltung der tragenden Kortikalis ausgeführt, ohne in der Folge eine Osteosynthese zu benötigen. Diese Reizosteotomien werden als Ultima ratio bei jungen Patienten angewendet, bei denen man eine Endoprothese noch vermeiden will.

Diskussion

Das in der Behandlung der RA übliche Vorgehen erscheint beim Hüftgelenk nicht generell verwendbar zu sein. Lediglich die juvenile RA stellt hier eine Ausnahme dar, wo durch Weichteileingriffe, wie Adduktoren- und Psoastenotomien [53, 58] Hüftentlastung und Schmerzarmut erzielt werden können. Allerdings konnte keine bleibende Vermehrung des Bewegungsausmaßes erzielt werden und auch die Progredienz der radiologischen Veränderungen war unverändert. Swann und

Ansell waren 1986 sogar der Meinung, daß durch die zusätzliche Synovektomie kein Vorteil gegenüber der alleinigen Entlastungstherapie erzielbar war, vielmehr nur Schmerz und Rekonvaleszenz prolongiert wären. Das Ausmaß der radiologischen Veränderungen war i. allg. von der Krankheitsform abhängig und v. a. bei polyartikulären Formen stark zunehmend.

Die Tenotomie beim Erwachsenen erscheint heute nicht mehr sinnvoll, da die Schmerzreduktion mit beträchtlicher muskulärer Insuffizienz erkauft wird und in der Folge nach Endoprotheseneingriffen als sehr negativ empfunden wird.

Die erwähnten Umstellungsosteotomien sind nur bei ausgebrannten Gelenken zur Herstellung von Kongruenz und verbesserter Lastübertragung zweckmäßig, was in der Regel auch die juvenile RA betrifft.

Die Benjamin-Osteotomie (intraartikuläre Doppelreizosteotomie) kann als Ultima-ratio-Operation im Einzelfall Anwendung finden und Schmerzfreiheit erzielen.

Die Synovektomie selbst führt zu 38–100% [2, 50] Verbesserung je nach Technik und Form der Beurteilung. Alle Autoren, gleichgültig welchen Prozentsatz an Zufriedenheit sie fanden, sind der Meinung, daß die Synovektomie Schmerzreduktion (s. Zufriedenheit), nicht jedoch einen Stopp der radiologischen Gelenkdestruktion oder einen nennenswerten langfristigen Einfluß auf die Gelenkfunktionsverbesserung bietet. Alle betonen, daß gute Resultate nur bei radiologisch nicht oder nur gering veränderten Gelenken (Larsen-Stadium 0 und 1) zu finden sind.

Die Tatsache, daß Osteotomie und Synovektomie eine Folgeoperation erschweren [4] und die weitere Aussage von Poss et al. [45], die bei einer Analyse von 4240 Endoprothesen eine 8fach höhere Komplikationsrate durch Infekt bei Zustand nach Voroperation fanden, läßt solche Eingriffe, die mit größter Wahrscheinlichkeit eine Folgeoperation nach sich ziehen, fraglich erscheinen. Eine Synovektomie in Röntgenstadien mit Gelenkdestruktion (ab Larsen-Stadium 2) erscheint daher nicht mehr angezeigt, da nur eine kurz- bis mittelfristig schmerzfreie Periode erzielt werden kann. Die Synovektomie als Chance-Operation ist abzulehnen, der Aufwand sowohl operativ als auch für den Patienten ist zu groß.

Die intraartikuläre Spritze stellt eine wenig invasive Behandlungsmethode dar. Um so erstaunlicher ist es, daß die am Kniegelenk längst regelmäßig angewandte Synoviorthese am Hüftgelenk wenig bis gar keine Erwähnung findet. Vielleicht aufgrund der juvenilen RA mit reaktiver Ödembildung mit dem Risiko der Hüftkopfnekrose, oder bei Erwachsenen die Sorge eines Gelenkaustrittes von Radionukleotiden. Die radiologisch normale Hüfte (Stadium 0 und 1) mit persistierender Synovitis bietet sich an sich für eine Synoviorthese an. Der Radiosynoviorthese wäre aufgrund der geringeren Nebenwirkungen der Vorzug gegenüber der chemischen Synoviorthese zu geben.

Durch die fast immer nur kurze Gelenkbeteiligung und das Vorliegen sichtbarer Veränderungen an anderen Gelenken (Hände, Füße) steht die Hüftproblematik für den Patienten meist im Hintergrund. Dadurch wird meist der ideale Zeitpunkt für alternative Verfahren verpaßt. Die Applikation von Kortikosteroiden verzögert die weitere Therapie zusätzlich, teilweise allerdings mit ausgezeichnetem Erfolg.

Abschließend kann gesagt werden, daß außer bei der juvenilen RA und sicherlich in Einzelfällen pauziartikulärer Formen die alternativen Operationsmethoden keinen hohen Stellenwert in der Behandlung der rheumatischen Hüfte haben.

Literatur

1. Aeckerle J, Heisel J (1985) Die Behandlung chronischarthrotischer Reizergüsse des Kniegelenkes durch die radiologische Synoviorthese mit Yttrium 90. Orthop Prax 8:619-627
2. Albright JA, Albright JP, Ogden JA (1975) Synovectomy of the hip in juvenile rheumatoid arthritis. Clin Orthop 106:48-55
3. Benjamin A (1983) The place of osteotomy in rheumatoid arthritis. Ann Acad Med Singapore 12-2:185-190
4. Benke GJ, Baker AS, Dounis E (1982) Total hip replacement after upper femoral osteotomy. A clinical review. J Bone Joint Sur 64A:570-571
5. Bergner M, Bobbitt RA, Carter WB, Gilson BS (1981) The sickness impact profile: development and final revision of a health status measure. Med Care 19 (8):787-805
6. Binzius G (1977) Experimentelle Untersuchungen über die Wirkung von Kortikosteroiden auf die Synovitis. In: Müller W. Eular Reihe 2, Thillmann K: 111-123
7. Boussina I, Fallet GH, Vischer TL (1977) Klinische Erfahrungen mit Osmiumsäure. In: Müller W, Eular Reihe Nr. 2, Thillmann K, Eular Reihe Nr. 2:160-164
8. Chlud K, Kotz R, Zeitlhofer J (1972) Die intraartikuläre Zystotatika-Anwendung bei chronischer Polyarthritis. Therapiewoche 35/22:2740
9. Citera G, Espada G, Gagliardi SA, Cocco JAM (1993) Hip arthroplasty by soft tissue interposition in juvenile rheumatoid arthritis. J Rheumatol 20, 5:914-916
10. Cobbe JM (1981) Silicone cells inclusions. Lancet II:40
11. Cracchiolo A, Severt R, Moreland J (1992) Uncemented total hip arthroplasty in rheumatoid arthritis diseases. A two to six year follow-up study. Clin Orthop 277:166-174
12. Delbarre F, Cayla J, Roucayrol JC, Menkes C, Aignan M, Ingrand J (1968) La synoviorthese par les radioisotopes. Press Med 76:1045
13. Delcambre B, Duquesnoy B, Deremaux JJ et al. (1982) De Resultats a plus de cinq ans des synoviortheses a l'acide osmique du denou rhumatoide. Rev Rhum Mal Ost-Artic 49/7: 537-543
14. Digby JM, Wells AL (1981) Malignant lymphoma with intranodal refractile particles after insertion of silicone prostheses. Lancet II:580
15. Francillon MR (1954) Hüftgelenksplastiken. Indikationen, Technik, Resultate. Schweiz Med Wochenschr. 84:1024
16. Garcia-Morteo O, Babini JC, Maldonado-Cocco JA, Gagliardi S, Yabkowski J (1981) Remodeling of the hip joint in juvenile rheumatoid arthritis. Arthritis Rheum 24, 12:1570-1574
17. Gondolph-Zink B, Puhl W, Noak W (1988) Semiarthroscopic synovectomy of the hip. Int Orthop 12:1:31-35
18. Gondolph Zink B (1992) Aktueller Stand der diagnostischen und operativen Hüftarthroskopie. Orthopäde 21:4:249-256
19. Gray RG, Gottlieb NL (1983) Intraarticular corticosteroids. An updated assessement. Clin Orthop 177:235-63
20. Gross D (1963) Die chemische Synovektomie mit Senfgas bei primär chronischer Polyarthritis. Z Rheumaforsch 22:456
21. Gschwend N (1977) Die operative Behandlung der chronischen Polyarthritis 2. Aufl, Thieme, Stuttgart
22. Geschwend N Prioritäten im langfristigen Behandlungsplan. In: Otte P, Wagenhäuser J (1981) Fortschritte der Rheumatologie. Steinkopff, Darmstadt, S 162
23. Hafner R, Trunkenbrodt H (1985) Die Synoviorthese mit Varicocid in der Behandlung der juvenilen chronischen Arthritis. Aktuelle Rheumatol 10/6:202-205

24. Heimkes B, Stotz S, Seifert G (1990) Spätergebnisse der radikalen Hüftsynovektomie im floriden Stadium des M. Perthes. In: Willert HG, Pieper HG (1990) Korrektureingriffe am wachsenden Skelett. Springer, Berlin Heidelberg New York Tokyo: S 261–265
25. Howson MP, Shepard NL, Mitchell NS (1988) Colloidal chromic phosphate sup(32)P synovectomy in antigen-induced arthritis in the rabbit. Clin Orthop 229:283–293
26. Isomäki H (1977) Zwei kontrollierte Untersuchungen des Effekts der Osmiumsäure bei der rheumatischen Synovitis. In: Müller W, Thillmann K, Eular Reihe 2:165–166
27. Jacobsen ST, Levinson JE, Crawford AH (1985) Late results of synovectomy in juvenile rheumatoid arthritis. J Bone Joint Surg Am 67:8:8–15
28. John M, Oppermann J, John V (1987) Die Bedeutung von Arthrographie und Arthroskopie bei der Indikationsstellung zur Synoviorthese mit Varicocid bei der juvenilen chronischen Arthritis – eine therapeutische Langzeitstudie. Aktuelle Rheumatol 12/3:231–233
29. Jones JG, Lewis P, Hazleman BL (1980) The treatment of persistent synovitis with nitrogen mustard. Rheumatol Rehab 19/3:154–160
30. Joshi AB, Porter ML, Trail IA, Hunt LP, Murphy JC, Hardine K (1993) Longterm results of Charnley low-friction arthroplasty in young patients. J Bone Joint Surg Br 75(4):616–623
31. Kerschbaumer F, Bauer R (1980) Langzeitergebnisse nach Yttrium-Behandlung des Kniegelenkes. Z Rheumatol 39:127–132
32. Kerschbaumer F, Bauer R (1982) Synovektomie und Synoviorthese. Eine Vergleichsstudie am Kniegelenk. Therapiewoche 32/47:5871–5873
33. Launders WJ, Hungerford DS, Jones LH (1981) Hemodynamic of the femoral head. J Bone Joint Surg Am 63, 3:442–448
34. Manicourt D, Orloff S, Rao VH (1981) Synovial fluid hydroxyproline fractions before and after osmic acid treatment in rheumatoid arthritis. Scand J Rheumatol 10/1:43:48
35. Maric Z, Haynes RJ (1993) Total hip arthroplasty in juvenile rheumatoid arthritis. Clin Orthop 290:197–199
36. McLaren A, Hetherington E, Maddalena D, Snowdon G (1990) Dysprosium (sup(165)Dy) hydroxide macroaggregates for radiation synovectomy – animal studies. Eur J Nuclear Med 16/8–10:627–632
37. Mitchell N, Laurin C, Shepard N (1973) The effect of osmium tetroxide and nitrogen mustard on normal articular cartilage. J Bone Joint Surg 55B 4:814–821
38. Mogensen B, Brattström H, Ekelund L, Svantesson H, Lidgren H (1982) Synovectomy of the hip in juvenile chronic arthritis. J Bone Joint Surg 55B 4:814–821
39. Müller EH (1977) Die intraartikuläre Anwendung von Silikonöl. In: Müller W, Thillmann K. Eular Reihe 2:186–192
40. Niculescu D (1977) Beitrag zur Synoviothese mit Osmiumtetroxyd. In: Müller W, Thillmann K. In: Eular Reihe 2:166–169
41. Niculescu D, Stancnilescu P, Negescu M et al. (1970) Chemische Synovektomie durch Natriumsalze von Fettsäuren. Z Rheumaforsch 29:27
42. Niculescu D, Tomescu E, Negoescu C et al. (1976) Ultrastructural changes in cartilage after intraarticular administration of Osmium tetroxid and the sodium scand. salts of fish oil fatty acids (Varicocid). J Rheumatol 5:133
43. Nissila M, Anttila P, Hamalainen M, Jalava S (1978) Comparison of chemical, radiation and surgical synovectomy for knee joint synovitis. Scand J Rheumatol 7/4:225–228
44. Onsten I, Besjakov J, Carlsson AS (1994) Improved radiographic survival of the Charnley prosthesis in rheumatoid arthritis and osteoarthritis. Results of new versus old operative techniques in 402 hips. J Arthroplasty 9(1):3–8
45. Poss R, Thornhill TS, Ewald FC , Thomas WH, Battle NJ, Sledge CB (1984) Factors influencing the incidence and outcome of infection following total joint arthroplasty. Clin Orthop 182:117–126
46. Puhl W, Weber M (1977) Experimentelle Untersuchungen über die Wirkung von Osmiumsäure auf die Gelenksstrukturen. In: Müller W, Thillmann K. Eular Reihe 2:152–160
47. v. Reiss G, Svensson Ä (1951) Intra-articular injections of osmic acid in painful joint affections. Acta Med Scand Suppl 27:259

48. Rejholec V (1977) Zur intraartikulären Behandlung mit Enzyminhibitoren. In: Müller W, Thillmann K. Eular Reihe 2:181–182
49. Salliere D, Segond P, Bisson M, Massias P (1981) Long follow-up study of juvenile chronic arthritis. Semin Hosp 57 (25–28):1155–1160
50. Schwägerl W (1974) Die Synovektomie mit Myotomie des Hüftgelenkes bei der rheumatischen Coxitis. Z Orthop 112:1210–1218
51. Sledge CB, Zuckermann JD, Shortkroff S et al. (1987) Synovectomy of the rheumatoid knee using intra-articular injection of dysprosium 165 ferric hydroxide macroaggregates. J Bone Joint Surg 69 A/7:970–974
52. Strandberg B (1964) Intra-articular steroid therapy. Acta Rheumatol Scand 10:29
53. Swann M, Ansell BM (1986) Soft tissue release of the hips in children with juvenile chronic arthritis. J Bone Joint Surg Br 68:404–408
54. Thabe H (1988) Die rheumatische Hüfte. Springer, Berlin Heidelberg New York Tokyo p 97
55. Tillmann K (1977) Zur intraartikulären Behandlung mit Enzyminhibitoren. In: Müller W, Thillmann K. Eular Reihe 2:182–185
56. Venkatesan PP, Shortkroff S, Zalutsky MR, Sledge CB (1990) Rhenium heptasulfide: A potential carrier system for radiation synovectomy. Nucl Med Biol Int J Rad Appl Instr B 17/4:357–362
57. Wanivenhaus A, Gottsauner-Wolf F, Lack W (1988) Kurzzeitresultate nach Varicocid Synoviorthese bei chronischer Polyarthritis. Therapiewoche 3:276–280
58. Witt JD, McCullough CJ (1994) Anterior soft-tissue release of the hip in juvenile chronic arthritis. J Bone Joint Surg B 76:267–270
59. Zuckermann JD, Sledge CB, Shortkroff S, Venkatesan P (1989) Treatment of antigen-induced arthritis in rabbits with dysprosium-165-ferric hydroxide macroaggregates. J Orthop Res 7/1:50–60

KAPITEL 7

Totalprothesenarthroplastik bei chronischer Polyarthritis

E. Morscher und Th. Egloff

Das Hüftgelenk des Rheumatikers beinhaltet eine ganze Reihe von speziellen Problemen, die zur Hauptursache mit dem Grundleiden selbst in Zusammenhang stehen. Die Besonderheiten der rheumatischen Arthritis des Hüftgelenkes bestehen insbesondere auch darin, daß die Patienten in der Regel jung sind, viele Gelenke – insbesondere auch das gegenseitige Hüftgelenk – betroffen und die Patienten allgemein schwer behindert, ja selbst an den Rollstuhl gebunden sind. In schweren Fällen der Grundkrankheit erhalten die Patienten auch verschiedene Medikamente, wie nicht-steroidale Antiphlogistika, Antimetaboliten und Steroide. Der operative Ersatz des Gelenkes selbst und die Prognose bezüglich Dauerhaftigkeit der Fixation sind bei der rheumatischen Arthritis kompromittiert durch Osteoporose, Kontrakturen, Deformitäten des Femurs sowie unterschiedliche Grade einer Protrusio acetabuli. Der Verlauf schwankt von äußerst langsam bis zu rapidem Zerfall des Gelenkes, der auch medikamentös kaum beeinflußt werden kann.

Grundsätzlich unterscheiden wir zwischen der „rheumatischen Arthritis" des Erwachsenen und der „juvenilen rheumatischen Arthritis". Die beiden unterscheiden sich nicht nur klinisch, sondern lassen auch nach dem Einsetzen einer Totalendoprothese nicht selten unterschiedliche Verläufe erkennen.

Entscheidend bei der operativen Versorgung eines Rheumatikers ist das Vorliegen eines – am besten mit dem Rheumatologen abgesprochenen – Therapieplans mit Festlegung der Reihenfolge operativer Versorgung. Dies nicht nur, weil die Gelenke der unteren Extremitäten meist stärker befallen sind als die der oberen, sondern auch weil ein schwerer Befall der oberen Extremitäten vom Patienten meist besser toleriert bzw. akzeptiert wird als Gehunfähig-keit und Bettlägerigkeit. Ein Fortschritt in der Rehabilitierung von Rheumatikern ist zweifellos die heute an entsprechenden Zentren routinemäßig durchzuführende Operation beider Hüft- oder Kniegelenke in einer einzigen Sitzung, was nicht nur die Rehabilitation an sich und damit die Hospitalisationsdauer verkürzt und erleichtert, sondern auch die Kosten reduziert.

Eine Hüftarthroplastik bei chronischer Polyarthritis unterscheidet sich von derjenigen bei einer Arthrose in verschiedener Beziehung. Unter Berücksichtigung der allgemeinen und speziellen Problematik und bei entsprechender Planung des Eingriffs lassen sich aber Resultate erreichen, die denjenigen bei der Arthrose gleichkommen, ja diese in mancher Hinsicht sogar übertreffen.

Probleme des Polyarthritikers

Alter

Das Durchschnittsalter der Patienten, die mit einer Hüfttotalprothese (TP) versorgt werden müssen, ist bei der chronischen Polyarthritis wesentlich niedriger, was naturgemäß v. a. für die juvenile Polyarthritis gilt. Das Durchschnittsalter der Patienten mit einer TP ist bei der Polyarthritis auch deshalb niedrig, weil alternative operative Verfahren, wie etwa eine intertrochantäre Osteotomie oder eine Arthrodese, nicht in Frage kommen.

Im eigenen Krankengut von 89 Polyarthritikern, bei denen insgesamt 103 Hüftarthroplastiken eingesetzt worden waren, befanden sich 21 juvenile Polyarthritiker mit 34 Hüften. Bei letzteren waren 18 männlichen und 13 weiblichen Geschlechts. Im gesamten Krankengut standen 26 Männer 63 Frauen gegenüber. Das Durchschnittsalter zum Zeitpunkt des Hüftersatzes betrug bei der adulten Polyarthritis im Median 64 Jahre (21–85 Jahre), dasjenige der juvenilen Form 40 Jahre (21–55 Jahre).

Verschiedene Studien haben gezeigt, daß es bei jungen, aktiven Patienten frühzeitiger zur Prothesenlockerung kommt [6, 9, 14, 22]. Es besteht aber kein Zweifel, daß seit der Einführung verbesserter Zementierungstechniken (Pressurisation usw.) und gewisser zementfreier Implantate die Prognose der Hüft-TP auch bei der juvenilen Polyarthritis sich signifikant gebessert hat [8, 20, 25].

Osteoporose

Die mit einer Polyarthritis einhergehende Osteoporose stellt speziell für die Hüftgelenkpfanne einen Risikofaktor dar, der die Dauerhaftigkeit ihrer Fixation kompromittiert, zumal die Pfannenlockerung an sich als das Hauptproblem der Hüftarthroplastik schlechthin zu bezeichnen ist [22].

Multipler Gelenkbefall

Der Natur der Krankheit entsprechend ist der Zustand und damit die Beurteilung der anderen Gelenke von ausschlaggebender Bedeutung. Der Anästhesist muß sich über die Funktionsfähigkeit der Kiefergelenke und das ganze Behandlungsteam über den Zustand der Halswirbelsäule im klaren sein. Die Anfertigung einer Röntgenaufnahme der Halswirbelsäule gehört zum präoperativen Status eines Polyarthritikers. Ungefähr $^1/_3$ der Patienten weist eine Subluxation des C1/C2-Gelenkes auf. Manipulationen an der Halswirbelsäule und deren Lagerung, z.B. für die Intubation, bedürfen besonderer Vorsicht [26].

Protrusio acetabuli

Der entzündliche Befall des Hüftgelenkes bewirkt sehr oft eine Protrusio acetabuli. Zur Verstärkung des Pfannenbodens und zur Wiederherstellung der physiologischen Lage des Hüftrotationszentrums ist ggf. eine Pfannenbodenplastik mit autologer, dem resezierten Femurkopf entnommener und gemahlener Spongiosa indiziert [3, 10, 25, 30].

Operationsplanung

Die Operationsplanung hat selbstverständlich den entzündlichen Befall anderer Gelenke einzubeziehen. Je nach Befall von Gelenken an den oberen Extremitäten müssen spezielle Vorkehrungen getroffen werden, damit der Patient sich nach der Operation abstützen und selbständig gehen kann. Sind beide Hüftgelenke betroffen, so sollte die Operation wenn möglich beidseits in gleicher Sitzung vorgenommen werden, da ein solches Vorgehen nicht nur das Gesamtrisiko mindert, die Dauer der Rehabilitation herabsetzt und die Kosten senkt, sondern besonders, wo Kontrakturen vorhanden sind, die Rehabilitation der einzelnen Hüftgelenke erheblich erleichtert.

Besondere Beachtung erfordern die Kniegelenke. Der gleichzeitige Befall des Kniegelenkes kann operationstechnische Schwierigkeiten hervorrufen. Ist das Kniegelenk in voller Streckung versteift, müssen forcierte Flexionen vermieden werden, um eine Überdehnung des Ischiasnervs zu vermeiden. Ist das Kniegelenk instabil und besteht insbesondere eine Valgusdeformität, so ist die Bestimmung des Antetorsionswinkels bei der Operation erschwert.

Implantatwahl

In Anbetracht des durchschnittlich jugendlichen Alters der Patienten stellt sich die Frage, ob die Endoprothese zementiert oder zementfrei implantiert werden soll. Manche Orthopäden erachten eine Zementfixation als Methode der Wahl [27], wobei u.a. Bedenken betreffend Einwachsen von Knochen in die Oberfläche des Implantates (bony ingrowth) wegen Hemmung der Osteogenizität als Folge der Steroidbehandlung ins Feld geführt werden [36]. Aufgrund eigener Erfahrungen mit zementfreien Implantaten halten wir diese Bedenken jedoch für nicht berechtigt [21, 22].

In einer vergleichenden Studie von 17 zementierten und 25 unzementierten Arthroplastiken bei Polyarthritis fanden Kirk et al. [16] keine wesentlichen Unterschiede bezüglich klinischem und radiologischem Resultat. Nachdem heute nachgewiesen und allgemein bekannt ist, daß der periprothetische Knochenabbau ganz wesentlich von der Steifigkeit bzw. von der Elastizität des Implantates abhängt, muß der Wahl desselben besondere Aufmerksamkeit geschenkt werden. So haben steife Implantate, z.B. Keramikpfannen, in osteoporotischem Knochen eine besonders hohe Lockerungsrate ergeben [32, 38]. Zementfreie Hüftpfannen mit „metal backing" sollten deshalb gerade bei der Polyarthritis besser nicht eingesetzt werden. Von allergrößter Wichtigkeit ist die Verankerung der Hüftpfanne und damit die Kraftübertragung über den kortikalen Pfannenrand und die Tatsache, daß bei der Fräsung des Azetabulums der subchondrale Knochen nur angefrischt, aber nicht entfernt wird [21].

Die Entscheidung „to cement or not to cement" ist am Femurschaft bei jüngeren Patienten besonders schwierig, da das Problem der durch „stress shielding" bedingten Knochenatrophie bei zementfreier Fixation groß ist. Das Problem des „stress shielding" konnte mit den derzeit verwendeten zementfreien Prothesen, ob diese kürzer oder länger, steifer oder elastischer („isoelastische Prothese"), mit teilweiser oder vollständiger Beschichtung usw. nicht gelöst werden. Speziell zur Überwindung dieses Problems der periprothetischen Knochenatrophie haben wir eine Prothese, den sog. „Press-fit-Gleitschaft" (PFGS) entwickelt, der die Kräfte ausschließlich proximal ins Femur einleitet (Abb. 1). Die Prothese befindet sich – v.a. wegen verschiedener technischer Probleme – noch im Versuchsstadium. Die bisherigen Erfahrungen und Resultate bestätigen aber die Richtigkeit des Konzeptes; Knochendensitometrien haben gezeigt, daß der Knochen nicht nur erhalten werden kann, sondern sich nach Einsetzen einer solchen Prothese im Schaftbereich sogar verstärkt.

Besonders hohe Lockerungsraten wurden bei der Polyarthritis bei zementfixierten Hüftpfannen beobachtet. Am Azetabulum sollte die Entscheidung deshalb endgültig zugunsten einer zementfreien Fixation ausfallen [8, 21]. Dies geht auch aus unserer eigenen Untersuchung klar hervor (Abb. 2 und 3).

Eigenes Krankengut (Resultate)

Die Zwölfjahresüberlebenswahrscheinlichkeit für zementierte Pfannen (N=43) bei adulten Polyarthritikern beträgt 0,68 und ist somit sowohl gegenüber den (zementierten und unzementierten) Schäften als auch gegenüber den nichtzementierten Pfannen (RM-Pfannen und Press-fit-Cups) deutlich niedriger. Die zementierten Schäfte (Müller-Krummschäfte und Müller-Geradschäfte) weisen nach 12 Jahren eine Überlebenswahrscheinlichkeit von 0,90 auf. Nach 10 Jahren mußten von 75 Schäften 4 gewechselt werden (Abb. 2).

Die Überlebenswahrscheinlichkeit nach 12 Jahren für zementfreie Pfannen (N=54) betrug 0,82, für zementfreie Schäfte (isoelastische und PCA-Schäfte) (N=22) 0,90. Insgesamt zeigten die zementfreien Systeme mit 0,88 eine höhere Zwölfjahresüberlebenschance als die zementierten mit 0,82 (Abb. 3).

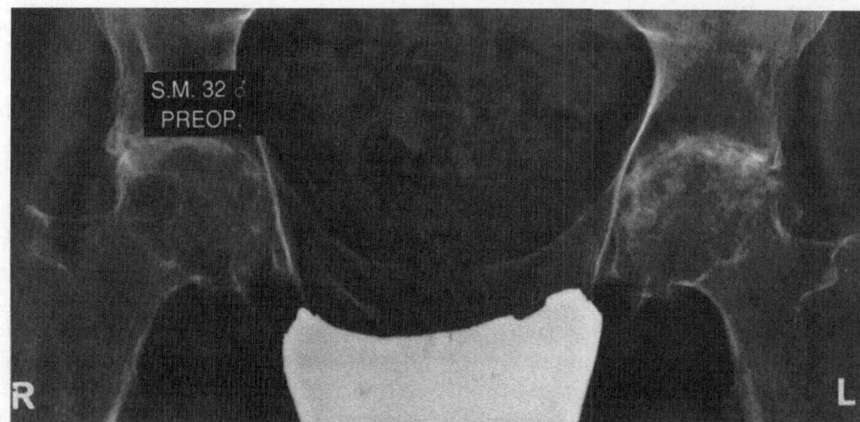

a

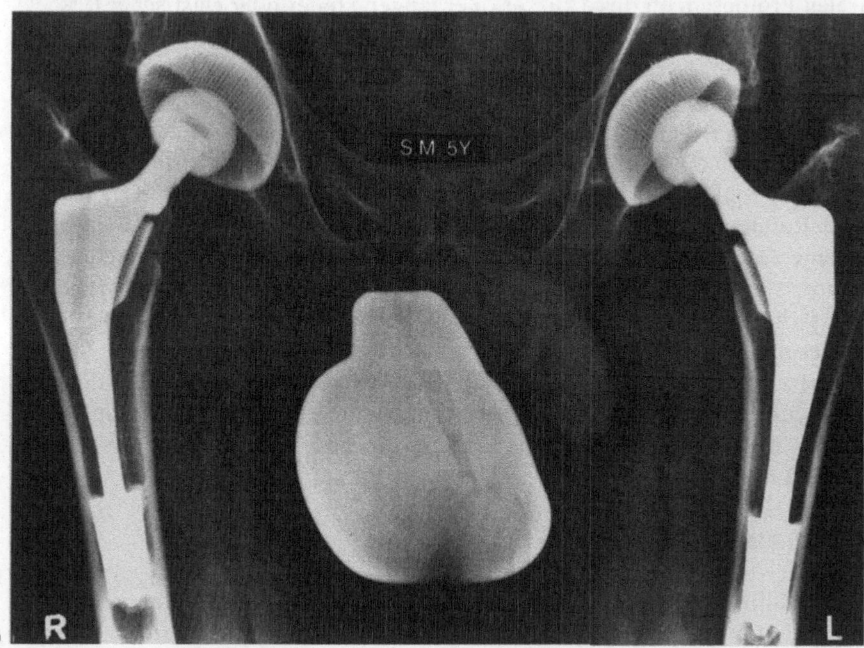

b

Abb. 1 a–c. S.M., 32jähriger Patient. **a** Chronische Polyarthritis mit Befall beider Hüftgelenke. **b, c** Zustand 5 Jahre nach gleichzeitiger Versorgung beider Hüftgelenke mit einem zementfreien „Press-fit-Gleitschaft" und „Press-fit-Cup". Radiologische Integration des Press-fit-Cups und beider Manschetten der Press-fit-Gleitschäfte in beide Femora. Patient schmerzfrei, freie Beweglichkeit beider Hüftgelenke, hinkfreies Gehen

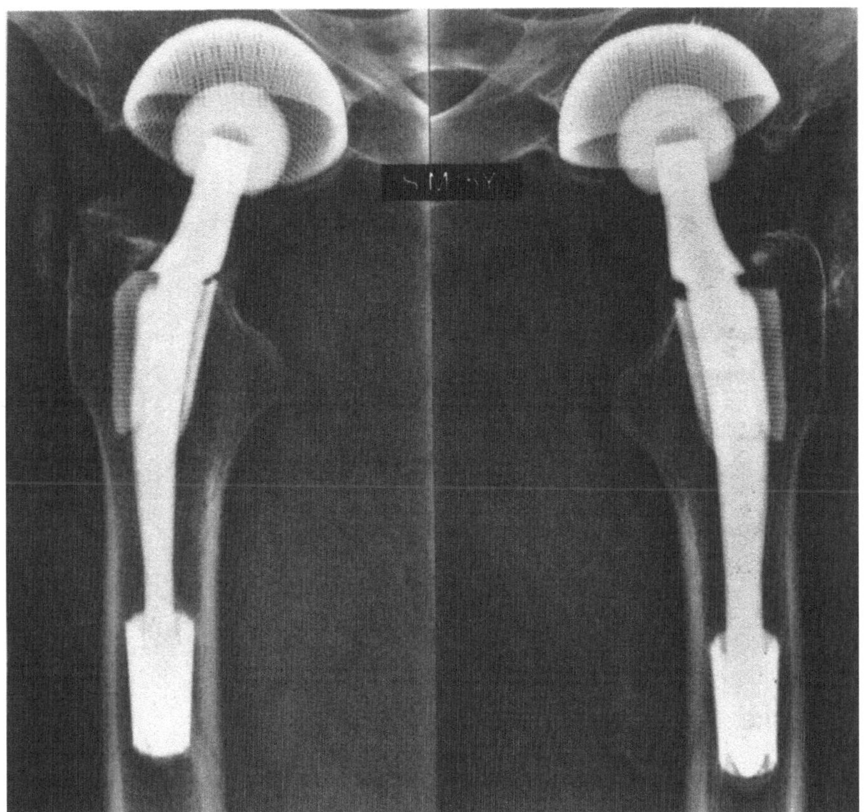

Abb. 1 c

Bei den juvenilen Polyarthritikern betrug die Überlebenswahrscheinlichkeit nach 10 Jahren für zementierte Pfannen 0,65, diejenige für zementierte Schäfte 0,92. Diese Resultate unterscheiden sich somit nur unwesentlich von denjenigen der adulten Polyarthritiker. Für zementfreie Pfannen und für die zementfreien Schäfte betragen die entsprechenden Zahlen beide 0,95. Auch bei den juvenilen Polyarthritikern schneiden die zementfreien Systeme mit 0,98 nach 10 Jahren besser ab als die zementierten (0,83).

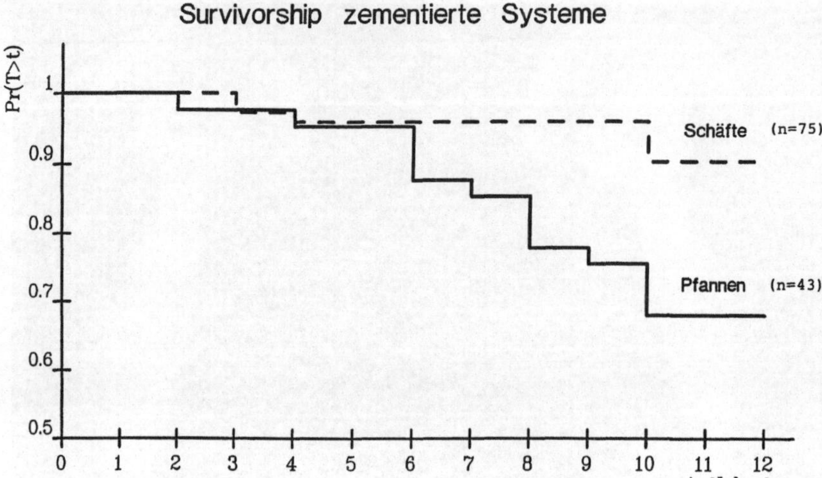

Abb. 2. Überlebenskurve zementierter Systeme bei chronischer Polyarthritis

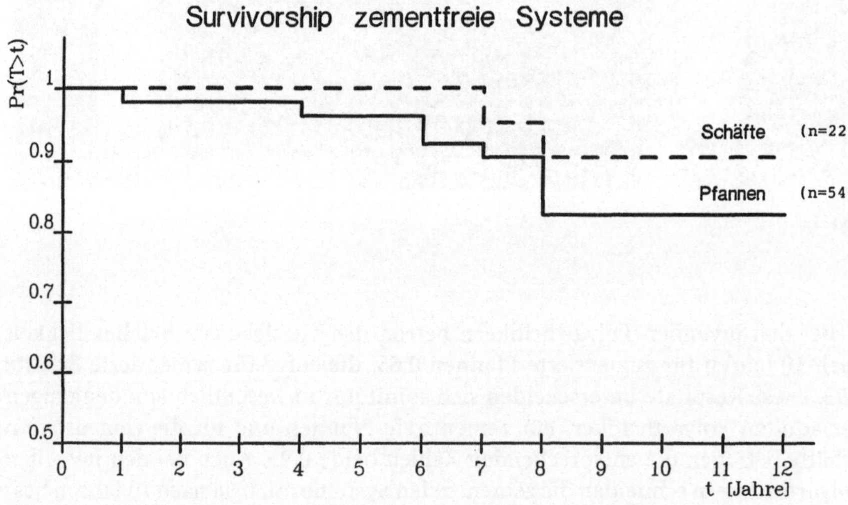

Abb. 3. Überlebenskurve zementfreier Systeme bei chronischer Polyarthritis

Operationstechnik

Die allgemeinen und speziellen Probleme, die das Hüftgelenk des Polyarthritikers stellt, verlangen die Beachtung verschiedener Details bei der Durchführung der Operationen.

Bereits Charnley hat immer wieder darauf hingewiesen, daß der spongiöse Knochen nicht geeignet ist, große Kräfte zu übertragen, was natürlich im besonderen für den osteoporotischen Knochen zutrifft [7]. Wie bereits erwähnt, soll man für die Pfannenverankerung deshalb unter allen Umständen eine Kraftübertragung über den kortikalen Pfannenrand und über die subchondrale Knochenschicht anstreben. Am Femurschaft muß sowohl bei zementfreier Fixation als auch bei Fixation mit Knochenzement nach Entfernung der Spongiosa medial am Schenkelhals und im Schaftbereich versucht werden, einen möglichst breiten Implantat/-Kortikalis-Kontakt zu erreichen.

Obwohl wir auch bei nicht rheumatisch bedingten Koxarthrosen eine vollständige Entfernung der Gelenkkapsel durchführen, ist eine solche bei der chronischen Polyarthritis aus naheliegenden Gründen obligat.

Die ipsilaterale Kniegelenkachse muß präoperativ v.a. betreffend Wahl des Prothesenschaftes exakt beurteilt werden. Bei einer Valgusdeformität sollte eine Prothese mit größtmöglichem „off-set" gewählt werden, um eine weitere Lateralisation der Mikulicz-Linie zu vermeiden.

Die exakte Bestimmung der Beinlängen kann bei einer polyarthritischen Hüfte schwierig sein, da sich reelle und kontrakturbedingte funktionelle Verkürzungen oft kombinieren. Eine ständige Überprüfung der Beinlängen während der Operation ist deshalb notwendig.

Nachbehandlung

Im Gegensatz zu Totalprothesenarthroplastiken bei Koxarthrose anderer Ätiologie muß die Nachbehandlung bei chronischer Polyarthritis „ganzheitlich" durchgeführt werden. Diese Ganzheitlichkeit betrifft sowohl die Grundkrankheit als solche als auch im besonderen natürlich den funktionellen Zustand der anderen von der Polyarthritis betroffenen Gelenke.

Komplikationen

Aufgrund der verschiedenen erwähnten Risikofaktoren einer Polyarthritis bei der Totalprothesenarthroplastik der Hüfte müßte man auch eine erhöhte Komplikationsrate erwarten. Nicht nur ist aber das Risiko für eine bestimmte Komplikation unterschiedlich, auch die Angaben in der Literatur für die verschiedenen Komplikationen variieren stark. Die Reoperationsrate fanden Lakatos u. Csakanyi [19] bei der Polyarthritis sogar um mehr als 50% niedriger im Vergleich zur Spondylitis ankylopoetica und der Arthrose (3,4% vs. 1,45%).

Die Entwicklung heterotoper Ossifikationen ist bei rheumatischer Arthritis nicht erhöht [17].

Infektionen

Die Angaben in der Literatur über die Häufigkeit von postoperativen Infektionen sind unterschiedlich, obwohl natürlich grundsätzlich infolge Steroidbehandlung und bereits bestehenden Infekten das Infektionsrisiko erhöht ist. Eindeutig trifft dies für Revisionsoperationen zu [23]. Über erhöhte Infektionsraten berichteten Severt et al. [33], Unger et al. [37], Welch u. Charnley [39], sowie Freeman et al. [11], während dies im Krankengut von Poss et al. [27] sowie Cracchiolo et al. [8] nicht der Fall war.

Von besonderer Wichtigkeit ist die Beurteilung der Füße. Durch die bei der Polyarthritis oft vorhandenen Fußdeformitäten kommt es zu Hautläsionen, die Ausgangspunkt latenter Infektionen werden können. Wenn immer möglich, sollte der Infektionsherd (insbesondere, wenn er sich auf der gleichen Seite wie die zu operierende Hüfte befindet) vor einem Eingriff saniert werden.

Frakturen

Sowohl das intra- als auch das postoperative Risiko einer Fraktur ist bei der polyarthritischen Hüfte erhöht. Im Schaftbereich sind es v.a. intraoperative Abrisse des Trochanter major, wenn die Operation vom seitlichen Zugang her und ohne Trochanterosteotomie durchgeführt wird. Im Metaphysenbereich kommt es beim Einsetzen zementfreier Schäfte mit proximalem Press-fit zuweilen zu Fissuren oder Frakturen („It is a fine line between a good press-fit and a broken femur!").

Am Becken, v.a. im Bereich der Schambeinäste, können osteoporosebedingte Ermüdungsfrakturen zu lange dauernden Schmerzzuständen und zu Gehbehinderungen führen. Da diese Frakturen bei Beginn ihres Auftretens radiologisch in der Regel nicht erkennbar sind, muß man an diese Diagnose unter allen Umständen denken, wenn nach einem Sturz oder auch ganz spontan Schmerzen im operierten Gelenk oder auf der Gegenseite auftreten. Bei negativem Röntgenbefund sollten die Bilder nach 4–6 Wochen wiederholt werden, falls nicht ein anderer Grund für die Schmerzen verantwortlich gemacht werden kann [34].

Pfannenlockerung

Verschiedene Studien haben gezeigt, daß die Pfannenlockerungsrate bei der chronischen Polyarthritis erhöht ist [5, 7, 12, 24, 25, 31, 35, 37]. Im Krankengut von Poss et al. [28] mit TP bei rheumatischer Arthritis wurden 4 Patienten (1,6%) wegen einer Femurschaftlockerung reoperiert, jedoch keiner wegen einer Pfannenlockerung. Im gleichen Zeitraum wurden aber 16 von 470 Revisionen (3,4%) wegen Lockerungen bei Totalprothesenarthroplastik bei degenerativer Koxarthrose durchgeführt, 14mal wegen Schaftlockerung. Die Autoren fanden auch, daß mechanische Probleme der Prothesenverankerung proportional zur funktionellen Aktivität der Patienten waren. Immerhin fand sich bei der Röntgenanalyse aber bei 78% der Pfannen ein Saum an der Knochen-Zement-Grenze. Eine Protrusion als Medialverschiebung bestand in 41% präoperativ, 14% der Pfannen wanderten medialwärts (10/70).

Auf eine besonders hohe Pfannenlockerungsrate bei der juvenilen Polyarthritis wiesen Lachiewicz et al. [18] hin. 26% ihrer Pfannen und 8% ihrer Prothesenschäfte erwiesen sich als radiologisch gelockert. Witt et al. [41] kontrollierten 96 Primärarthorplastiken bei 54 Patienten mit juveniler chronischer Arthritis nach. Das Durchschnittsalter der Patienten betrug 16,7 Jahre (11,25–26,6 Jahre) und die durchschnittliche Beobachtungsdauer 11,5 Jahre. Eine Revision war bei 1/4 der Patienten, d.h. bei 24 Hüften notwendig geworden, im Durchschnitt 9,5 Jahre nach der Operation. Ein weiteres Viertel zeigte bereits Zeichen der Lockerung. Trotzdem waren mit Ausnahme eines einzigen Patienten alle von der Operation begeistert. Auf die hohe Lockerungsrate bei der juvenilen Arthritis wiesen auch Gudmundsson et al. [13] hin, wobei diese Autoren ebenfalls auf die Tatsache der geringen klinischen Symptome aufmerksam machten und deshalb regelmäßige Röntgenkontrollen empfahlen.

Williams u. McCullough [40] beurteilten 57 Arthroplastiken bei 34 adoleszenten Arthritikern durchschnittlich 4,7 Jahre nach der Operation. 24,6% (14 Hüften) waren gelockert. Hüften mit einer Kontrollzeit von mehr als 5 Jahren wiesen hingegen eine Lockerungsrate von 43,5% auf (10 Hüftgelenke). Die höhere Lockerungsrate kann sicher nicht, wie dies bei der Arthrose vermutet wird, auf eine erhöhte körperliche Aktivität zurückgeführt werden. Als wichtigen, ursächlichen Faktor für die höhere Lockerungsrate von Hüftpfannen bei Polyarthritis fanden Akesson et al. [1] aufgrund histomorphometrischer Untersuchungen von Knochenbiopsien aus dem Azetabulum und dem Femurschaft nach einer Arthroplastik von 42 Arthritis- und 61 Arthrosehüften ein grundsätzlich gleiches Knochentrabekelvolumen, jedoch höhere Osteoidvolumina, größere Osteoid- und Resorptionsoberflächen sowie einen gesteigerten Knochenanbau bei Polyarthritispatienten. Auf der Femurseite war nur das Osteoidvolumen bei Polyarthritis höher. Der gesteigerte Knochenumsatz mit einem größeren Anteil nichtmineralisierten Gewebes sowie eine gesteigerte Resorptionsaktivität im Azetabulum wurde von diesen Autoren als wichtige Ursache der gesteigerten Migrationsrate des Azetabulums und der höheren Lockerungsrate bei Polyarthritis angesehen. Die Berücksichtigung der Gründe für eine vorzeitige Lockerung der Pfanne, wie Osteoporose [15, 25, 28], Protrusio acetabuli usw., ist deshalb von besonderer Wichtigkeit. Die stärkere Vaskularisation des Knochens bei der rheumatischen Arthritis kann auch die Zementierung des Femurschaftes – und selbstverständlich auch diejenige des Azetabulums – kompromittieren. Im besonderen legen wir Wert auf die Wahl eines „elastischen“ Implantates, eine periphere Abstützung der Pfanne am kortikalen Pfannenrand (rim support) und auf eine Pfannenbodenplastik mit autologer Spongiosa im Falle einer Protrusio acetabuli [2, 3, 10, 30].

Wenn auch das Resultat einer Totalprothesenarthroplastik, bezogen auf das operierte Gelenk, einer Arthrose und einer rheumatischen Arthritis vergleichbar ist, findet sich doch ein Unterschied in bezug auf den Grad der Verbesserung der allgemeinen Lebensqualität des betreffenden Patienten. Dieser Unterschied läßt sich ganz eindeutig durch die Art der Evaluation herauskristallisieren. Die heute üblichen Evaluationsmethoden sind ausgesprochen arztbezogen und beziehen sich im wesentlichen auf die Schmerzbeseitigung, die Beweglichkeit und allgemeine Funktion des operierten Gelenkes. Verwendet man jedoch mehr patientenbezogene Maßstäbe, die sich viel allgemeiner auf die Verbesserung der Lebensqualität des Patienten beziehen, so zeigen sich bessere Resultate bei der Arthrose im Gegensatz zum rheumatisch-entzündlichen Gelenk. Eine einzelne Hüftgelenkarthroplastik löst das Hauptproblem *dieses* arthrotischen Gelenkes; aber nur *ein* Problem einer größeren Zahl von Gelenkproblemen bei den meisten Polyarthritispatienten. Eine multidimensionale Beurteilung der Lebensqualität vermittelt mehr Information als die heute üblichen Hüftevaluationen, wie etwa die „scores" von Merle d'Aubigné oder Harris [4].

Die Subspezialisation in der Orthopädie macht es heute bisweilen notwendig, daß ein Rheumatiker von ganz verschiedenen Operateuren „versorgt" wird (Hüftchirurg, Kniechirurg, Fußchirurg, Wirbelsäulenspezialist, Handchirurg). Deshalb ist es so wichtig, daß ein Therapieplan von Anfang an aufgestellt wird und der Rheumatologe als Arzt, der auch für die Behandlung der Grundkrankheit verantwortlich ist, den Patienten überwacht und begleitet.

Literatur

1. Akesson K, Önsten I, Obrant KJ (1994) Periarticular bone in rheumatoid arthritis versus arthrosis. Histomorphometry in 103 hip biopsis. Acta Orthop Scand 65:135–138
2. Bayley JC, Christie MJ, Ewald CF, Kelley K (1987) Long-term results of total hip arthroplasty in protrusio acetabuli. J Arthroplasty 2:275–279
3. Bereiter H, Morscher E (1982) Spongiosaplastik des Pfannenbodens beim totalprothetischen Ersatz der Protrusionshüfte. Beitr Orthop Traumatol 29:408–416
4. Borstlap M, Zant JL, Van Soestbergen M, Van der Korst JK (1994) Effects of total hip replacement on quality of life in patients with osteoarthritis and in patients with rheumatoid arthritis. Clin Rheumatol 13:45–50
5. Carlsson AS, Gentz CF, Sanzén L (1986) Socket loosening after hip arthroplasty: radiography observations in 241 cases up to 15 years. Acta Orthop Scand 57:97–100
6. Chandler HP, Reineck FT, Wixson RL, McCarthy JC (1981) Total hip replacement in patients younger than thirty years old. A five years follow-up study. J Bone Joint Surg Am 63:1426–1434
7. Charnley J (1979) Low friction arthroplasty of the hip. Theory and practice. Springer, Berlin Heidelberg New York
8. Cracchiolo III A, Severt R, Moreland J (1992) Uncemented total hip arthroplasty in rheumatoid arthritis diseases. A two- to six-year follow-up study. Clin Orthop 277:166–174
9. Dorr LD, Takei GK, Conaty JP (1983) Total hip arthroplasties in patients less than forty-five years old. J Bone Joint Surg Am 65:474–479
10. Ebert FR, Hussain S, Krackow K (1992) Total hip arthroplasty for protrusio acetabuli: A 3- to 9-year follow-up of the Heywood technique. Orthopedics 15:17–20
11. Freeman PA, Lee P, Bryson TW (1973) Total hip joint replacement in osteoarthrosis and polyarthritis. A statistical study of the results. Clin Orthop 95:224–230
12. Gschwend N, Siegrist H (1989) Prothesenlockerung an der Hüfte bei der chronischen Polyarthritis rheumatica. Orthopäde 18:418–427
13. Gudmundsson GH, Harving S, Pilgaard S (1989) The Charnley total hip arthroplasty in juvenile rheumatoid arthritis patients. Orthopedics 12:385–388
14. Halley DK, Charnley J (1975) Results of low friction arthroplasty in patients thirty years of age or younger. Clin Orthop 112:180–191

15. Hernandez-Vaquero D, Guerra-Garcia C, Cima Suarez M (1991) Acetabular loosening in cemented arthroplasty of the hip. Relationship with atrophic arthrosis. Chir Organi Mov 76:327-333
16. Kirk PK, Rorabeck CH, Bourne RB, Burkart B (1993) Total hip arthroplasty in rheumatoid arthritis: comparison of cemented and uncemented implants. Can J Surg 36:229-32
17. Lachiewicz PF (1994) Porous-coated total hip arthroplasty in rheumatoid arthritis. J Arthroplasty 9:9-15
18. Lachiewicz PF, McCaskill B, Inglis A, Ranawat CS, Rosenstein BD (1986) Total hip arthroplasty in juvenile rheumatoid arthritis. Two to eleven years results. J Bone Joint Surg [Am] 68:502-508
19. Lakatos J, Csakanyi L (1991) Comparison of complications of total hip arthroplasty in rheumatoid arthritis, ankylosing spondylitis and osteoarthritis. Orthopedics 14:55-57
20. Maric Z, Haynes RJ (1993) Total hip arthroplasty in juvenile rheumatoid arthritis. Clin Orthop 290:197-199
21. Morscher E (1992) Current status of acetabular fixation in primary total arthroplasty. Clin Orthop 274:172-193
22. Morscher E, Schmassmann A (1983) Failures of total hip arthroplasty and probable incidence of revision surgery in the future. Arch Orthop Trauma Surg 101:137-143
23. Nestor BJ, Hanssen AD, Ferrer-Gonzalez R, Fitzgerald RH Jr (1994) The use of porous prostheses in delayed reconstruction of total hip replacements that have failed because of infection. J Bone Surg [Am] 76:349-359
24. Önsten I, Bengnér U, Besjakov J (1993) Socket migration after Charnley arthroplasty in rheumatoid arthritis and osteoarthritis. A roentgen stereophotogrammetric study. J Bone Joint Surg [Br] 75:677-680
25. Önsten I, Besjakov J, Carlsson AS (1994) Improved radiographic survival of the Charnley prosthesis in rheumatoid arthritis and osteoarthritis. Results of new vs. old operative techniques in 402 hips. J Arthroplasty 9:3-8
26. Poss R (1979) Total hip replacement in patient with rheumatoid arthritis. Am Acad Orthop Surg 28:298-310
27. Poss R, Ewalk FC, Thomas WH, Sledge CB (1976) Complications of total hip-replacement arthroplasty in patients with rheumatoid arthritis. J Bone Joint Surg [Am] 58:1130-1133
28. Poss R, Maloney JP, Ewalk FC, Thomas WH, Batte NJ, Hartness C, Sledge CB (1984) Six- to 11-year results of total hip arthroplasty in rheumatoid arthritis. Clin Orthop 182:109-116
29. Poss R, Thornhill TS, Ewalk FC et al. (1984) Factors influencing the incidence and outcome of infection following total joint arthroplasty. Clin Orthop 182:117-126
30. Ranawat CS, Zahn MG (1986) Role of bone grafting in correction of protrusio acetabuli by total hip arthroplasty. J Arthroplasty 1:131-137
31. Sarmiento A, Ebramzadeh E, Gogan WJ, McKellop HA (1990) Total hip arthroplasty with cement: a long-term radiographic analysis in patient who are older than fifty and younger than fifty years. J Bone Joint Surg [Am] 72:1470-1476
32. Sedel L, Christel P, Herman S, Witvoet J (1985) Descellement des cotyles en alumine cimenté. Etiologie et solutions. Rev Chir Orthop 71:29-32
33. Severt R, Wood RD, Cracchiolo AC III, Amstutz HC (1991) Long-term follow-up of cemented total hip arthroplasty in rheumatoid arthritis. Clin Orthop 265:137-145
34. Simmen B, Morscher E (1982) Ermüdungsfrakturen des Schambeines nach Totalprothesenarthroplastik des Hüftgelenkes. Orthopäde 11:73-76
35. Stauffer RN (1982) Ten-year follow-up study of total hip replacement: with particular reference to roentgenographic loosening of the components. J Bone Joint Surg [Am] 64: 983-990
36. Trancik T, Mills W, Vinson N (1989) The effect of Indomethacin, Aspirin and Ibuprofen on bone ingrowth into an porous-coated implant. Clin Orthop 249:113-121
37. Unger AS, Inglis AE, Ranawat CS, Johanson NA (1987) Total hip arthroplasty in rheumatoid arthritis. A long term follow-up study. J Arthroplasty 2:191-197

38. Wanivenhaus A, Zweymüller K (1988) 5- – 10-Jahresergebnisse mit einer Füßchenpfanne aus Keramik zur knochenzementfreien Implantation. Z Orthop 126 : 508–512
39. Welch RB, Charnley J (1970) Low-friction arthroplasty of the hip in rheumatoid arthritis and ankylosing spondylitis. Clin Orthop 72 : 22–32
40. Williams WW, McCullough CJ (1993) Results of cemented total hip replacement in juvenile chronic arthritis. A radiological review. J Bone Joint Surg [Br] 75 : 872–874
41. Witt JD, Swann M, Ansell BM (1991) Total hip replacement for juvenile chronic arthritis. J Bone Joint Surg [Br] 73 : 770–773

KAPITEL 8

Implantatversagen

D. Wessinghage

Das Ziel der endoprothetischen Versorgung eines zerstörten Gelenks ist eine dauerhafte Verbesserung von Schmerz, Beweglichkeit und Belastbarkeit. Kommt es nach zunächst eintretender postoperativer Besserung der Gesamtsituation zur erneuten lokalen Zunahme von Beschwerden und Funktionsbeeinträchtigung, so liegt außer patientenbezogenen Faktoren auch die Möglichkeit eines Implantatversagens vor. Dessen Anbahnung sollte tunlichst schon vor dem Auftreten von Komplikationen erkannt werden. Hierzu sind für den Patienten mit Totalendoprothese (TEP) regelmäßige Routinenachuntersuchungen - wir fordern sie in Abständen von etwa 1 Jahr - mit Überprüfung der zwischenzeitlichen Anamnese und der Kontrolle von Funktion und Röntgenbefund mit den Vergleichen zu früheren Kontrollen unabdingbar. Dies ist auch im Interesse der allgemeinen Kostenreduzierung, da Komplikationen i. allg. mit erheblichen finanziellen Aufwendungen verbunden sind. Die Erfassung subjektiver und objektiver Kriterien erfolgt regelmäßig auf standardisierten Formblättern. Verschlechterungen bedürfen dann umgehend der Einleitung zusätzlicher diagnostischer Maßnahmen, falls nötig einer gezielten Therapie oder weiterer, auch kurzfristiger Kontrollen.

Das „Versagen“ einer Endoprothese kann auf unterschiedliche Faktoren - auch in Kombination - zurückgeführt werden.

Einflußfaktoren auf das Versagen von Hüftendoprothesen sind:

- Biomaterialien: Polyethylen, Keramik, Metall, Knochenzement, Knochentransplantate
- Prothesendesign: Konstruktion, Oberflächenbeschaffenheit, Produktgrößen, Funktionsprinzip, Fixierung: zementiert oder unzementiert
- Prozeßqualität: Indikationsstellung, Sterilitätsmaßnahmen, Zementiertechnik, Positionierung der TEP, Erfahrung des Operateurs, adäquate Nachbehandlung
- Patient: Grunderkrankung, Begleiterkrankung, Alter, Geschlecht, Kooperationsfähigkeit

Für Versager nach TEP-Implantation bestehen folgende Definitionsmöglichkeiten:

1. Revisionseingriffe bei TEP (Definition der Skandinavienstudien):
   - *Zum Erhalt der TEP* bei Luxation, (Früh-)Infekt; paraprothetischer Verknöcherung, periprothetischen Frakturen einschließlich Osteosynthesen u. a.
   - *zur Entfernung der TEP* bei Lockerung von Prothesenanteilen, (Spät-)Infekt, Versorgung: ein- oder mehrzeitiger Wechsel, u. U. mit Knochentransplantation u. a.

2. Zur Revision anstehende Komplikationen:
   - *zum Erhalt der TEP (s. oben)*
   - *zur Entfernung der TEP (s. oben)* z.B. bei manifester Lockerung, paraprothetischer Verknöcherung, u.a. auch bei den oben genannten Komplikationen
3. Potentielle Revisionen: Verdacht auf Komplikationen mit ständiger, auch kurzfristiger Überwachung: z.B. bei radiologischem Verdacht auf Lockerung und Fehlen jeglicher klinischen Symptomatik

Biomaterialen mit ungünstigen Voraussetzungen – z.B. Prothesen aus Plexiglas, Polyester-Hüftpfannen, gegossene oder geschmiedete Prothesenschäfte aus älteren Metallegierungen –, die in der Einführungsperiode künstlicher Gelenke verwandt wurden, waren und sind teilweise auch heute noch die Ursachen für zahlreiche Revisionseingriffe. Auch ein biomechanischen Anforderungen nicht entsprechendes Endoprothesendesign, das biologische, statisch-mechanische Komponenten – auch im Zusammenspiel – unter Dauerbelastung nicht berücksichtigt, kann zu Verschleiß, Lockerung und Materialbruch führen. Die Operationstechnik muß ebenfalls biomechanischen Anforderungen angepaßt sein und zusätzlich zum Endoprothesendesign Beeinträchtigungen – z.B. das Auftreten extremer Scher- statt Druckkräfte – verhindern. Prothesenform und optimale, d.h. stabile, Einpassung im Knochen und ein „optimierter Knochen-Zement-Implantat-Verbund" unter Berücksichtigung der Biomechanik garantieren für zementierte Endoprothesen die Haltbarkeit auf Dauer. Diese soll, wie über die Presse, aber auch durch Patienten oder Ärzte heute immer noch fälschlicherweise den Patienten vermittelt wird, höchstens etwa um 10–15 Jahre betragen.

Wurden früher ausschließlich zementierbare Prothesensysteme angewandt, so soll seit einiger Zeit zur Ausschaltung des angeblichen Unsicherheitsfaktors „Knochenzement" die zementlose Implantation von vielen Kliniken in Deutschland für immer mehr Indikationen übernommen worden sein. Hierüber erfolgte weder eine genaue Erfassung, noch wurden bisher langfristige Nachuntersuchungen mit hohen, 100% angenäherten Responderraten publiziert. Auch dies war für uns der Anlaß, auf der Grundlage von hohen Erfassungs- und Nachuntersuchungsquoten die Langzeitergebnisse der von uns implantierten zementierten Endoprothesen zu überprüfen.

Methode

Patienten und Implantate

Bestärkt durch eigene langjährige, zunächst noch nicht gezielt nachuntersuchte, positive Ergebnisse, haben wir uns, wie beispielsweise auch die Hamburger Endoklinik und der überwiegende Teil der Kliniken in Skandinavien, dem Trend zur unzementierten Endoprothese nicht angeschlossen. Unter dem Eindruck, daß unsere zementierten Hüftendoprothesen – insgesamt gesehen – eine wesentlich längere Überlebenszeit als sonst behauptet, haben, versuchten wir 9–15 Jahre postoperativ eine Erfassung aller der zwischen 1983 und 1977 mit 544 TEP versorgten 464 Patienten durchzuführen (Tabelle 1). Hierbei interessierte zunächst

Tabelle 1. Patienten; Veränderungen und implantierte zementierte Müller-Bogenschaftprothesen (1977–1983)

Veränderungen	Patienten n		Patienten %		Implantate n		Implantate %	
Degenerativ	259		55,8		293		53,7	
primäre Koxarthrose		238		51,3		269		49,3
Dysplasie-Koxarthrose		21		4,5		24		4,4
Chronisch entzündliche Gelenkerkrankungen	163		35,2		207		38,1	
chronische Polyarthritis		151		32,7		189		34,7
juvenile chronische Arthritis		7		1,5		13		2,4
Psoriasisarthritis		2		0,4		2		0,4
Spondylitis ankylosans		2		0,4		2		0,4
villonoduläre Synovitis		1		0,2		1		0,2
Traumatisch	16		3,4		16		3,0	
Sonstige	26		5,6		28		5,2	
Hüftkopfnekrose		23		5,0		25		4,6
Wechseloperation		2		0,4		2		0,4
M. Paget		1		0,2		1		0,2
Gesamt	464		100,0		544		100,0	

häuptsächlich, ob die TEP noch intakt oder ob Revisionen vorgenommen waren bzw. ob Gründe zur Annahme eines Implantatversagens vorlagen. Insbesondere diese Patienten wurden nachuntersucht (s. S. 86). Wir implantierten nahezu ausschließlich Bogenschaftprothesen nach M.E. Müller – ein inzwischen älteres Endoprothesenmodell. Unter den erfaßten 455 Patienten (98,1%) mit 533 TEP (98,0%) waren 177 (38,2%) Patienten mit 206 TEP (37,9%) verstorben. Das postoperative Schicksal von ca. 98% aller Patienten und TEP konnte so, auch hinsichtlich der Funktionstüchtigkeit bzw. der Versager, weitgehend geklärt werden. Nichterfaßt blieben lediglich ca. 2% (9 Patienten mit 11 TEP), in diesen geringen Zahlen konnten sich nur wenige Versager verbergen. Responderraten von annähernd 100% nach durchschnittlich mehr als 10 Jahren, hier 11 (9–15) Jahre postoperativ, sind nach unseren Literaturrecherchen extrem selten.

Dokumentation

Zur Dokumentation sollte eine möglichst weitgehende Erfassung des Verlaufs, der subjektiven Einordnung und aller bisher erhobenen Befunde, differenziert nach der Anzahl von Patienten und TEP, erfolgen. Beide – TEP und Patienten – sind unter Vermeidung des Terminus „Fälle", da dieser nicht zwischen beiden differenziert, und nach Zahlen getrennt darzustellen.

An vergleichenden Studien sind folgende Forderungen zu stellen:

- regelmäßige Nachuntersuchungen mit standardisierter Befunderhebung,
- hohe responder- bzw. Feed-back-Rate (angenähert an 100%!) einschließlich Abklärung des Schicksals verstorbener Patienten,

- Konsens über einheitliche Definition, Auswertungsverfahren (Scores), Darstellung von Patienten - Implantaten (nicht von „Fällen"!),
- beim Vergleich eines Prothesentyps: Bildung einheitlicher Untergruppen (Patienten, Indikationen, Erkrankungen, Alter etc.),
- Vergleich mehrerer Prothesentypen nur für homogene Patientenkollektive,
- einheitliche statistische Auswertungsverfahren mit Angaben zur Datenvollständigkeit, Überlebenskurven, Worst-case-Methode.

Diese Dokumentationen müssen so festgelegt werden, daß hierdurch unterschiedliche Studien vergleichbar werden. Wir dokumentieren nach jedem Klinikaufenthalt bzw. jeder ambulanten Vorstellung mit standardisierten Bögen subjektive und objektive Kriterien aller Patienten. Anläßlich der Ergebnisfassung für bestimmte Nachuntersuchungszeiträume wird allen nicht erschienenen Patienten ebenfalls ein Fragebogen übersandt. Bei Nichtantwort erfolgen über Angehörige, Hausärzte, Meldebehörden, Altenheime usw. Anfragen, um so die Patienten kontaktieren zu können oder etwas über ihr Schicksal zu erfahren. Angestrebt wird eine Responderrate von um 100%. Natürlich sind große Kollektive mit ausschließlicher Anwendung eines TEP-Modells für z.B. Altersgruppen, Geschlechter oder Erkrankungen aussagekräftiger, als die durch den Operateur mehr oder weniger willkürlich festgelegten unterschiedlichen Indikationen für verschiedene TEP-Systeme oder Verfahrensweisen (z.B.: zementiert - unzementiert).

Ergebnisse

Bei 40 (12,2%) der insgesamt 327 ersetzten Hüftgelenke von 278 noch lebenden Patienten fanden sich folgende Komplikationen: 4 (1,2%) tiefe Infektionen, 5 (1,5%) klinisch relevante paraartikuläre Ossifikationen, keine Schaft-, jedoch 31 (9,5%) aseptische Pfannenlockerungen (Tabelle 2).

Die Pfannenlockerungen wurden auf der Grundlage Überlebenskurvenanalysen nach Kaplan und Meier auch differenziert nach Größen betrachtet (Tabelle 3). Zunächst ließ sich feststellen, daß nach bis zu 10 Jahren postoperativ ca. 92%, nach bis zu 15 Jahren ca. 84% aller von uns implantierten Müller-Bogenschaftsprothesen noch intakt waren (Abb. 1a-d). Diese wurden u.a. differenziert nach Erkrankungen, Geschlecht und Alter.

Tabelle 2. Spätkomplikationen bei 327 nachuntersuchten TEP

	n	%	Revidiert	Nicht revidiert
Aseptische Pfannenlockerungen	31	9,5	21	10
Aseptische Schaftlockerungen	0	0	0	0
Tiefer Infekt	4	1,2	4	0
Ossifikationen (Brooker IV)	5	1,5	0	5
Gesamt	40	12,2	25	15

Tabelle 3. Aseptische Lockerung von Hüftpfannen nach M.E. Müller und Allo pro – PE-Pfanne mit breitem Rand

Pfannengröße	Untersucht		Lockerung		Anteile der Versager (ca.)	Anmerkungen
	n	%	n	% von der Größe		
44	43	13,1	8	18,8	1/5	Cave!
„47“	19	5,8	1	5,3	1/20	Nicht mehr verwendet
50	187	57,2	18	9,6	1/10	Cave!
54	61	18,7	3	4,9	1/20	Günstig
58	17	5,2	1	5,9	1/20	Günstig
Gesamt	327	100,0	31	9,5	1/10	

Die hohe Wahrscheinlichkeit für diese Überlebensrate der TEP liegt begründet auch in der hohen Responderrate von 98%. Im Vergleich dazu haben wir 2–9 Jahre postoperativ die relativ wenigen zementfrei implantierten RM-Pfannen (Morscher) der 1. Generation nach der Höhe der Versagerrate überprüft (Abb. 2). Während nach bis über 7 Jahren postoperativ die Versager sich mit 1–2% in Grenzen hielten, kam es anschließend zu einem rasanten Anstieg der Versagerkurve, da die zeitliche Grenze der Haltbarkeit dieser Pfannen wohl erreicht war. Wir stoppten bereits vorher deren Einbau, da sich dieses Ergebnis zunehmend so abzuzeichnen schien.

Langfristige Ergebnisse (9–15 Jahre postoperativ) mit breiter Indikation für unzementierte TEP-Systeme und mit vergleichbar hohen Feed-back-Raten wie den unsrigen (98%) haben wir bisher nicht gefunden. Sollten neuere vergleichbare Untersuchungen für zementlose TEP allerdings bessere Ergebnisse erbringen, so müssen wir im Interesse der Patienten unser zukünftiges Vorgehen überdenken.

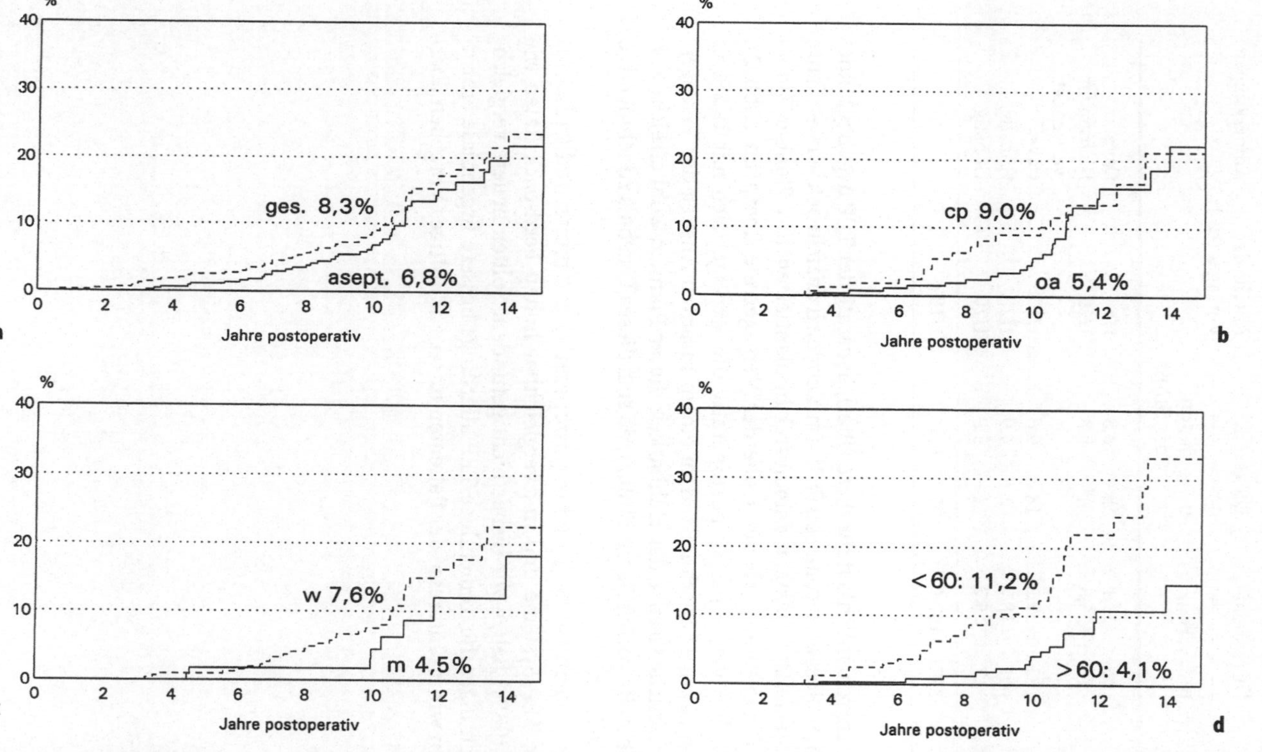

Abb. 1 a–d. Kumulierte Fehlschlagquote nach Kaplan u. Meier für 544 Müller-Bogenschaft-Hüftendoprothesen: angegeben ist jeweils die Wahrscheinlichkeit, innerhalb von 10 Jahren nach der Implantation einen Fehlschlag (Versager) zu erleiden (in %) **a** Fehlschlagquoten aller TEP (Versager): insgesamt (*gestrichelte Linie*); nur durch aseptische Lockerung (*durchgezogene Linie*). **b** Abhängigkeit von der Grunderkrankung (nur aseptische Pfannenlockerungen): *cP* (n = 207 TEP, *gestrichelte Linie*); degenerativ/(post)traumatisch *oa* (n = 337 TEP, *durchgezogene Linie*); kein signifikanter Unterschied! **c** Abhängigkeit vom Geschlecht (nur aseptische Pfannenlockerungen): Frauen *w* (n = 395 TEP, *gestrichelte Linie*); Männer *m* (n = 149 TEP, *durchgezogene Linie*); kein signifikanter Unterschied! **d** Abhängigkeit vom Operationsalter (nur aseptische Pfannenlockerungen): Jünger als 60 Jahre *<60* (n = 184 TEP, *gestrichelte Linie*); älter als 60 Jahre *>60* (n = 360 TEP, *durchgezogene Linie*). Signifikanter Unterschied (p<0,01) nach dem log-rank-Test!

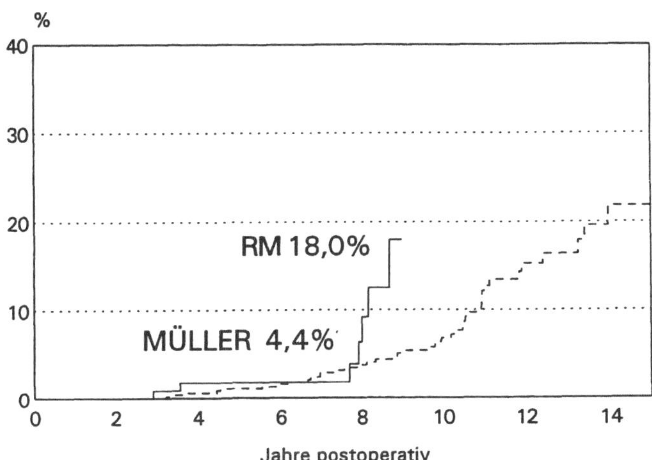

Abb. 2. Fehlschlagquoten: Wechseloperationen bei aseptischer Lockerung für: zementierte PE-Pfannen (M. E. Müller), (n = 544) und unzementierte PE-RM-Pfannen (Morscher) (n = 116). Angegeben sind die Fehlschlagquoten nach 8,7 Jahren, die Fallzahlen für die RM-Pfanne liegen danach unter 20

Diskussion

Die Effektivität eines Eingriffs wird durch das Verhältnis von positiven zu negativen Ergebnissen bestimmt. Negative Resultate bedürfen einer Schadensanalyse. Hierzu ist es nötig, den sog. „Versager" zu definieren (s. S. 86).

Im Gegensatz zu den sog. Schwedenstudien definieren wir nicht nur Revisionseingriffe, sondern zusätzlich auch zur Revision anstehende Komplikationen als Versager, so daß unsere Gesamtversagerrate umfassender ist.

Auf Komplikationen können postoperativ nach zunächst freiem Intervall eine erneute und zunehmende Schmerzsymptomatik, auch Bewegungs- und Belastungseinschränkungen hinweisen. Hier ist eine Kontrolluntersuchung einschließlich der Anfertigung von Röntgenbildern in relativ kurzfristigen Abständen erforderlich, wobei nach Möglichkeit ein Nachweis oder ein Ausschluß von Veränderungen, die auf Komplikationen und ein TEP-Versagen hindeuten, erfolgen sollte. Hierzu gehören pathologische, u. U. auch iatrogene Veränderungen: z. B. Osteoporose, pathologische Fraktur, lokale Knochendefekte und -destruktion, eindeutige Lockerungszeichen von Pfanne oder/und Schaft, Nervenläsionen. Es sollte zunächst durch konservative, auch stationäre funktionelle Therapie versucht werden, den Zustand zu verbessern.

Eine klare Definition des „Versagers" besteht durchaus nicht in allen Fällen. Dies soll anhand von Beispielen dargestellt werden:

Beispiele

1. Einer jetzt 86jährigen wurde vor mehr als 15 Jahren eine TEP implantiert. Beschwerden und Gehfähigkeiten besserten sich bleibend, so daß die Patientin bis heute ihren Einpersonenhaushalt versorgen kann. Sie ist mit der Verbesserung

zufrieden. Deswegen und aufgrund ihres ungünstigen Allgemeinzustandes lehnt sie, auch trotz der seit einiger Zeit bekannten Pfannenlockerung bei intaktem Pfannenlager, die operative Revision ab. Kontrollen werden weiter durchgeführt.

2. Ein 30jähriger Psoriasisarthritiker ist aufgrund eines multiartikulären Gelenkbefalls an unteren und oberen Extremitäten seit 2 Jahren rollstuhlpflichtig und insbesondere wegen der in Sitzstellung ankylosierten Hüft- und Kniegelenke – von uns „90/90-Deformität der Beine" genannt – nicht mehr gehfähig (Abb. 3a). Wegen Gelenkerkrankung, Immobilisation und langjähriger Kortisondauertherapie zur Besserung von Arthritis und einer häufig auftretenden psoriatischen Erythrodermie besteht eine extreme Osteoporose. Neben anderen Operationen (Arthrodesen der linken Hand- und einzelner Fingergelenke, Arthrolyse beider Kniegelenke) wird links (4/88) und rechts (5/88) eine TEP mit aktiver Pfannenbodenstabilisierung implantiert (Abb. 3b). Es kommt beidseits zu einem Infekt, der die Entfernung der TEP links (4/90) und rechts (12/92) erforderlich machte; anschließend Abheilung der Infektionen ohne Fistelbildungen bei sog. Girdlestone-Hüfte beidseits (Abb. 3c). Die Gehfähigkeit ist heute zwar reduziert, im Gegensatz zu präoperativ besteht aber Sitz- und Aufstehmöglichkeit mit einer eingeschränkten, aber konstanten Mobilisation. Der Patient beschreibt den heutigen Zustand gegenüber dem früheren als wesentlich gebessert. Innerhalb der Wohnung kann er laufen, er ist unabhängiger geworden.

Bei beiden Patienten kam es eigentlich zu einem 3fachen TEP-Versagen, sie stufen aber selbst ihren Zustand gegenüber präoperativ als wesentlich gebessert ein. Trotz der eingetretenen Komplikationen sind die Primäreingriffe an den 3 Hüftgelenken nicht unbedingt als Versager einzuordnen.

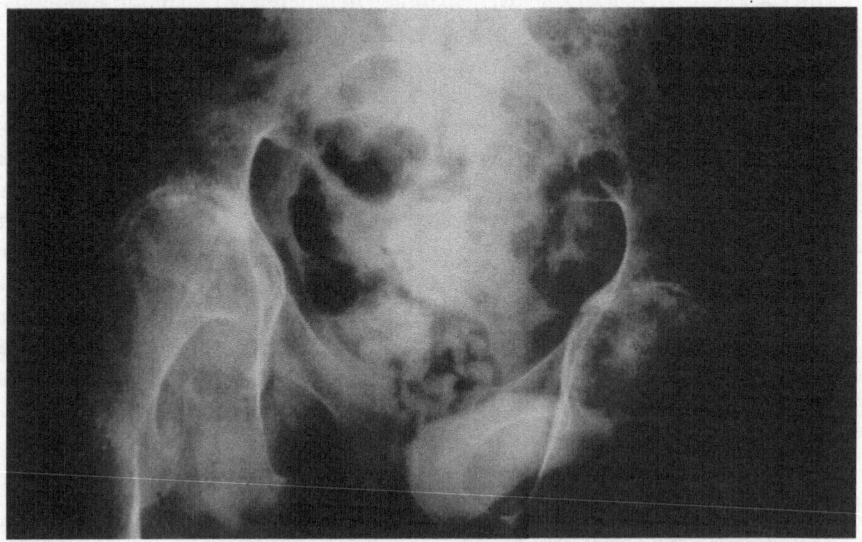
a

Abb. 3 a–c. 30jähriger Psoriasisarthritiker, Beckenübersichtsaufnahmen: **a** Präoperativ. **b** Nach Implantationen von TEP beidseits. **c** Girdlestone-Zustand nach Entfernung beider Hüftgelenke

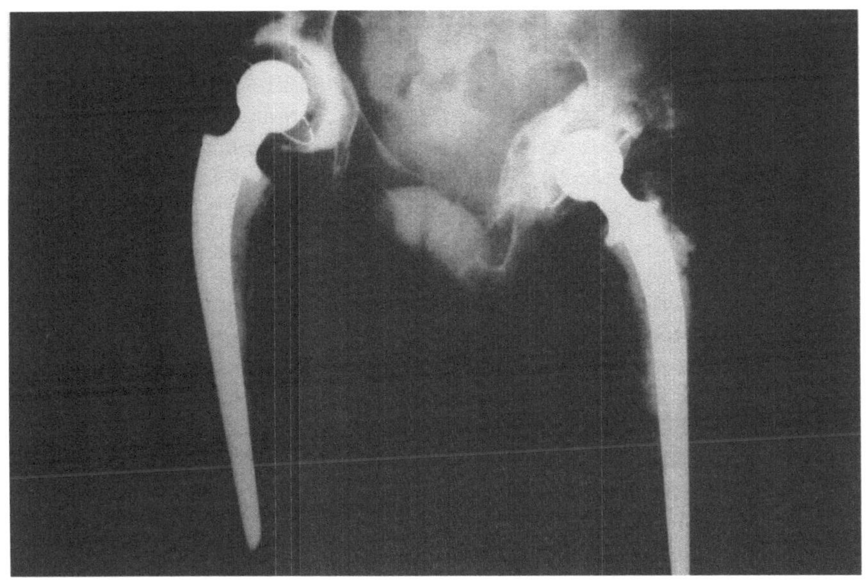

b

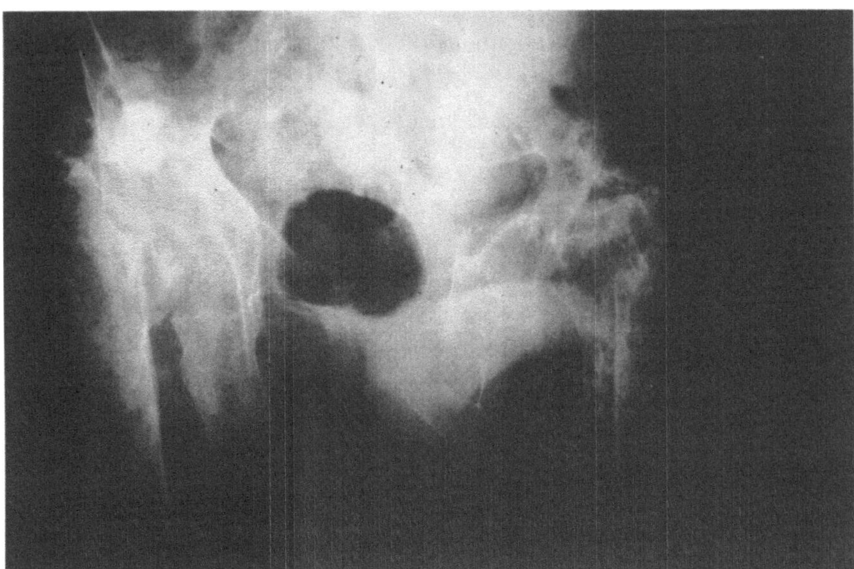

c

Abb. 3 b–c

Unsere kritischen Nachuntersuchungen ergeben, trotz der ausschließlichen Anwendung eines zementierten TEP-Systems, gute Langzeitergebnisse. Die Bogenschaftprothese nach M.E. Müller – nahezu ausschließlich bei allen Indikationen in bezug auf Alter, Geschlecht, unterschiedlichen Erkrankungen (rheumatische Koxitis, Koxarthrose, Frakturen und Frakturfolgen) angewandt, führt zu so günstigen Resultaten, daß wir auch weiterhin die Anwendung zementloser TEP-Systeme ablehnen. Obwohl die Gesamtkomplikationsrate bei 98% Responders nur 12,2% (n=40 von 327 TEP) beträgt, so bemühen wir uns doch, diese Rate noch niedriger zu halten (s. Tabellen 2 und 3; s. auch unten). Zum einen erfolgt dies durch Neuentwicklungen (Abb. 4–6) und hinsichtlich der Infektionen weiterhin durch eine konsequente Disziplin in der Laminar-flow-Kabine und dem sonstigen Operationsbereich, u.a. aber auch durch postoperative Röntgenweichteilbestrahlungen des Operationsbereiches bei allen zur paraprothetischen Verknöcherung neigenden Patienten. Diese wird in unserer Klinik durch routinemäßig präoperativ vorgenommene Hüftsonographie nach Buchner u.a. festgestellt. Bei Fibrosierung und mangelnder Verschieblichkeit unterschiedlicher Schichten des periartikulären Gewebes gegeneinander stellen wir u.a. die Indikation zur Röntgenbestrahlung.

Um die zwar geringe Zahl von Pfannenlockerungen noch weiter zu vermindern, haben wir Polyethylenpfannen entwickelt, die einen besseren Knochen-Zement-Implantat-Verbund gewährleisten als bisher gebräuchliche.

Folgende Forderungen sind an Produktentwicklung und Implantationstechnik zu stellen:

- verbesserte Biomaterialien, Entwicklung neuer Polyethylensorten mit Verbesserung der Vernetzung, Entwicklung neuer Knochenzemente;
- Verbesserung des Knochen-Zement-Implantat-Verbundes, der Zementiertechnik;
- Neue Schafttypen auf Grundlage der Müller-Bogenschaftprothese zur Verbesserung des Verbundes;

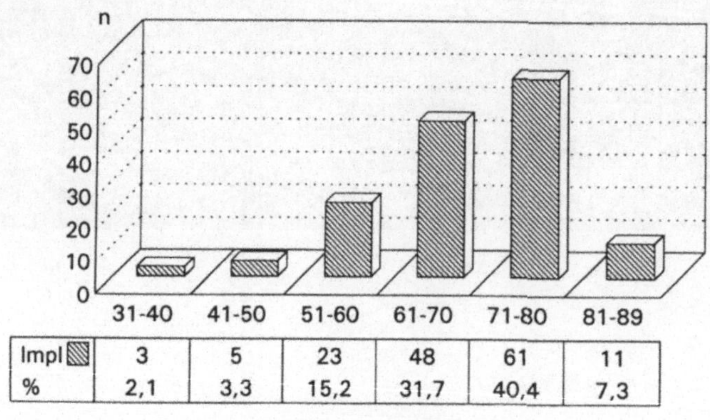

Impl	3	5	23	48	61	11
%	2,1	3,3	15,2	31,7	40,4	7,3

Abb. 4. Zementierte Polyethylen-Hüftpfannen nach Wessinghage (3/94, n = 151 TEP). Altersverteilung bei Operation, Durchschnittsalter 68,5 (31–89) Jahre

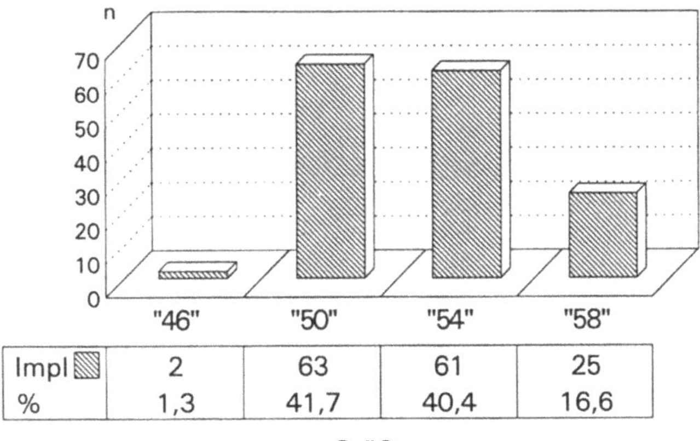

	"46"	"50"	"54"	"58"
Impl	2	63	61	25
%	1,3	41,7	40,4	16,6

Abb. 5. Zementierte PE-Hüftpfanne nach Wessinghage (3/94–11/94, n = 151 TEP); Größenverteilung der implantierten Pfannen

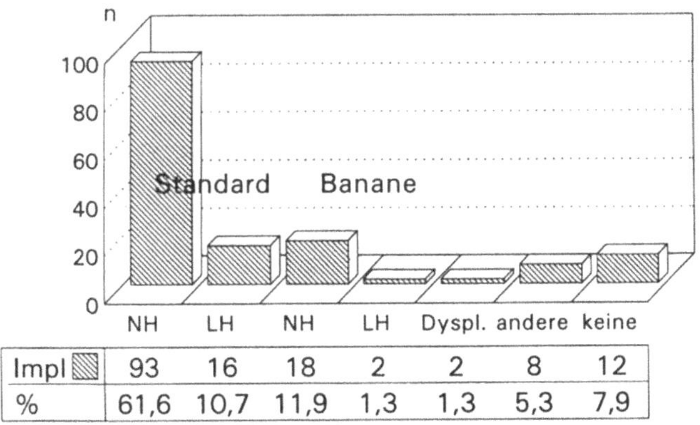

	NH	LH	NH	LH	Dyspl.	andere	keine
Impl	93	16	18	2	2	8	12
%	61,6	10,7	11,9	1,3	1,3	5,3	7,9

Abb. 6. Zementierte PE-Hüftpfanne nach Wessinghage (3/94–11/94, n = 151 TEP). 129mal erfolgte die Implantation einer Müller-Bogenschaftprothese (Standard, „Banane" und Dysplasiemodell, *NH* Normalhals, *LH* Langhalsversion). Nur bei Wechseloperationen wurde 8mal ein anderer zementierter Langschaft verwendet; 12mal erfolgte nur ein Pfannen-, kein Schaftwechsel

- Pfannentypen mit optimaler Oberflächenstruktur zur Verbesserung des Verbundes;
- Wahl großer Pfannengrößen.

Hinterschnittene, parallel zum Pfannenäquator angeordnete konzentrische Einkerbungen auf der Pfannenaußenseite führen gemeinsam mit zunächst breiten, zum Äquator hin sich verjüngenden Rillen dazu, daß der zähe Zement bei Druck auf die Pfanne polwärts in die Spongiosa des aufgefrästen Azetabulums gepreßt wird. Es resultieren jeweils ein optimierter Knochen-Zement- und Zement-Pfannen-Verbund, Stabilität und Haltbarkeit des Verbundes werden so auf Dauer begünstigt. Zwischen 3/94 und 12/94 wurden allein von uns insgesamt 151 dieser Verbund-PE-Pfannen implantiert.

Von den 1977–1983 implantierten Prothesen lockerte bisher keine der Bogenschaftprothesenschäfte aus. In der Literatur finden sich jedoch immer wieder Mitteilungen über aseptische Lockerungen auch dieses Schaftes. Um diese ebenfalls zu vermindern, haben wir ferner neue zementierbare Schäfte entwickelt. Die 3 Modelle sind hinsichtlich der Form großenteils identisch mit dem Bogenschaft. Sie unterscheiden sich aber in Länge bzw. Dicke und sind, versehen mit Konus, für alle typischen Kopfarten verwendbar. Sie ermöglichen ferner einen optimierten Verbund.

Abschließend ist festzustellen, daß erst aus einer korrekten Erfassung und Analyse aller Operierter und ihrer Implantate Schlüsse auf Neuentwicklungen oder Verbesserungen von Endoprothesen gezogen werden sollten.

Teil III.
Kniegelenk

KAPITEL 9

Synovektomie, Baker-Zyste

D. Kohn und C. Bode

Synovektomie

Der Erfolg einer operativen Ausräumung der Membrana synovialis des von rheumatoider Arthritis (RA) betroffenen Kniegelenks ist gut dokumentiert [10, 19]. Die operative Synovektomie kommt in Frage, falls eine RA des Kniegelenks trotz 6monatiger medikamentöser Therapie nicht beherrscht werden kann [14]. Allerdings dürfen die Erfolgserwartungen nicht zu hoch angesetzt sein [1, 2]. So konnten bei der juvenilen RA günstige Effekte der Frühsynovektomie nur in bezug auf eine Reduzierung der Gelenkschwellung gezeigt werden [11].

Wesentlich für den Therapieerfolg ist neben der adäquaten Operationstechnik [6, 7, 15] die richtige Indikationsstellung. Die Resultate nach Frühsynovektomie bei fehlenden oder geringgradigen Skelettveränderungen, also in den Stadien 0, I und II nach Larsen et al. [16] (Tabelle 1) sind denen nach Spätsynovektomie überlegen [10, 17].

Tabelle 1. Einteilung der röntgenologisch sichtbaren Gelenkveränderungen bei rheumatoider Arthritis nach Larsen et al. [16]

Stadium	Beschreibung	Kriterien
0	Normal	
I	Leichte Veränderungen	Weichteilschwellung periartikulär oder/und beginnende Gelenkspaltverschmälerung
II	Deutliche Veränderungen	Erosionen, deutliche Gelenkspaltverschmälerung
III	Mittelgradige Destruktion	Erosionen obligat, erhebliche Gelenkspaltverschmälerung
IV	Schwere Destruktion	Knöcherne Deformierung, Gelenkspalt verschwunden
V	Verstümmelnde Destruktion	Gelenkflächen ganz oder teilweise eingebrochen, evtl. Subluxation, evtl. Ankylose

Eine vollständige operative Synovektomie ist aufgrund der anatomischen Gegebenheiten im Kniegelenk kaum möglich. Kniesynovektomien sind daher stets „partielle" Synovektomien [23]. Dieser Umstand gilt für sämtliche bislang angegebenen Operationsverfahren [6, 13, 23, 24]. Unter dem Begriff „Synovektomie" wurden leider auch Verfahren wie die Kapsulosynovektomie nach Mori [6] und die Gelenktoilette subsummiert, was den Vergleich von Resultaten erschwert.

Von besonderer Bedeutung ist die Resektion der Membrana synovialis entlang der Ränder des hyalinen Gelenkknorpels und aus den „Nischen" des Gelenkes wie dem Recessus popliteus und den submeniskalen Recessus [6, 21]. Operative Techniken, die eine Exploration und Synovektomie der dorsalen Gelenkanteile nicht mit einbeziehen, ergeben unzureichende Resultate, da in einem Großteil der Fälle von einem Mitbefall dieser Gelenkabschnitte auszugehen ist [6, 24].

Eine Wiedererkrankung der nach Synovektomie entstehenden neuen Synovialmembran steht zu erwarten [6]. Die Möglichkeit eines nochmaligen Eingriffs beim Rezidiv muß daher einkalkuliert werden. Mitentscheidend für den Behandlungserfolg ist der Erhalt oder sogar die Verbesserung der Gelenkbeweglichkeit [19]. Die postoperative Beweglichkeit hängt von Operationstechnik und Nachbehandlung ab. Kapselinzisionen von 20–30 cm Länge beim offenen Verfahren [6, 24] erschweren die Rehabilitation.

Nahezu alle Forderungen, die in den letzten Jahren an das Verfahren der operativen Frühsynovektomie geknüpft wurde, können durch die arthroskopische Version des Eingriffs besser erfüllt werden, als mit der offenen [15]. Sie sollte daher als Methode der ersten Wahl gelten.

Derber, flächiger synovialer Pannus bei Rezidiven oder Spätsynovektomien kann arthroskopisch nur unvollständig reseziert werden. Intraossäre Zysten (Abb. 1) können in konventioneller offener Technik besser ausgeräumt und aufgefüllt werden. Spezialinstrumentarium, spezielle arthroskopische Ausbildung und große operative Erfahrung sind die Voraussetzungen für eine erfolgreiche Synovektomie. Dies bedeutet aber, daß jeder Operateur, der sich an eine arthroskopische Synovektomie wagt, die offene Technik sicher beherrschen muß. Er ist sonst weder in der Lage, die unterschiedlichen Stadien der RA des Kniegelenks operativ zu versorgen, noch ist er frei in seiner u. U. erst während der diagnostischen Arthroskopie zu treffenden Entscheidung, ob offen oder arthroskopisch operiert werden soll (Abb. 2).

Offene Synovektomie

Der Eingriff erfolgt mit Vorteil in epiduraler Anästhesie. So kann ein Periduralkatheter in der postoperativen Phase zur kontinuierlichen Analgesierung und damit zur Erleichterung der Behandlung mit der Motorschiene eingesetzt werden. Eine Blutsperre am Oberschenkel ist erforderlich, ein Auswickeln des Beines mit der Esmarch-Binde nur bei intakter Haut möglich [24]. Der Patient befindet sich in Rückenlage auf dem Operationstisch und das zu operierende Knie wird durch eine Tuchrolle in 70°-Beugung gehalten. Da bei diesen Patienten mit späteren erneuten Knieoperationen zu rechnen ist, sollte der gewählte Hautschnitt auch für

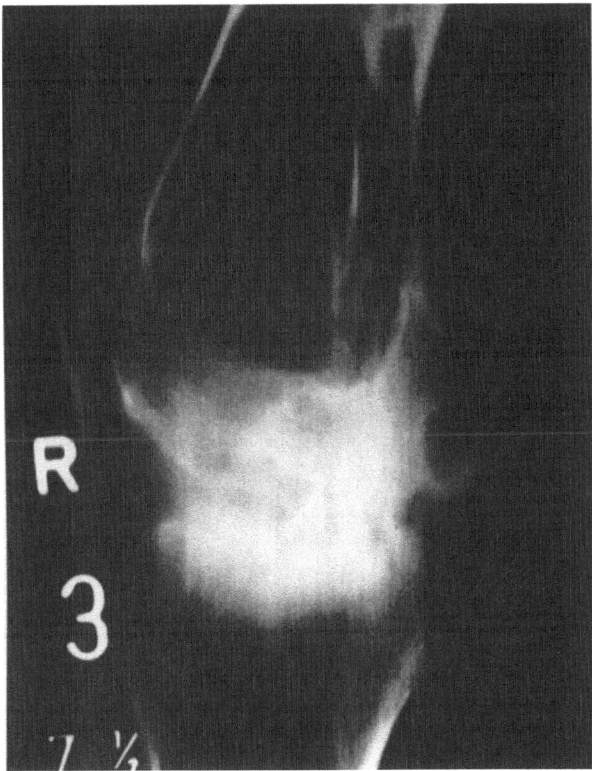

Abb. 1. Große intraossäre Zyste des disalen Femurs bei RA

einen später nötigen Revisionseingriff oder für die Alloarthroplastik geeignet sein. Wir bevorzugen eine mediane Hautinzision mit medialseitigem Umschneiden des Streckapparates, der nach lateral weggeklappt wird. (Abb. 3). Das dorsomediale Kompartiment wird durch eine zweite, im Verlauf des hinteren Schrägbandes liegende, 5 cm lange Kapselinzision erreicht. Für die dorsolaterale Gelenkecke kann eine zusätzliche dorsolaterale Haut- und Kapselinzision von 3–5 cm Länge erforderlich werden. Alternativ wird die Ausräumung der dorsalen Kompartimente bei der Entfernung einer Poplitealzyte vorgenommen [28]. Um die submeniskalen Rezessus zu erreichen, ist bei offener Synovektomie eine gleichzeitige Meniskektomie erforderlich [24], was als Nachteil der Methode gewertet werden muß. Nach der Ausschälung des Synovialsackes in mehreren Teilen erfolgt nach Öffnen der Blutsperre eine sorgfältige Blutstillung. Das intraartikuläre Einlegen von Saugdrainagen und der schichtweise Wundverschluß beenden den Eingriff. Zur Refixation von M. vastus medialis und medialem Retinakulum am Kniestreckapparat verwenden wir abwechselnd resorbierbares und nichtresorbierbares Nahtmaterial. Mußte zur Darstellung der dorsomedialen Gelenkecke eine Unterminierung der Haut vorgenommen werden,

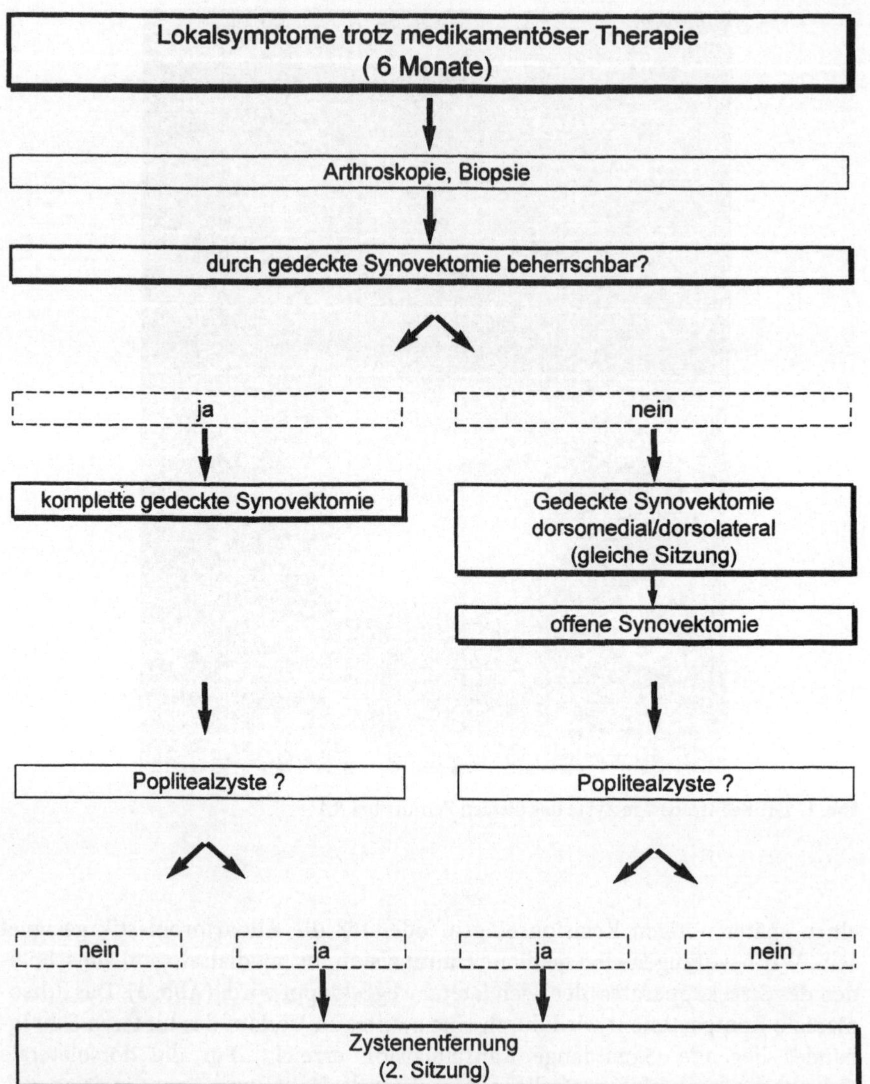

Abb. 2. Die operative Behandlung der RA des Kniegelenks

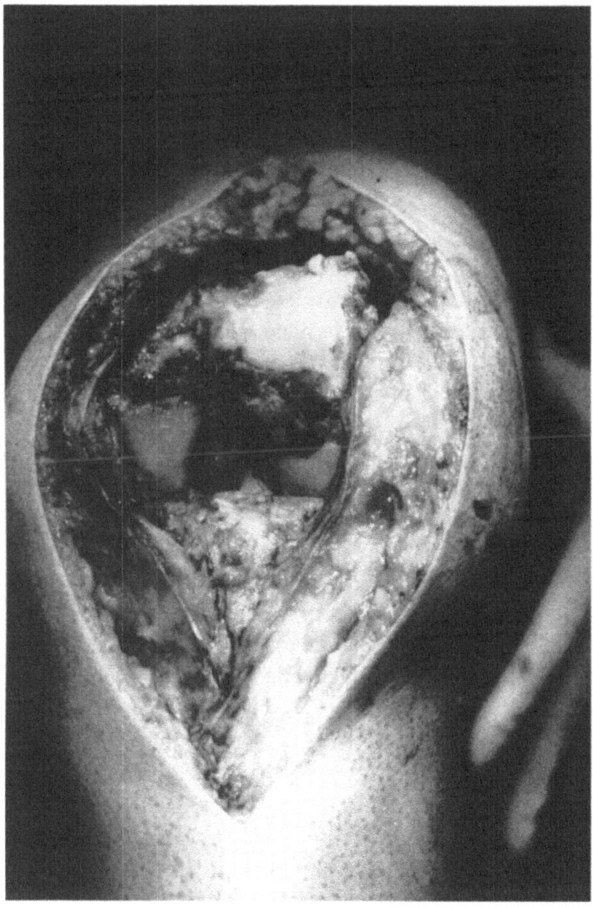

Abb. 3. Ein medianer Hautschnitt und das medialseitige Umschneiden des Streckapparates, der nach lateral weggeklappt wird, erlauben einen übersichtlichen Zugang zum Gelenk

muß die so geschaffene Tasche ebenfalls drainiert werden. Während des Wundverschlusses sollte das Gelenk wiederholt durchbewegt werden, um unsichere Nähte einerseits, oder eine übermäßige Spannung des Gewebes andererseits zu erkennen und zu korrigieren.

Arthroskopische Synovektomie

Die gedeckte Synovektomie unter Sicht des Arthroskops ist bei gegebenen personellen und instrumentellen Voraussetzungen das Verfahren der Wahl. Der Oberschenkel des Patienten wird zu diesem Eingriff in einem Beinhalter mit integrierter Blutsperre [14] fixiert. Erster Schritt ist stets die diagnostische Arthroskopie mit Biopsie. Dann werden über definierte Zugänge und unter Sicht von 30°- und

70°-Winkeloptiken sämtliche betroffene Gelenkkompartimente ausgeräumt. Das Einlegen einer Redon-Drainage, der Verschluß der Zugangsstellen und das Anlegen eines gepolsterten Kompressionsverbandes von den Zehen bis zur Leiste schließen den Eingriff ab. Das Redon-Drain darf nur ohne Sog verwendet werden. Am 1. postoperativen Tag wird es entfernt, der Kompressionsverband gelockert und mit der Motorschienenbehandlung zwischen 0° und 60° begonnen.

Ergebnisse

Die Reduktion von Schwellungszuständen und die Schmerzbeseitigung werden von den meisten Patienten 3–5 Jahre nach dem Eingriff als „gut" beurteilt [20, 22]. Auch 12 Jahre nach dem Eingriff wurden noch überwiegend gute Ergebnisse berichtet, allerdings hatten insgesamt 20% der synovektomierten Patienten mittlerweile eine Knieendoprothese erhalten [24]. Ein grundlegendes Problem der Beurteilung solcher Resultate sind der uneinheitliche Beurteilungsmaßstab und das heterogene Patientengut. Mit dem Beurteilungsschlüssel von Klein u. Jensen [13] (Tabelle 2), der Röntgenskala nach Larsen et al. [16] (Tabelle 1) und der funktionellen Klassifikation nach Steinbrocker et al. [27] (Tabelle 3) liegen jedoch 3 brauchbare Werkzeuge vor, die es erlauben, Resultate nach Synovektomien zu vergleichen [15]. Wir fanden in unserem eigenen, arthroskopisch synovektomierten Krankengut bei röntgenologischer Progredienz der Arthritis in 6 von 34 Fällen innerhalb von 3 Jahren eine andauernde Besserung der Kriterien Schmerz, Schwellung und Beweglichkeit.

Tabelle 2. Die Punktwertskala von Klein u. Jensen [13] zur Beurteilung von Arthritis und Arthrose des Kniegelenkes. Die vom Gesunden maximal erreichbare Punktzahl wurde angegeben. Bei Schmerzen oder Funktionseinschränkung werden weniger Punkte erreicht

	Punkte
Schmerz	35
Gehstrecke	15
Stockhilfe	5
Beweglichkeit	15
Treppensteigen	5
Schwellung	15
Hinken	5
Hocke	5

Tabelle 3. Funktionelle Klassifikation der chronischen Polyarthritis nach Steinbrocker et al. [27]

Grad	Funktion- bzw. Arbeitsfähigkeit	Bemerkungen
I	Keine Funktionseinschränkung	
II	Mäßige Einschränkung	Für normale Tätigkeiten ausreichend – trotz Behinderung durch Beschwerden oder Bewegungseinschränkung eines oder mehrerer Gelenke
III	Starke Einschränkung	Tätigkeiten auf Selbsthilfe und wenige oder keine gewöhnlichen Arbeiten beschränkt
IV	Ausgeprägte Einschränkung	Weitgehend invalide und pflegebedürftig; Rollstuhl oder Bett

Baker-Zyste

Die Baker-Zyste ist als ein Sekundärphänomen bei intraartikulären Läsionen aufzufassen. Neben degenerativen Knieschäden spielen auch Krankheiten aus dem rheumatischen Formenkreis eine große Rolle [18]. Eine seit mindestens 5 Jahren bestehende RA geht zu 30–40% mit der Bildung von Baker-Zysten einher [26].

Die Ätiologie beruht sowohl auf einer intraartikulären Drucksteigerung, die als Mißverhältnis zwischen Produktion von Gelenkflüssigkeit und Fassungsraum des Gelenks gedeutet werden kann [18, 26], als auch auf einer fibrösen Wandschwäche des hinteren Kapselbereiches [9]. Besonders das Gebiet der medialen Gastroknemiussehne, in dem sich die Bursa subcapitalis medialis musculi gastrocnemii befindet, stellt einen Locus minoris resistentiae dar [18].

Mögliche Symptome einer Baker-Zyste sind neben Schmerz, Schwellung und Bewegungseinschränkung im Kniegelenk auch Krämpfe in der Wadenmuskulatur, venöse Stauung und Parästhesien im Bereich des N. tibialis oder fibularis [9].

Zur Diagnostik stehen neben der Inspektion, Palpation, Sonographie (Abb. 4), Arthrographie und Angiographie (bei Malignitätsverdacht) v.a. die Arthroskopie zur Einleitung einer kausalen Therapie zur Verfügung [8, 25].

Eine operative Entfernung der Baker-Zyste bei RA sollte nach Gschwend [7] und Gebest u. Müller-Bühl [5] erst dann erfolgen, wenn die medikamentöse Basistherapie und die unterstützende Physiotherapie versagen oder die Zerstörung einzelner Gelenke oder Sehnen droht. Oft genügt schon die Gabe oder die Dosiserhöhung nichtsteroidaler Antirheumatika, um eine deutliche Befundbesserung herbeizuführen. Ein guter Erfolg wird auch nach intraartikulärer Injektion von Steroiden beschrieben [5].

Große Zysten können nicht mehr erfolgreich konservativ behandelt werden [24], da sie mit Fibrinmassen gefüllt sind [8]. Die hohe Rupturrate gerade bei Patienten mit RA spricht ebenfalls für eine Operation [12].

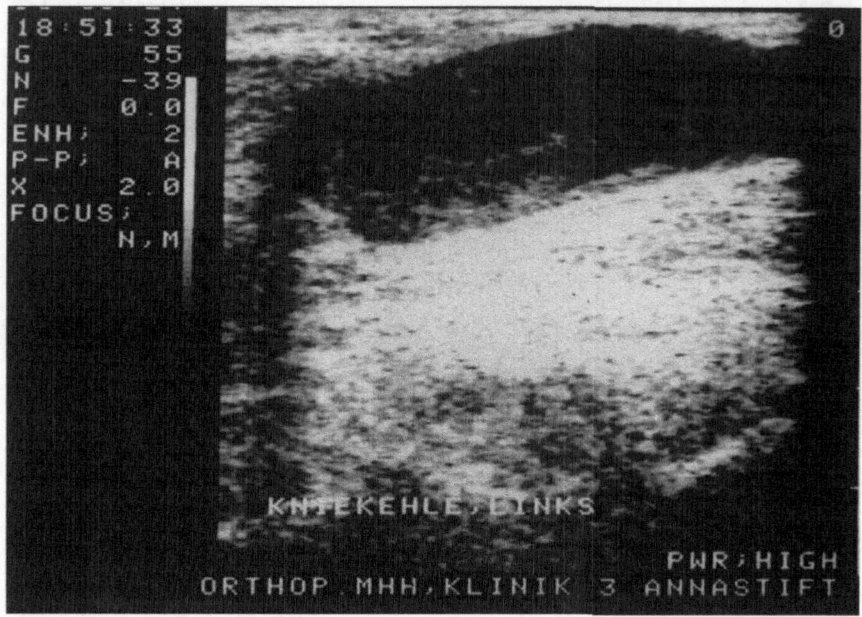

Abb. 4. Sonographisches Bild einer Poplitealzyste. Horizontales Schallfeld, echofreier Bezirk an typischer Stelle

Ist die Indikation zur Operation gegeben, muß entschieden werden, ob die Baker-Zysten-Entfernung zusammen mit einer Synovektomie (einzeitig) oder im Anschluß an eine Synovektomie (zweizeitig) erfolgen soll. Kleinere Poplitealzysten zeigen gelegentlich eine spontane Rückbildung nach einer Synovektomie [8]. Bei Zysten mittlerer Größe ist ein einzeitiges arthroskopisches oder offenes Vorgehen nach Umlagerung des Patienten möglich [25]. Große Baker-Zysten, die in ihrer Ausdehnung bis zur Achillessehne reichen können, sind am besten zweizeitig offen zu resezieren [8, 24].

Ohne Gelenksanierung kommt es bei Erkrankungen des rheumatischen Formenkreises nach Baker-Zysten-Resektion zu einer hohen Rezidivquote [3, 25].

Exstirpation einer Baker-Zyste

Der Patient befindet sich in Bauchlage auf dem Operationstisch. In Blutleere erfolgt der Hautschnitt von proximal-fibular nach distal-tibial s-förmig geschwungen [4, 8]. Nach Durchtrennung der Kniekehlenfaszie über einer Kocher-Rinne wird die Zyste zunächst an ihrem unteren Rand vom Muskelbauch des M. gastrocnemius abgetrennt. Um die perikapsulären Fasern durchtrennen zu können, wird die Zyste vorsichtig von der Unterlage abgehoben und der mediale Rand des Caput mediale M. gastrocnemii sowie die Sehne des M. semimembranosus weggehalten. Der Stiel der Zyste wird dicht an seinem Ursprung an der Gelenkkapsel abgesetzt und der entstandene Defekt durch eine Tabaksbeutelnaht verschlossen. Bei größeren Defekten empfiehlt sich eine Deckung mit einem Lappen aus der Faszie des medialen Gastroknemiuskopfes [4]. Nach Einlegen von Redon-Drainagen und Naht der Fascia poplitea erfolgt der Hautverschluß. Nach Abschluß der Wundheilung und Wiedererlangen der muskulären Kontrolle ist Vollbelastung möglich.

Ergebnisse

In unserem Krankengut fanden wir bei 4 von 24 Patienten (16,6%), die zwischen dem 1.4.88 und dem 1.7.94 operiert wurden, ein Baker-Zysten-Rezidiv. Bei 2 Rezidivpatienten war zweizeitig offen, bei den beiden anderen einzeitig arthroskopisch voroperiert worden (Tabelle 4).

Tabelle 4. Resultate nach Baker-Zysten-Exstirpation

	Zweizeitige Operation	Einzeitige Operation mit	
		offener Synovektomie	arthroskopischer Synovektomie
Patientenzal	20	2	2
Postoperativ beschwerdefreie Patienten	17	2	0
Erschwerte Mobilisation	1	0	0
Baker-Zysten-Rezidive	2	0	2

Bei 11 der 24 Patienten (46%) wurde eine RA und bei 9 eine unspezifische Arthritis diagnostiziert. Von den übrigen Patienten wiesen 2 eine Meniskopathie, einer eine pigmentierte villonoduläre Synovialitis und einer einen systemischen Lupus erythematodes auf.

Scherf et al. [25] berichten nach arthroskopischer Gelenksanierung und Baker-Zysten-Exstirpation über eine Rezidivquote von 16% (4 von 25 nachuntersuchten Patienten). Die Mehrzahl dieser Patienten wies jedoch einen Meniskusschaden oder eine Gonarthrose auf und nicht, wie bei unserer Untersuchung, eine rheumatoide Arthritis.

Literatur

1. Arthritis Foundation Committee on Evaluation of Synovectomy (1977) Multicenter evaluation of synovectomy in the treatment of rheumatoid arthritis. Report of Results at the end of three years. Arthrit Rheumat 20:765-1977
2. Arthritis and Rheumatism Council and British Orthopaedic Association (1976) Controlled trial of synovectomy of knee and metacarpophalangeal joints in rheumatoid arthritis. Ann Rheumat Dis 35:437-442

3. Benjamin A (1993) Surgical repair and reconstruction in rheumatoid disease, 2nd edn. Springer, London
4. Blauth W, Schuchardt E (1986) Orthopädisch-chirurgische Operationen am Knie. 3.8–3.11 Exstirpation einer Poplitealzyste. Thieme, Stuttgart New York
5. Gebest HJ, Müller-Bühl U (1989) Therapie der Baker-Zyste. Dtsch Med Wochenschr 114:1845–1847
6. Gschwend N (1977) Die operative Behandlung der chronischen Polyarthritis, 2. Aufl Thieme, Stuttgart, S 210–223
7. Gschwend N (1980) Rheuma-Orthopädie heute. Beitr Orthop Traumatol 27:332–337
8. Hagena FW (1986) Das Kniegelenk. Orthopäde 15:335–343
9. Hort W, Mittelmeier H (1975) Die Weichteilgeschwülste der Kniekehle. Z Orthop 113:102–110
10. Ishikawa H, Osamu O, Hirokata K (1986) Long-term results of synovectomy in rheumatoid patients. J Bone Joint Surg [Am] 68:198–205
11. Jacobsen ST, Levinson JE, Crawford AH (1985) Late results of synovectomy in juvenile rheumatoid arthritis. J Bone Joint Surg [Am] 67:8–15
12. Kirkham B, Churchill M, Dasgupta B, Wedderbrun L, Spencer J, Marfalane DG (1991) Arteriolateral rupture of popliteal cysts in rheumatoid arthritis. Ann Rheumat Dis 50:187–188
13. Klein W, Jensen KU (1988) Arthroscopic synovectomy of the knee joint: Indication, technique and follow-up results. Arthroscopy 4:63–71
14. Kohn D (1991) Arthroskopie des Kniegelenks – Diagnostik und operative Therapie. Urban & Schwarzenberg, München, S 84–91
15. Kohn D (1994) Arthroskopische Synovektomie des Kniegelenkes bei rheumatoider Arthritis. Operat Orthop Traumatol 6:89–99
16. Larsen A, Dale K, Eek M (1977) Radiographic evaluation of rheumatoid arthritis and related conditions by standard reference films. Acta Radiol Diagn 18:481–492
17. Laurin CA, Desmarchais J, Daziane L, Gariepy R, Derome A (1974) Long-term results of synovectomy of the knee in rheumatoid patients. J Bone Joint Surg [Am] 56:521–531
18. Löhnert J, Raunest J (1988) Zur Ätiologie und Pathogenese der Baker-Zyste. Akt Chir 23:21–26
19. Marmor L (1979) Synovectomy of the knee joint. Orthop Clin North Am 10:211
20. McEwen C (1977) Multicenter evaluation of synovectomy in the treatment of rheumatoid arthritis. Report of results at end of three years. Arthr Rheum 20:765–771
21. Mohr W (1984) Gelenkkrankheiten. Thieme, Stuttgart, S 88–95
22. Mori M (1985) A review of knee joint synovectomy in rheumatoid arthritis with theoretical and technical considerations. Ann Chir Gynaecol 74 [Suppl 198]: 40–47
23. Rosenberg TD, Tearse DS, Kolowich PA (1991) Synovectomy of the knee. In: McGinty JB (ed) Operative arthroscopy. Raven, New York, pp 373–380
24. Rush J (1994) Offene Synovektomie des Kniegelenkes bei rheumatoider Arthritis. Operat Orthop Traumatol 6:100–106
25. Scherf FG, Hillejan L, Krawzak HW, Hohlbach G (1994) Baker-Zysten: Eine Verlaufsbeurteilung nach operativer Therapie. Unfallchirurg 97:85–88
26. Seidl G, Scherak O, Küster W, Kolarz G, Hofner W (1979) Baker-Zyste: Begleitsymptom chronischer Erkrankungen. Fortschr Röntgenstr 130/5:551–558
27. Steinbrocker O, Traeger CH, Battermann RC (1949) Therapeutic criteria in rheumatoid arthritis. J Am Med Assoc 140:659–663
28. Tillmann K (1976) Notwendigkeit, Indikation und Technik der dorsalen Kniegelenksynovektomie bei entzündlich-rheumatischen Gelenkerkrankungen. Arch Orthop Unfallchir 85:211–215

KAPITEL 10

Teilgekoppelte Knieendoprothesen beim Rheumatiker

F.-W. Hagena

Im Rahmen der rheumatoiden Arthritis (RA) ist der schädigende Einfluß der Synovitis grundlegend, der eine progrediente Destruktion der knorpeligen Gelenkstrukturen und der subchondralen knöchernen Stabilität induziert. Der Pannus schädigt darüber hinaus die weiteren ligamentären intraartikulären Gelenkstrukturen und kann mit den hypertrophen Synovitiden paraartikuläre Weichteilzysten ausbilden, die die Durchblutung und Innervation stören. Instabilität oder Kontrakturen bzw. Ankylosen sind die Folge.

Hinsichtlich der allgemeinen Situation sind der physikalische Status, das verbleibende Ausmaß der Selbstversorgung bzw. deren Wiederherstellungsmöglichkeit zu prüfen. Beachtet wird zudem der bisherige Einfluß der Medikation, insbesondere einer Dauermedikation. Hier sind verabreichte Steroidgaben lokal wie auch systemisch zu berücksichtigen, da ggf. eine perioperative Substitution erfolgen muß. Die Frage der Kooperationsfähigkeit ist in bezug auf die weitere Rehabilitation vorbereitend mit dem Patienten/der Patientin und den mitbetreuenden Therapeuten zu klären. Bei längerfristig bestehender Gehunfähigkeit werden entsprechende Maßnahmen eingeleitet, die eine kontinuierliche Aufrichtung des Patienten mit Kreislauf- und gezieltem Muskeltraining (u.a. Ergotherapie) beinhalten. Vielfach ist ein geduldiges Aufbautraining erforderlich.

Einflußfaktoren der Operationen bei cP

- Physikalischer Status
- ARA-Kriterien
- Dauer und Einfluß der medikamentösen Therapie
- Physikalische Therapie, prä- und postoperativ
- Kooperationsfähigkeit

Die Inzidenz der Kniegelenkbeteiligung nach langjähriger Dauer der rheumatoiden Erkrankung bei über 80% der Patienten macht die Häufigkeit der Indikationsstellung deutlich, zumal die Erfolgsrate von gelenkerhaltenden Eingriffen, u.a. Synovektomien, sehr kontrovers diskutiert wird. So zählen die Implantationen von Knieprothesen heute zu den häufigsten Eingriffen bei Rheumatikern [3].

Die funktionellen Bedürfnisse zur Erhaltung der Gehfähigkeit werden in hohem Maße durch die Destruktion der Kniegelenke mit konsekutiver Instabilität, Fehlstellung und verminderter Belastbarkeit gestört. Durch progrediente Kontrakturen an den Kniegelenken stellen die Implantationen von Knieprothesen gegenüber den Versorgungen von Hüftgelenken oder Korrektureingriffen an Sprunggelenken und Füßen in zunehmendem Maße eine überragende Priorität dar. Dies ist allerdings auch mitbedingt durch die zunehmend guten Langzeiterfahrungen, die mit totalem Kniegelenkersatz zu erzielen sind.

Knieendoprothetik bei cP

- Inzidenz der Kniegelenkbeteiligung
- Funktionelle Erfordernisse
- Prioritäten
- Präoperative Planung
- Technische Probleme
- Allgemeine Besonderheiten

Zudem konnten Polyarthritiker als erste Patienten erfolgreich einer alloplastischen Versorgung des Kniegelenkes zugeführt werden. Diese Operation bedeutet häufig für die Polyarthritiker die Beendigung des Rollstuhldaseins [23].

Die im Rahmen der endoprothetischen Versorgung zu erwartenden Probleme sind bereits in der so wesentlichen präoperativen Planung zu berücksichtigen. In diesem Zusammenhang wird auf die postoperative Belastbarkeit der kontralateralen Extremität hingewiesen. Ein einzeitig bilaterales Vorgehen wird in den Fällen empfohlen, in denen eine Destruktion beider Kniegelenke eine schonende Rehabilitation nicht gewährleistet. Ausnahmen werden in seltenen Fällen vereinbart. Bei Verabreichung von Kortikosteroiden wird routinemäßig die perioperative Substitution und Streßprotektion verordnet. Möglicherweise vorhandene Infektionen, häufig existierende kallöse Ulzerationen und Fissuren an den Füßen werden zur Abheilung gebracht.

Gemeinsam mit den Krankengymnastinnen und Ergotherapeutinnen werden bereits präoperativ die postoperativen Rehabilitationsmaßnahmen abgestuft vorbereitet und mit dem Patienten geplant:

- optimale medikamentöse Therapie,
- Kortikoidtherapie/-substitution,
- Prioritäten/zervikale Instabilität?
- Ausschluß von Infekten,
- Funktion der oberen Extremitäten,
- Beurteilung der Hüftgelenke,
- postoperative Rehabilitation (Allergie).

Die Wahl eines individuell optimal geeigneten Implantates ist bei der Vielfalt zur Verfügung stehender Knieprothesen von unterschiedlichen Faktoren abhängig. Im Hinblick auf die endoprothetische Versorgung von Rheumatikern spielen sowohl die zum Zeitpunkt der Implantation vorliegenden Destruktionen eine Rolle als auch die darüber hinaus sich ergebenden Veränderungen. Wesentliche Merkmale zur Differenzierung der Kniegelenkendoprothesen sind die Polkurven bei Beugebewegung der Grad der formschlüssigen Koppelung von Prothesenkomponenten (tibial und femoral), das verbleibende Ausmaß an Freiheitsgraden in Beugebewegung und mögliche verbleibende Rotation. Die Analyse von Versagensfällen bei der

Kniegelenkarthroplastik hat auch unter dem Aspekt der Krafteinleitung in die Knochenstruktur über die Verankerungselemente differenziert zu erfolgen. Hierbei ist die Größe der zu übertragenden Kräfte von wesentlicher Bedeutung [20].

Prinzipiell wurden die Kriterien zugrundegelegt, indem eine internationale Normierung zur Gestaltdifferenzierung in der International Standard ISO 7207/1 vereinbart wurde [12, 17, 20]. Hieraus wird ersichtlich, daß „teilgekoppelte" Knieprothesen in der Regel die Beschreibung von Polkurven durch die Form der Kondylen ermöglichen und hinsichtlich der Rotations- und Translationsfreiheit mittels eines formschlüssigen Stabilisierungselementes mit der tibialen Prothesenkomponente gekoppelt sind. Diese Art der Koppelung wird im englischen Sprachraum im Gegensatz zur Starrachsprothese, der „fully constrained" Prothese, als „semiconstrained" oder „partielly-constrained" bezeichnet.

Partielle und totale Kniegelenkprothesen: Klassifikation und Definition nach [12]

Partieller Kniegelenkersatz

- unikondyläre Komponenten
- bikondyläre Komponenten
- unikondylärer Teilersatz
- unikompartimenteller Teilersatz

Totaler Kniegelenkersatz (gemäß der Gelenkfunktion im unbelasteten Zustand)

- ungekoppelt
- teilgekoppelt
- vollgekoppelt

In der Entwicklung der Knieendoprothetik stellte die „teilgekoppelte" Knieprothese zunächst einen Kompromiß dar zwischen den Teilprothesen u.a. von McIntosh und McKeever, und den starrgekoppelten Knieprothesen u. a. von Walldius und Guepar. Auch für die sich aus den sog. „Total-condylar-Prothesen" weiterentwickelten Implantate der heute zur Verfügung stehenden vielfältigen Varianten wird für die instabilen Kniegelenke und die Kreuzbanddefektsituationen die innere Koppelung angeboten. Die „posterior stabilized" Komponenten der neuen Generation stellen ebenfalls teilgekoppelte Knieprothesen dar. Zudem wird durch die unterschiedliche stärkere Formgebung eine zusätzliche Stabilität der Knieprothesen vorgesehen (Abb. 1 und 2).

Die in der Literatur geführte Diskussion hinsichtlich des Erhalts der Kreuzbänder ist nicht abgeschlossen. Vor- und Nachteile für den Kreuzbanderhalt werden denen bei Kreuzbandresektion gegenübergestellt.

Kreuzbanderhalt

Vorteile

- Erhalt der normalen Anatomie
- Stabilisierung der Seitenbänder bei Varus-/Vagusstreß
- Propriozeption

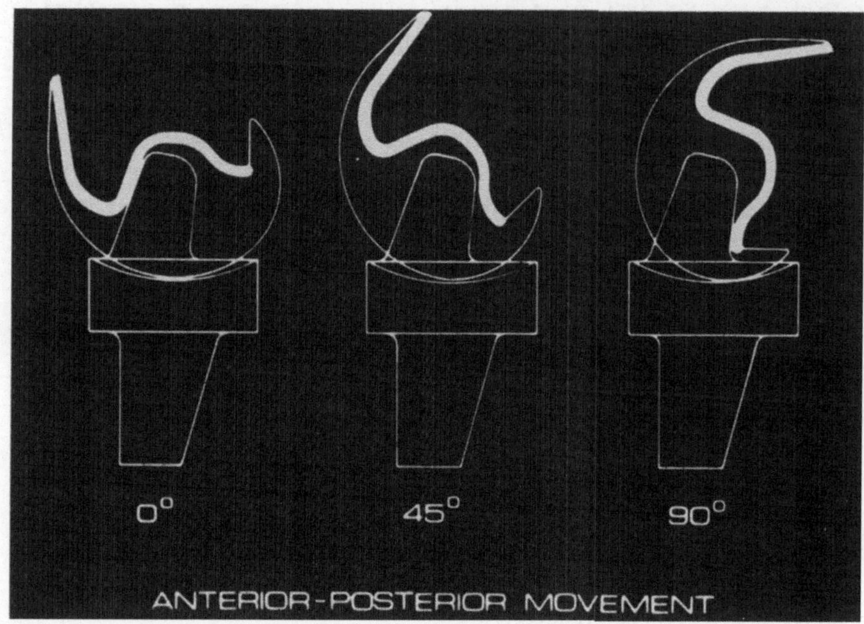

Abb. 1. Prinzip der „teilgekoppelten" Knieprothesen

Nachteile

- Gefahr der Instabilität
- Zunahme des Abriebs

Kreuzbandresektion

Vorteile

- Erleichterung der Technik
- Verbesserung von Korrektur bei Deformitäten
- Verringerte Gefahr der Instabilität
- Verbesserte Beweglichkeit (Extension)

Nachteile

- Gefahr der Luxation
- Vergrößerte Belastung an Knochen- und Zementgrenze
- Verlust der Propriozeption

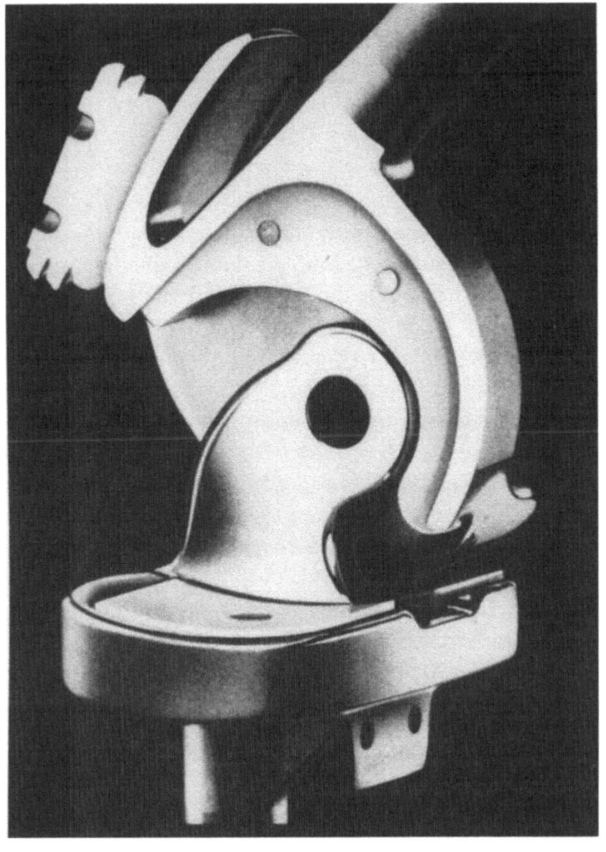

a

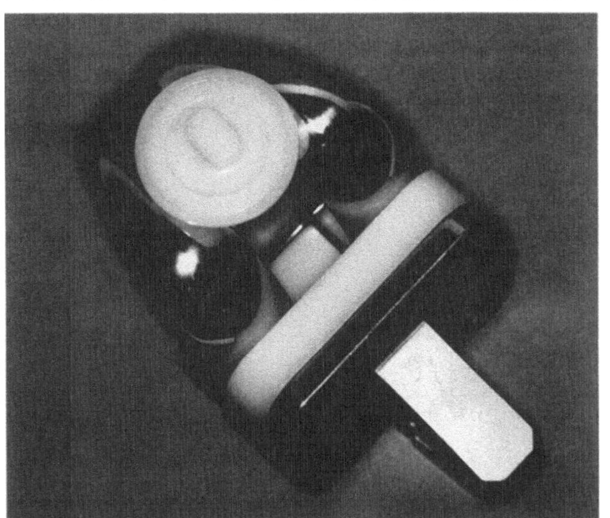

b

Abb. 2 a, b. Typische Beispiele für teilgekoppelte Knieprothesen. **a** GSB-Knieprothese, **b** posterior-stabilized total condylar knee

Indikationen

Für die Wahl der teilgekoppelten Kniegelenkprothesen sind diejenigen

1. bei Primäroperationen und
2. für Revisionseingriffe

zu beachten.

Teilgekoppelte Knieprothesen sind für *Primärimplantationen* besonders bei komplexer ligamentärer Insuffizienz bzw. bei deren Defekten, insbesondere bei cP vorgesehen. Ausgeprägte Kontrakturen von mehr als 30° bei Rheumapatienten, die bereits seit geraumer Zeit an den Rollstuhl gebunden oder bettlägerig sind, erfordern eine Weichteillösung, möglicherweise mit knöcherner Resektion, um eine teilgekoppelte Knieprothese zu implantieren. Darüber hinaus stellen knöcherne Defektsituationen eine Indikation zur Verwendung von teilgekoppelten Implantaten dar, wenn der Bandansatz hierbei zerstört oder nicht refixierbar ist (Abb. 3 und 4).

Experimentelle Untersuchungen zur Stabilität von Kreuzbandstrukturen nach langjähriger Erkrankung, insbesondere Polyarthritiden, haben nachweisen lassen, daß die mechanischen und viskoelastischen Eigenschaften langfristig bis zu einem Faktor von 4 reduziert werden [9].

In weiteren Untersuchungen stellten wir fest, daß durch Verlust des hinteren Kreuzbandes retropatellare Kräfte gesteigert werden. Daraus ist zu folgern, daß eine intakte Kinematik der Kniegelenke eine ausreichende Stabilität erfordert, um Fehlbelastungen und gesteigerten Abrieb zu vermeiden [10].

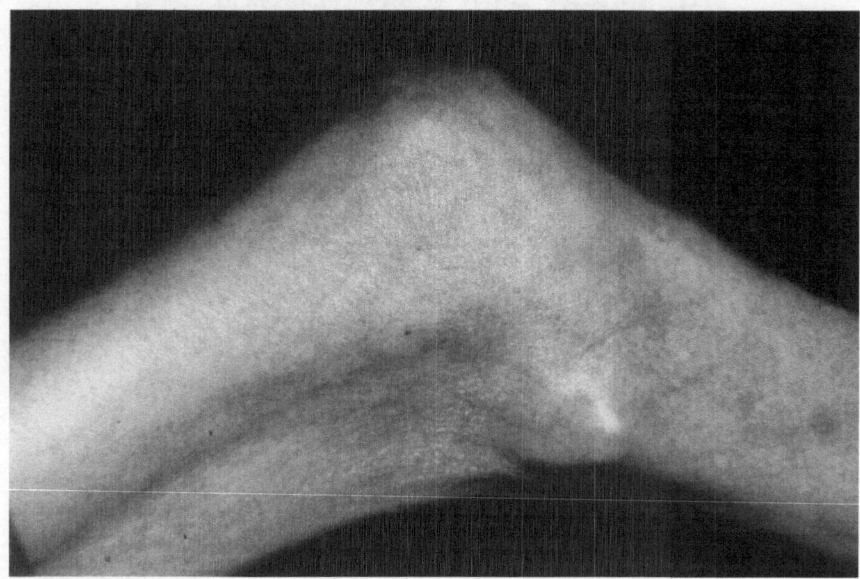

Abb. 3. 72jährige cP-Patientin, rollstuhlpflichtig, Flexionskontraktur 60°

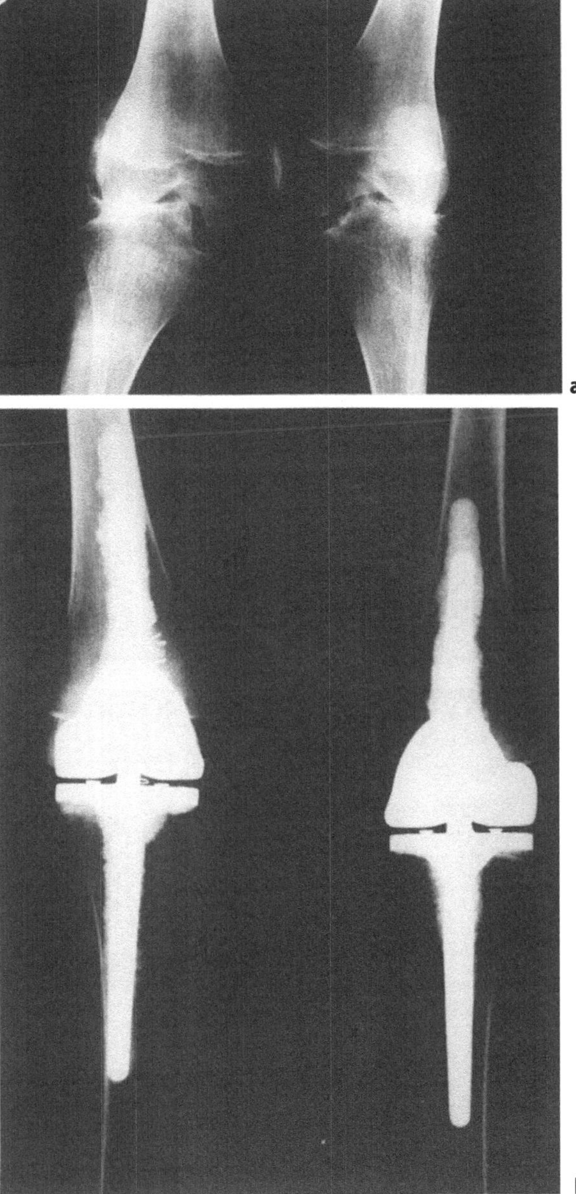

Abb. 4 a, b. 37jähriger Patient, juvenile chronische Arthritis. Röntgenaufnahmen: **a** Komplexe Destruktion und Instabilität beider Kniegelenke, **b** Nach GSB-Knieprothesen beidseits

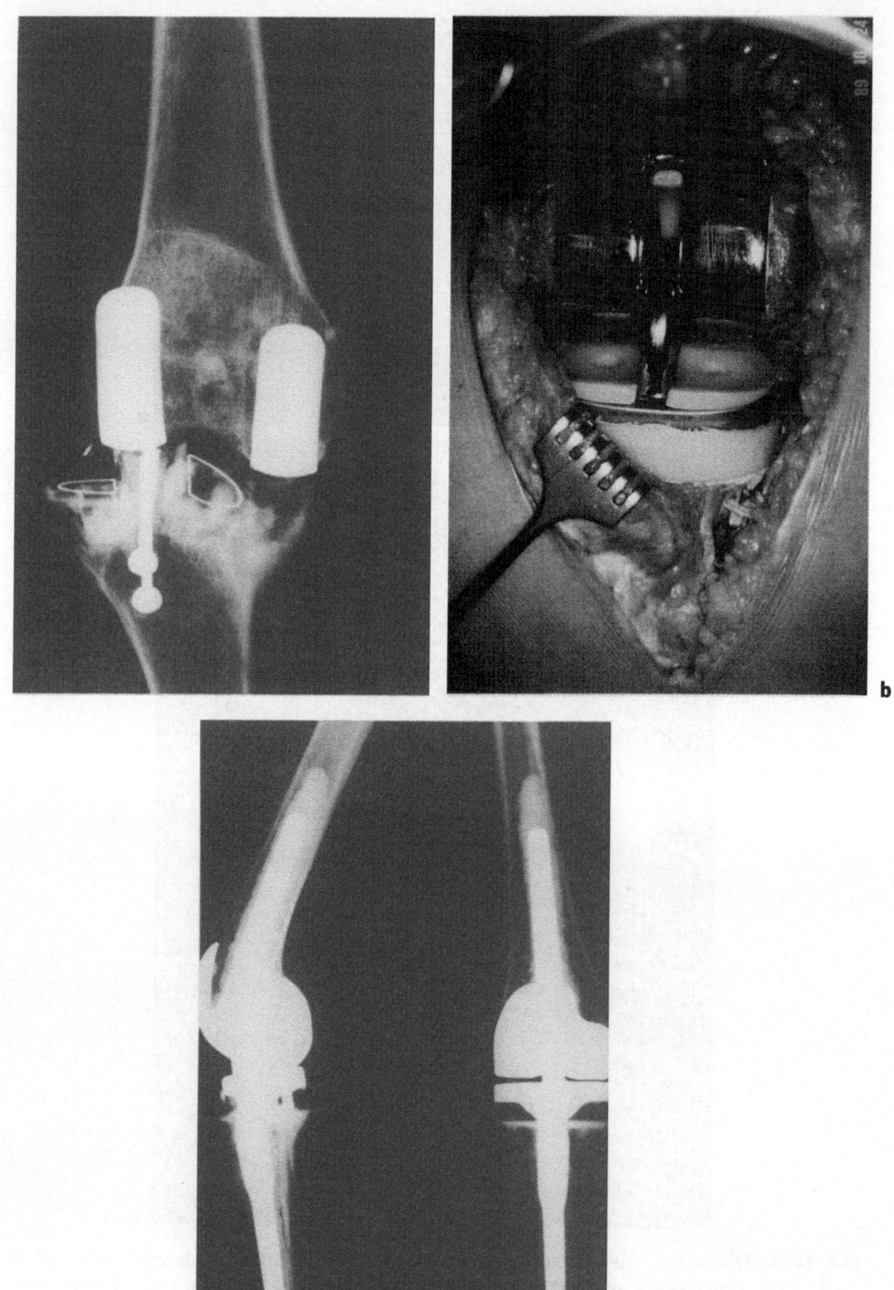

Abb. 5 a–c. 68jährige cP-Patientin. **a** Instabilität nach bikondylärer Teilprothese. **b** Intraoperativer Situs nach GSB-III-Knieprothese mit Polyäthylen-Tibiakopfersatz. **c** Röntgenkontrolle 36 Monate post operationem

Die Indikation der Wahl für teilgekoppelte Knieprothesen ist insbesondere bei *Revisionseingriffen* nach Fehlschlag von Erstimplantaten gegeben. Ursachen für die neue Implantation von Knieprothesen sind komplexe Instabilitäten bei ungekoppelten Prothesen, aseptische und auch septische Revisionseingriffe (zweizeitig) wie auch knöcherne oder Implantatfrakturen.

Revisionsoperationen bedürfen einer besonders exakten präoperativen Planung, in der die Gründe des Fehlschlagens berücksichtigt, insbesondere aber die Möglichkeiten der Rekonstruktion im Detail anhand von Röntgenkontrollen, Labor- und Punktatuntersuchungen zum Ausschluß eines Infektes inkl. Szintigraphie vorbereitet werden. Bei dem operativen Vorgehen sind

- die Weichteilverhältnisse,
- Entfernung der Implantate,
- knöcherne Defekte,
- die Rekonstruktion und
- die Rehabilitation

v.a. für multimorbide Rheumapatienten einzuschätzen. Die teilgekoppelten Implantate inkl. der zur Verfügung stehenden Stielverlängerungen zur besseren Verankerung von Knochendefekten wurden hier angewandt. Knochendefekte wurden aus unserer Sicht soweit möglich und besonders bei jüngeren Patienten eingesetzt. Die teilgekoppelte Knieprothese mit ggf. allogenem Defektersatz bietet insbesondere im höheren Alter eine rasche postoperative Mobilisierung und Belastbarkeit (Abb. 5)

Ergebnisse

In einer retrospektiven vergleichenden Untersuchung von 157 GSB-Kniegelenkprothesen (Polyarthritis n = 73, 46,5 %, Gonarthrose n = 67, 42,7 %) nach im Mittel von knapp 4 Jahren stellten wir keinen funktionellen Unterschied für beide Gruppen mit 89 % ohne Streckdefizit und einer Flexion von mehr als 90° in 72,9 % der Kniegelenke fest.

Dieses Ergebnis konnte erzielt werden, obwohl 64 % der Rheumapatienten eine polyartikuläre Erkrankung an 5 und mehr Gelenken aufwiesen, gegenüber lediglich 6 % multipler Gelenkbeteiligung bei Arthrosepatienten.

Waren bei 15,2 % der cP-Patienten vorgängig Operationen (Synovektomien, Osteotomien) erfolgt, so hatten bereits 24,7 % der Gonarthrosepatienten Osteotomien oder Meniskektomien durchführen lassen. Schmerzfreiheit bzw. leichte Schmerzhaftigkeit war bei den teilgekoppelten GSB-Knieprothesen in 82,1 % der cP-Patienten (60) und bei 78,5 % der Arthrosepatienten (33) eingetreten. Von insgesamt 19 % Reoperationen erfolgten 16 % bei Arthrosepatienten und 20 % bei Rheumapatienten. Ein Drittel der Operationen war zur Verbesserung des Streckapparates erforderlich [7, 8].

Die oben dargestellten Ergebnisse unterscheiden sich wesentlich durch die früher verwendeten Implantate GSB MK I gegenüber den neu erfaßten Kontrolluntersuchungen mit dem GSB-Typ MK III aus unserer Klinik [5]. Nunmehr konnten 88 GSB-Knieprothesen MK III mit mittlerer Nu-Zeit von 58,1 Monaten beurteilt werden. Hierbei waren in dem verlängerten Zeitraum lediglich aseptische Revisionsoperationen in 5,2 % und 5,6 % wegen eines Infektes durchgeführt worden. 4 oder 5 Infektionen traten als Spätinfektionen nach mehr als 1 Jahr Standzeit ein. Damit bestätigte sich in unserem Kollektiv die deutliche Verbesserung durch Weiterentwicklung von Implantat und Operationstechnik. Dieses entsprach den publizierten Komplikationsraten im *„Swedish knee project"* [13].

Eine deutliche Steigerung der kumulierten Überlebensrate nach 8 Jahren für die GSB-Knieprothesen der ersten Generation (84 %) auf 94 % konnte erreicht werden. Hinsichtlich der Überlebensrate für Rheuma- und Arthrosepatienten ergab sich kein wesentlicher Unterschied.

Ein signifikanter Unterschied wurde insbesondere hinsichtlich der Überlebensrate in bezug auf die Schmerzreduzierung zur Grunderkrankung dargestellt.

Patienten mit cP wiesen mit 90 % gegenüber der Versorgung bei Gonarthrose mit 70 % schmerzfreier Knieprothesen eine wesentlich günstigere Schmerzbeeinflussung auf [6].

Die funktionellen Vergleichsuntersuchungen zwischen totalen kondylären Knieprothesen wiesen eine Verbesserung der Flexion auf 113° und Verminderung des Streckdefizits auf 3° durch die „posterior stabilized" Knieprothese gegenüber einer Beugung von 83° bzw. 11° mittlerem Streckdefizit bei hinterem Kreuzbanderhalt auf [14].

Wenngleich die Fünfjahresergebnisse hinsichtlich Knee-Score, Patientenzufriedenheit und röntgenologischer Verlaufskontrollen keinen Unterschied für Knieprothesen mit Kreuzbanderhalt bzw. Resektion ergaben, so war doch bei vergleichender Muskelaktivitätsmessung die kreuzbandresezierende Prothese weniger leistungsfähig und führte zu höherer medialer Belastung und höheren Reaktionskräften, die die Haltbarkeit der Implantate beeinflussen können [4].

Eine Steigerung der Überlebensrate ohne wesentlichen Unterschied für Rheuma- oder Arthrosepatienten konnte auch für die Weiterentwicklung für das „Total Condylar Knee" durch Einführung des „posterior stabilized TC knee" für die Achtjahresüberlebenskurven von 92,56% TC auf 97,34 TCP (Polyäthylen-Tibiaplateau) bzw. 98,75 (metal-backed Tibiaplateau) gesteigert werden. Der Unterschied für Gonarthrose und RA betrug weniger als 1% [19]. Dieser Unterschied konnte allerdings in vergleichenden Untersuchungen von *Vince* [21] nicht bestätigt werden. Eine höhere Zehnjahresüberlebensrate für Rheumapatienten von 97% gegenüber 85% für Gonarthrose stellten *Aglietti et al.* [1] fest.

Eine besondere Berücksichtigung erfahren die Indikationen und Ergebnisse teilgekoppelter Knieprothesen bei Revisionseingriffen.

Die zu erwartenden Ergebnisse sind insbesondere abhängig von den zu wechselnden Erstimplantaten. Revisionsoperationen können bei unikondylären und bikondylären Prothesensystemen bis zu 81% gute Ergebnisse, und bei gekoppelten Prothesen 76% erzielen. Dabei haben sich auch die teilgekoppelten Prothesen gegenüber starrgekoppelten oder ungekoppelten Prothesen bewährt [18]. Für die GSB-Kniegelenkprothesen stehen über die vorgefertigen Revisionsimplantate hinaus, Möglichkeiten der sog. „Custom-made-Implantate" zur Verfügung, die eine Stielverankerung und Stabilisierung ermöglichen. Von 17 sog. „custom-made" GSB-Knieprothesen waren 10 Implantate bei RA, 6 Prothesen bei Gonarthrose und eine Prothese bei Tibiakopfnekrose als Grunderkrankung erforderlich.

Als Ursachen für das Fehlschlagen der Primärimplantate lag in 11 Fällen eine aseptische Prothesenlockerung (bei Stielverankerung), bei 5 Patienten eine periprothetische Fraktur wegen Osteoporose und 2 Spätinfektionen vor.

Zwei Wundheilungsstörungen mußten zur Ausheilung gebracht werden. In einem mittleren Nachuntersuchungszeitraum von 33,8 Monaten (min. 15.0 Monate, max. 62.0 Monate) war lediglich eine einmalige Revisionsoperation wegen einer femoralen Refraktur erforderlich.

Mit derartigen Implantaten (n = 18) konnten wir in 71% gute, mittelfristige Ergebnisse, ohne neuerliche Revision, und zufriedenstellende funktionelle Ergebnisse erzielen (Abb. 6).

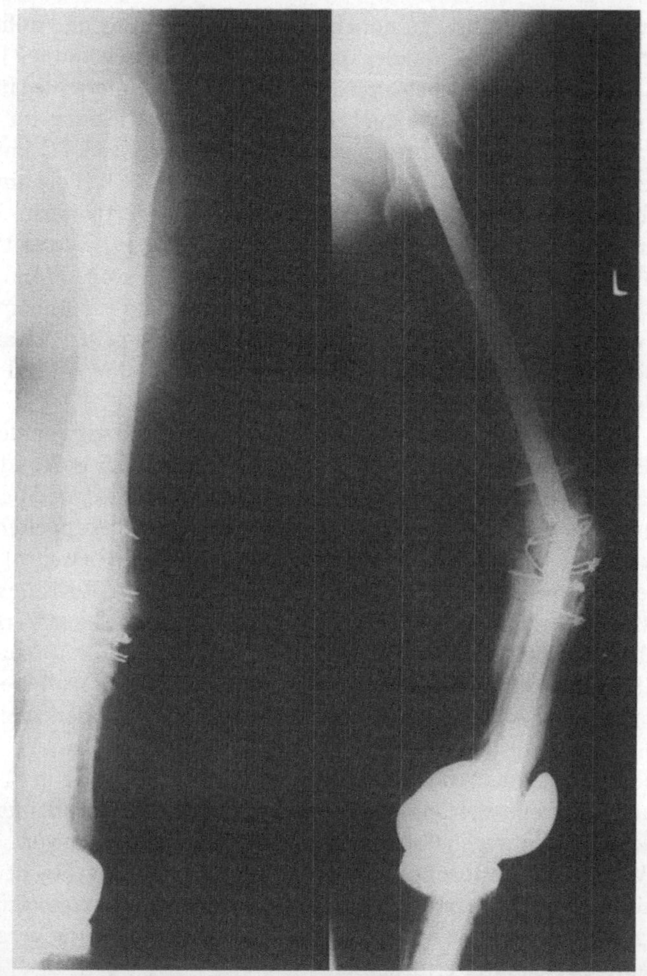

a

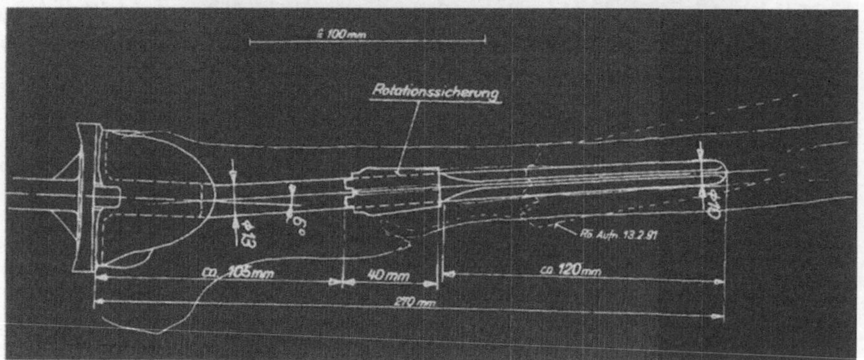

b

Abb. 6 a–b. 76jährige cP-Patientin. **a** Röntgenaufnahme des Femurs, Refraktur nach Stabilisierung durch Marknagelung alio loco. **b** Skizze für „custom-made" GSB-Knieprothese (Sonderanfertigung)

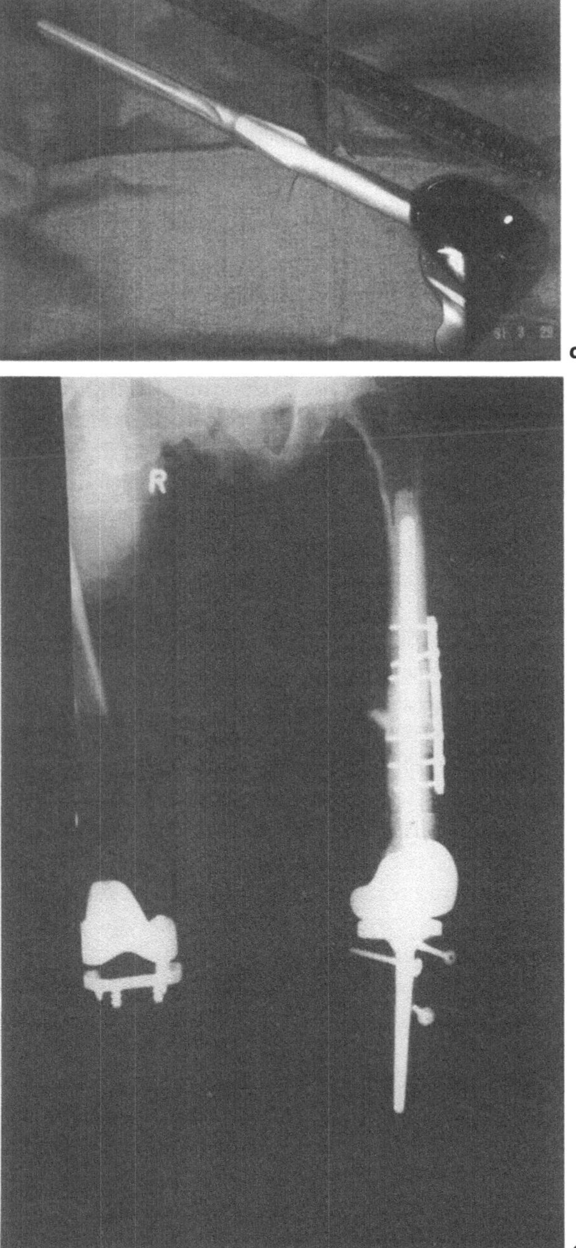

Abb. 6 c–d. c „custom-made" GSB-Femurkomponente. **d** Röntgenkontrolle 18 Monate post operationem mit „custom made"-GSB-Femurkomponente nach Tuberositas-tibiae-Refixation (intraoperativ) mit additiver AO-Plattenosteosynthese und Spongiosaplastik (rechts: 56 Monate nach ES-Knieprothese)

Schlußfolgerungen

Die Behandlung von Patienten mit RA bedarf in besonderem Maße einer individuellen Planung, in die sich die aus der Systemerkrankung entwickelnden Probleme der Indikationsstellung, der Prioritäten sowie die lokalen Besonderheiten integrieren lassen. Die sich in hohem Maße entwickelnde Beteiligung und progrediente globale Destruktion der Kniegelenke stellt die Implantation von Knieprothesen zur Funktionserhaltung und Wiederherstellung an den unteren Extremitäten neben den alloplastischen Ersatz des Hüftgelenkes und die Versorgung des rheumatischen Handgelenkes an der oberen Extremität in die Kategorie erster Ordnung.

Für die kondylären, ungekoppelten Knieprothesen ist die Stabilität und der Erhalt des hinteren Kreuzbandes von Bedeutung. Die Kreuzbänder werden im Rahmen des arthritischen Prozesses mit involviert und verlieren bei dauerhaftem, aktivem entzündlichem Geschehen an stabilisierenden Eigenschaften [2, 9].

Teilgekoppelte Knieprothesen ermöglichen eine erweiterte Indikation durch formschlüssige Koppelung von femoralen und tibialen Prothesenkomponenten. Primäre Indikationen werden bei globalem Verlust der ligamentären Stabilität und komplexen Kontrakturen bzw. versteiften Kniegelenken von mehr als 30° bzw. 50° Beugekontraktur gesehen. Zudem liegt insbesondere die Indikation für teilgekoppelte Knieprothesen in den Fällen von Revisionseingriffen vor, bei denen eine komplexe Rekonstruktion erforderlich ist.

Für Patienten mit cP ist es von funktioneller Bedeutung, eine Beugefähigkeit von mehr als 100° zu erreichen, damit sie beim Aufstehen aus sitzender Haltung leichter den Körperschwerpunkt über die Füße bringen können. Da dieses Ergebnis mit dem der ersten Generation des „total condylar"-Kniegelenkes nicht hatte erzielt werden können, wurde das „posterior stabilized total condylar-Kniegelenk" mit Resektion des hinteren Kreuzbandes entwickelt [15].

Eigene Untersuchungen mit der GSB-Knieprothese, einem Prototyp der teilgekoppelten Knieprothese, haben im mittleren Verlauf nach 58,1 Monaten in 73,8% der Fälle eine Flexion von mehr als 90° nachweisen lassen [5]. Neuere Implantate mit modularen Komponenten ermöglichen eine adaptierte Verwendung, die sich individuell für die meisten Situationen der primären und sekundären Eingriffe anwenden lassen [11, 15, 22]. Darüber hinaus stehen Möglichkeiten der individuellen Implantatversorgung zur Verfügung (Abb. 7).

Gesicherte Erkenntnisse über die erforderliche Inzidenz der Verwendung von teilgekoppelten Knieprothesen liegen noch nicht für Patienten mit RA vor. In Einzelfällen ist diese Entscheidung erst intraoperativ zu treffen. Auf diese Situation sollten die rheumachirurgisch tätigen Orthopäden vorbereitet sein und der Patient aufgeklärt werden. Aufgrund der vorliegenden Erfahrungen ist durch die Verwendung von teilgekoppelten Knieprothesen keine nachteilige Funktionseinbuße zu erwarten.

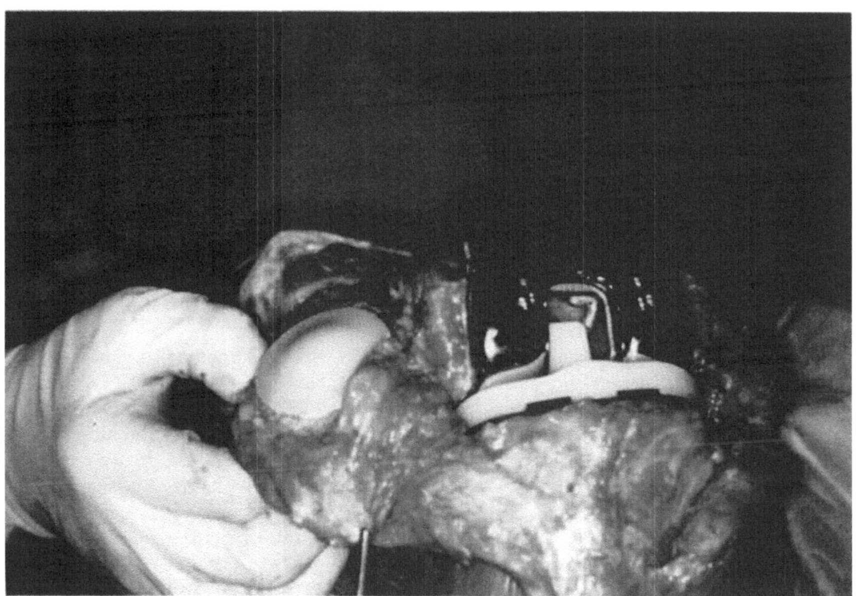

Abb. 7. Intraoperativer Situs mit modularem Knieprothesenmodell „Genesis-posterior-stabilized“

Literatur

1. Aglietti P, Buzzi R, Zaccherotti G (1991) The Insall-, Burstein posteriorly stabilized total knee replacement in rheumatoid arthritis. A minimum 5 year follow-up study. Abstract book, 6th ERASS Congress, Florence p 8
2. Alexiades M, Scuderi G, Vigorita V, Scott WN (1989) A histologic study of the posterior cruciate ligament in the arthritic knee. J Bone Joint Surg [Am] 153-169
3. Clayton ML, CJ Smyth (1992) Surgery for rheumatoid arthritis. Churchill Livingstone, New York Edinburgh London Melbourne Tokyo
4. Dorr LD, Ochsner JL, Gronley J, Perry J (1988) Functional comparison of posterior cruciate – Retained versus cruciate-sacrificed total knee arthroplasty. Clin Orthop Relat Res 271-285
5. Gantzer B (1994) Mittel- und langfristige Ergebnisse nach Implantation der GSB-Kniegelenk-Endoprothese. Inaugural-Dissertation, Ludwig-Maximilians-Universität München
6. Gschwend N, Siegrist H (1991) Das GSB-Kniegelenk, Revisionseingriffe und Infektionen. Orthopäde 20:197-205
7. Hagena FW, Hofmann GO (1984) Lang- und mittelfristige Ergebnisse nach Implantation der GSB-Kniegelenks-Endoprothese, Teil I: Klinische Ergebnisse, Teil II: Radiologische Ergebnisse, Unfallheilkunde 87:132-143; 298-308
8. Hagena FW, Hofmann GO (1988) Total knee arthroplasty in the treatment of rheumatoid arthritis and other forms of osteoarthritis. In: Müller W, Hackenbruch W (eds) Surgery and Arthroscopy of the Knee, 2nd Congress of the European Society. Springer, Berlin Heidelberg New York Tokyo, pp 603-611
9. Hagena FW, Hofmann GO, Mittlmeier T, Wasmer G, Bergmann M (1989) The cruciate ligaments in knee replacement. Int Orthop 13:13-16

10. Hagena FW, Plitz W, Mühlberger G, Carl C (1994) Retropatellar forces after rupture of the PCL and patello-tibial transfixation: an in vitro study. Knee Surg Sports Traumatol Arthroscopy 2:31-37
11. Hanssen AD, Rand JA (1988) A comparison of primary and revision total knee arthroplasty using the kinematic stabilizer posterior. J Bone Joint Surg [Am] 70:491-499
12. International Standard ISO 7207/1 (1985) Implants for surgery - Partial and total knee joint prosthesis, 1st edn, 1985-08-15, 1-8
13. Knutsen K, Lindstrand A, Lidgren L (1986) Survival of knee arthroplasties. A nationwide mulicenter investigation of 8000 cases. J Bone Joint Surg [Br] 68:795-803
14. Laskin RS, Rieger M, Schob G et al. (1989) The posterior stabilized total knee prosthesis in the knee with a severe fixed deformity. Am J Knee Surg 1:199-203
15. Mailly T, Scott WN (1993) Posterior stabilized Knee arthroplasty. In: Rand JA (ed) Total knee arthroplasty. Raven, New York, pp 227-231
16. Munzinger U, Gschwend N (1991) Long term results with GSB knee arthroplasty - follow up 12-18 years. Abstract Book, 6th ERASS Congress, Florence, p 4
17. Plitz W (1991) Endoprothetik am Kniegelenk. Orthopäde 20:164-169
18. Rand JA (ed) (1993) Results of revision total knee arthroplasty. In: Total knee arthroplasty. Raven, New York, pp 281-294
19. Scuderi GR, Insall JM, Windsor RE, Moran UC (1989) Survivarship of cemented knee replacement. J Bone Joint Surg [Br] 71:798-803
20. Ungethüm M, Stallforth H (1981) Die Verankerungskräfte bei Knieendoprothesen in Abhängigkeit von der Konzeption der Gelenke. Z Orthop 119:433-438
21. Vince KG (1991) The posterior stabilized knee prosthesis. In: Laskin RS (ed) Total knee replacement. Springer, London Berlin, pp 113-149
22. Whiteside LA (1993) Cementless total knee arthroplasty. In: Rand JA (ed) Total knee arthroplasty. Raven, New York, pp 329-347
23. Witt AN, Küsswetter W (1973) Zum Problem des Kniegelenkersatzes mit alloplastischen Gelenken. Wochenschr Unfallheilkd 76:511-523

KAPITEL 11

Vergleich der Resultate der PCA-Kniegelenkarthroplastiken bei Patienten mit Arthrose und solchen mit chronischer Polyarthritis

E. Morscher, R. Elke, G. Meier und K. Warnke

In der Entwicklung der Kniegelenkarthroplastik bedeutet der Übergang von den Scharniergelenken (Walldius-Prothese, Shiers-Prothese) zu „halbverbundenen" Kniegelenken (z.B. GSB-Prothesen) und schließlich zu den praktisch rein auf Ligamentführung basierenden Prothesen („resurfacing" wie PCA-Prothese) einen entscheidenden Schritt zu einem zuverlässigen und sicheren Verfahren in der Behandlung von degenerativen Arthrosen, rheumatischen Arthritiden und Arthrosen anderer Genese des Kniegelenkes. Mit zunehmender Anwendungssicherheit und Dauerhaftigkeit stiegen auch die Indikationen zur Kniegelenkarthroplastik. Gerade bei Patienten mit multilokulären Gelenkerkrankungen entscheidet die Kniegelenkfunktion oft über Selbständigkeit oder Abhängigkeit, weil ein Abstützen mit der oberen Extremität, z.B. beim Aufstehehen aus einem Stuhl, wegen des gleichzeitigen Befalls von Schulter, Ellenbogen und Händen, nicht gewährleistet ist [5]. Die Frage ist: Kann die Kniegelenkarthroplastik eine Funktionsverbesserung über längere Zeit aufrechterhalten und wie verhalten sich die Überlebensstatistiken der Implantate bei rheumatischen Erkrankungen im Vergleich zu den degenerativ bedingten Krankheitsbildern?

Bis 1981 haben wir an unserer Klinik das „semi constrained" GSB-Kniegelenk eingesetzt. Ab 1982 verwendeten wir das PCA-Kniegelenk, weil es einerseits eine physiologischere Kinematik ermöglichte, und andererseits, weil es ein Kniegelenk war, das auch zementfrei implantiert werden konnte. In der Zwischenheit hat sich allerdings gezeigt, daß die Zementtechnik und überhaupt die Verwendung von Knochenzement zur Prothesenfixation am Kniegelenk weit weniger problematisch ist als am Hüftgelenk.

Material und Methode

1992/93 wurden alle zwischen 1982 und 1989 eingesetzten PCA-Kniearthroplastiken einer Nachkontrolle unterzogen. Es handelte sich um 524 primäre PCA-Knieprothesen, von denen 424 mit und 100 ohne Knochenzement fixiert worden waren. Die mittlere Beobachtungsdauer betrug 4,2 Jahre (3–10 Jahre). 89 Patienten waren beidseits in einer einzigen Sitzung, 41 Patienten (82 Prothesen) beidseits in 2 Sitzungen operiert worden. Zur klinischen und radiologischen Evaluation wurden die von der „Knee Society" 1989 vorgeschlagenen Evaluationssysteme eingesetzt [1, 2]. Für die Überlebensdauer wurde die Methode von Kaplan und Meier angewendet.

Ergebnisse

Allgemein

Das klinische Gesamtresultat war in 89% der Fälle ausgezeichnet und gut, in 5% mäßig, in 6% schlecht. In der Auswertung ergaben sich keine Unterschiede bezüglich Indikation zur Arthroplastik, und der „knee score" zwischen erster postoperativer (3 Monate postoperativ) und letzter Nachuntersuchung differierte nur um 3 Punkte ($p = 0.0032$). Dies zeigte, daß sich das Resultat über 10 Jahre nur geringfügig änderte. Der Gesamt-knee-Score nahm von 28 Punkten präoperativ auf 83 Punkte nach 3 Monaten, und auf 85 Punkte nach 12 und 36 Monaten zu, er fiel dann zwischen 54 und 118 Monaten auf 82 Punkte zurück. Die Überlebensdauer nach 7 Jahren betrug 93,5% und zeigte keine signifikanten Geschlechtsunterschiede (Abb. 1).

Beim direkten Vergleich zwischen zementierten und zementfrei fixierten Tibiaplateaus waren die zementierten Implantate eindeutig überlegen. 90% der zementierten Arthroplastiken hatten ein ausgezeichnetes oder gutes Resultat und nur 5% ein schlechtes. Der Prozentsatz der ausgezeichneten und guten Resultate betrug bei den nichtzementierten Prothesen nur 81%, und in 15% mußte ein schlechtes Resultat in Kauf genommen werden.

Die Röntgenanalyse zeigte Aufhellungssäume und abgelöste Kügelchen der PCA-Beschichtung vorwiegend am Tibiaplateau. 65% aller Tibiaplateaus entwickelten Aufhellungssäume zwischen Implantat und Knochen. 6% wiesen nicht-

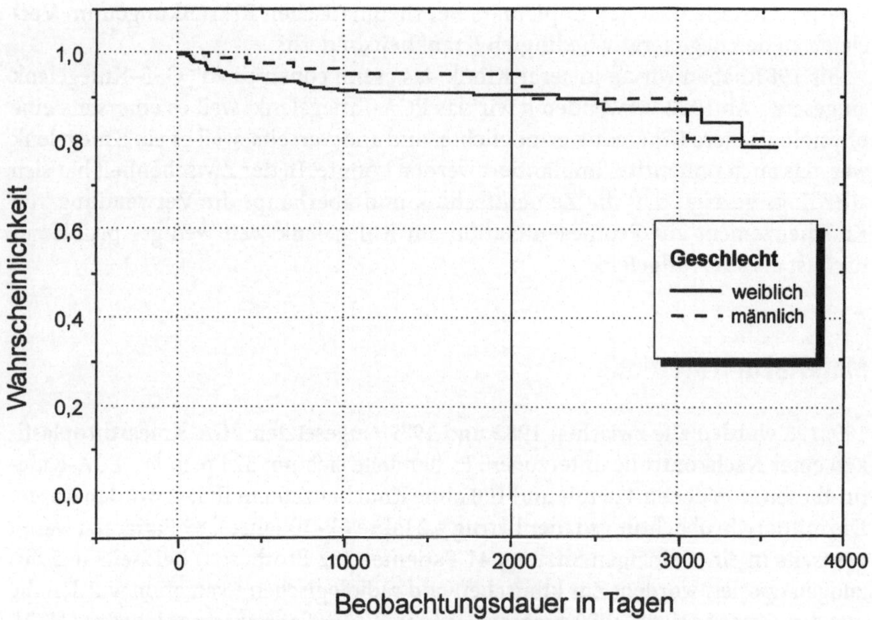

Abb. 1. Ergebnisse nach Alloarthroplastik des Kniegelenks

progrediente Säume auf. 43% hatten progressive Säume, 16% waren aus röntgentechnischen Gründen nicht konklusiv. Andererseits fand sich keine statistische Korrelation zwischen klinischen und radiologischem Resultat sowie der Häufigkeit von Revisionen.

Insgesamt wurden 38 Revisionen durchgeführt, die Revisionsrate betrug 7,2%. Eine Revision war in 18 Fällen wegen Patellaproblemen, in 9 Fällen wegen Tibiakomponentenlockerungen und in 6 Fällen wegen Spätinfekten notwendig. Die Infektionsrate betrug damit 1,1%. Frühinfekte wurden nicht beobachtet.

Arthrose versus Arthritis

Vom gesamten Krankengut der zwischen 1982 und 1989 mit einer PCA-Arthroplastik versorgten Patienten wurden die degenerativen Arthrosen und die Kniegelenke mit Polyarthritis gesondert ausgewertet und miteinander verglichen: Es wurden 61 Arthroplastiken bei Polyarthritis ausgewertet. Davon waren 29 einseitig, 32 beidseitig und von diesen wiederum 16 einzeitig beidseitig und 16 in 2 Sitzung operiert. Bei den beidseitig einzeitig operierten Kniegelenken wurde aus Gründen der statistischen Unabhängigkeit jeweils nur das erstoperierte Kniegelenk für die weitere statistische Bearbeitung berücksichtigt.

Damit standen insgesamt 302 Arthrosen und 45 Arthritiden zur statistischen Beurteilung zur Verfügung. Die Survivorshipanalysen zeigten einen praktisch identischen Verlauf mit einer Überlebenswahrscheinlichkeit von 82% nach 10 Jahren in beiden Gruppen (Abb. 2).

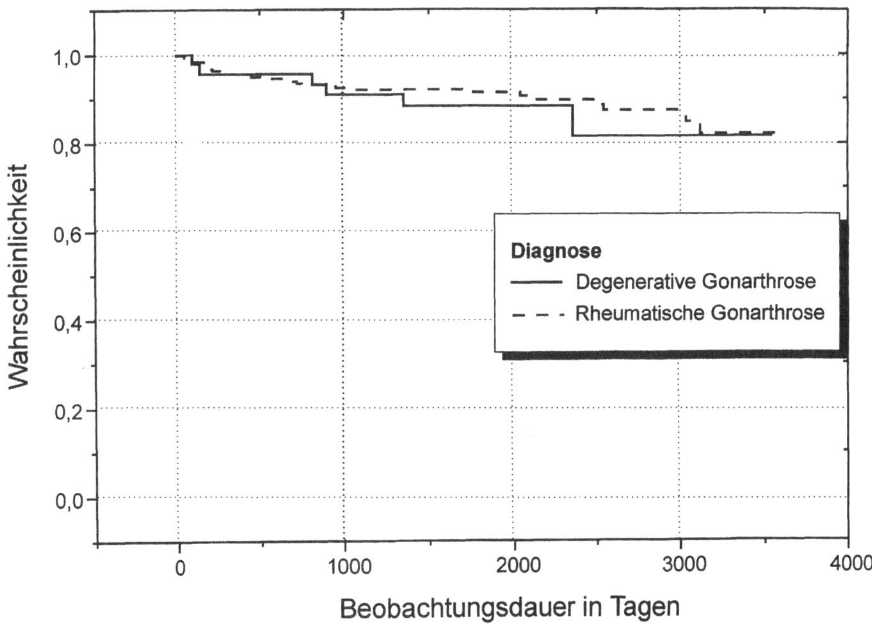

Abb. 2. Vergleich der Überlebenskurven nach Alloarthroplastik des Kniegelenks beim Rheumaknie und bei Gonarthrose

Bei der nach dem Knee-Society-Score erfolgten klinischen Beurteilung, die sich in einen Kniepunkte- und einen Funktionspunkteteil unterteilt (Tabelle 1), zeigten die Funktionspunkte eine sehr große Streuung, so daß verläßliche statistische Aussagen nicht möglich waren.

Die Streuung bei den Kniepunkten war deutlich geringer. Der präoperative Median der Kniepunkte war mit 21 in der Rheumatikergruppe deutlich tiefer als mit 28 Punkten in der Gonarthrosegruppe (Abb. 3). Bei der Dreimonatskontrolle stieg dieser Wert auf 87 Punkte in der Gonarthrose- und auf 89 Punkte in der Rheumatikergruppe (Abb. 4). Bei der letzten Untersuchung konnte der Wert mit einem Median von 87 Punkten in der Gonarthrosegruppe gehalten werden, bei den Rheumatikern sank der Wert auf 77 Punkte ab (Abb. 5).

Tabelle 1. Knee Society Score (Modifiziert nach [2])

Kniepunkte		Punktzahl
Schmerzen	Keine	50
	Leichte, nur zeitweise	45
	Nur beim Treppensteigen	40
	Beim Gehen und Treppensteigen	30
	Mäßige Schmerzen zeitweise	20
	Mäßige Schmerzen dauernd	10
	Starke Schmerzen	0
Bewegungsumfang	1 Pt. pro 5 Grad	25
	125 = 25 Punkte = Max.	
Stabilität	a.p. <5 mm	10
	5–10 mm	5
	>10 mm	0
	Mediolateral	
	<5 Grad	15
	6–9 Grad	10
	10–14 Grad	5
	>14 Grad	0
Erreichte Punktzahl		
Abzüge von max. Punktzahl		
Flexionskontraktur	5–10 Grad	2
	10–15 Grad	5
	16–20 Grad	10
	>20 Grad	15
Extensionsdefizit	<10 Grad	5
	10–20 Grad	10
	>20 Grad	15
Achsenabweichungen	5–10 Grad	0
	0–4 Grad	3/Grad
	11–15 Grad	3/Grad
	>15 Grad	20
Total Abzüge		
Total „Kniepunkte"		

Tabelle 1 (Fortsetzung)

Funktionspunkte		Punktzahl
Gehfähigkeit	Unbegrenzt	50
	>1000 m	40
	500-1000 m	30
	<500 m	20
	nur innerhalb des Hauses	10
	Gehunfähig	0
Treppensteigen	Normal auf und ab	50
	Normal auf und ab mit Handlauf	40
	Auf und ab nur mit Handlauf	30
	Auf mit Handlauf, ab unmöglich	15
	Treppensteigen unmöglich	0
Erreichte Punktzahl		
Abzüge von max. Punktzahl		
Hilfsmittel	Ein Handstock	5
	Zwei Stöcke nötig	10
	Gehwagen, Gehbock o. ä. nötig	20
Total Abzüge		
Total „Funktionspunkte"		

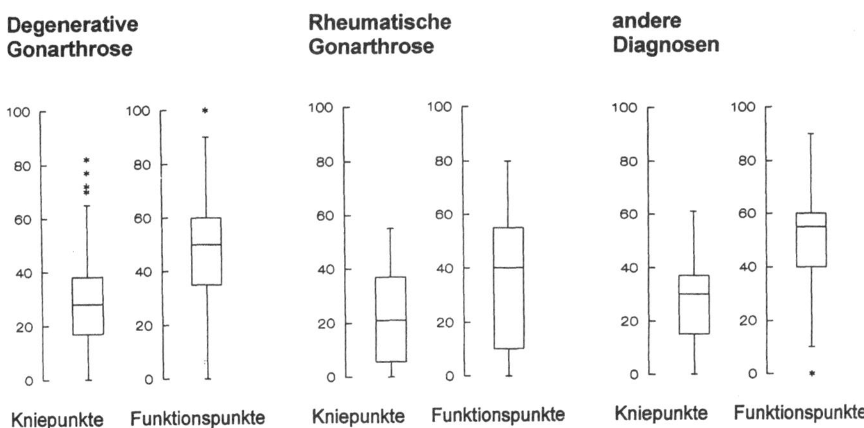

Abb. 3. Knie- und Funktionsscore gruppiert nach Diagnosen (alle erstoperierten Knie präoperativ)

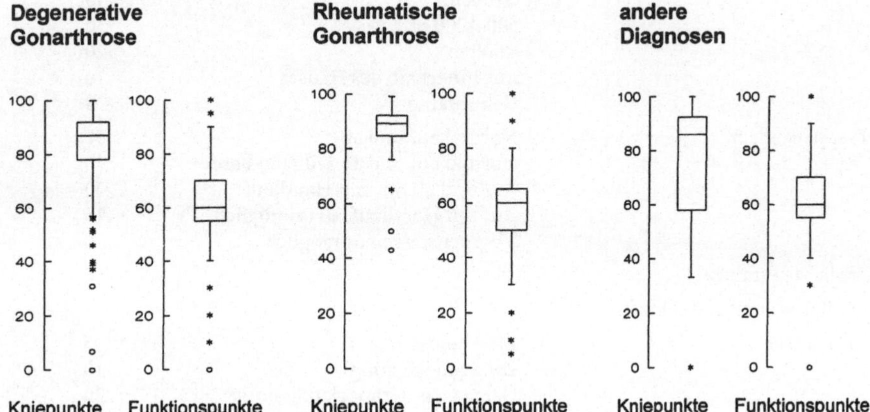

Abb. 4. Knie- und Funktionsscore gruppiert nach Diagnosen (alle erstoperierten Knie postoperativ – erste Nachuntersuchung)

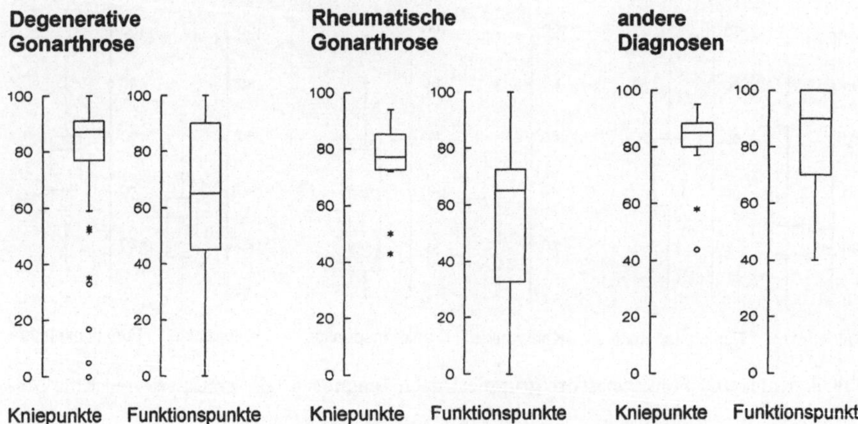

Abb. 5. Knie- und Funktionsscore gruppiert nach Diagnosen (alle erstoperierten Knie postoperativ – letzte Nachuntersuchung)

Die Untersuchung der Kniegelenkbeweglichkeit in beiden Kollektiven ergab bei 34% in der Arthrosegruppe ein präoperatives Flexionsvermögen von unter 90°, 32,5% wiesen ein solches auch noch postoperativ auf. In der Rheumatikergruppe lag der Ausgangswert bei 43,2% und bei der letzten Nachkontrolle blieben noch 41,7% von ihnen unter 90° Flexion.

Diskussion

Ein wesentlicher Grund für den Unterschied bezüglich der Resultate von zementierten und nichtzementierten Prothesen liegt in der sog. „learning curve", die bei Kniegelenkarthroplastik bekanntlich eher flach verläuft. Die ersten Prothesen wurden aber allesamt nichtzementiert eingebaut. Daraus erklärt sich auch, wenigstens zum Teil, das schlechtere Abschneiden der zementfrei fixierten Arthroplastiken. Andererseits haben die Untersuchungen mittels Röntgenstereophotogrammetrie von *Ryd et al.* [4] in Schweden eindeutig gezeigt, daß ohne Zement fixierte Tibiaplateaus deutlich schlechter halten als zementfixierte.

Um sich von einem Stuhl zu erheben, ist es außerordentlich wichtig, daß das Kniegelenk über 90° flektiert werden kann. Mit der PCA-Arthroplastik konnte zu Beginn nur eine Beweglichkeitsverbesserung gegenüber präoperativ von durchschnittlich 7° erreicht werden. Mit einer Verbesserung der Operationstechnik, aber auch mit neueren Modellen (Duracon usw.) ließen sich in den letzten 10 Jahren auch hier wesentliche Verbesserungen erreichen. Sicher besteht aber ein direkter Zusammenhang zwischen dem präoperativen Ausmaß der Gelenkbeweglichkeit und dem zu erwartenden postoperativen Resultat, weil der ganze Weichteilmantel sich bei diesen Patienten über die vielen Jahre ihres Leidensweges meist stark verändert hat.

Das Absinken der Kniepunkte in der Rheumatikergruppe zwischen der Kontrolle 3 Monate postoperativ und der aktuellsten Untersuchung ist auf das generelle weitere Fortschreiten dieser Erkrankung im Verlauf der Zeit zurückzuführen.

Im Vergleich mit der Survivorshipanalyse der Mayo-Klinik 1991 mit über 9000 Kniegelenkarthroplastiken [3], können absolut vergleichbare Zehnjahreswerte gefunden werden. Bei einem praktisch identischen Verlauf der Überlebenskurve der beiden Gruppen nach 10 Jahren und einem Median der Kniepunkte, der mit 77 Punkten auch beim Rheumatiker nach dieser Zeit als gut bezeichnet werden kann, darf geschlossen werden, daß die Kniegelenkarthroplastik mit der heutigen Technik eine sichere Methode ist, die Lebensqualität, Selbständigkeit, v.a. aber die Beschwerdereduktion eines Rheumatikers von seiten seines Kniegelenkes über lange Zeit zu erhalten (Abb. 6).

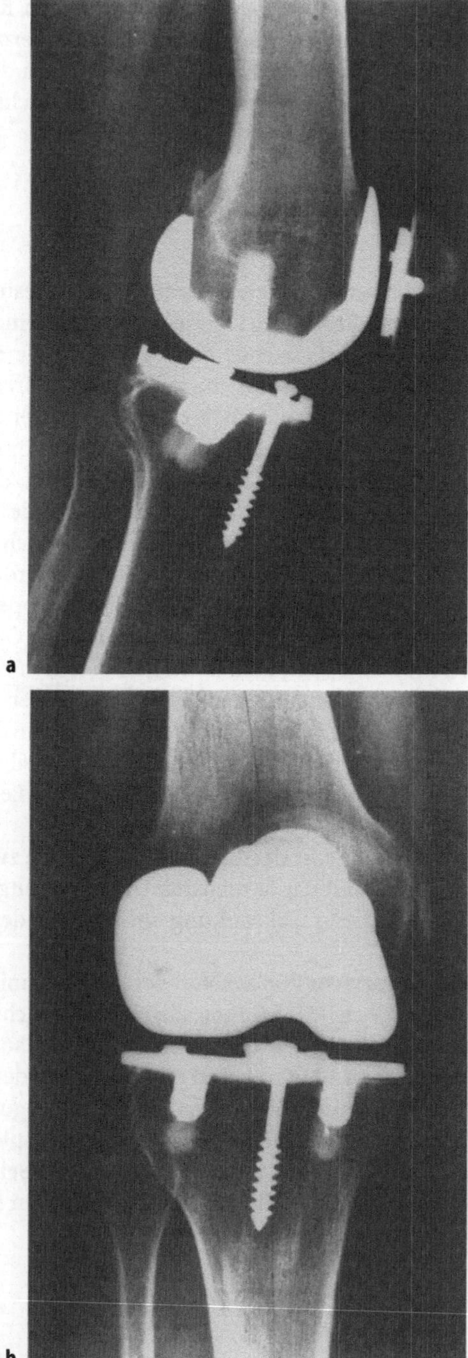

Abb. 6. a, b V.E., 73jährige Patientin mit chronischer Polyarthritis. Zustand 9 Jahre nach der Operation: gutes klinisches Resultat, Flexion/Extension 95-0-0, keine Schmerzen

Literatur

1. Ewald F (1989) The knee society total knee arthroplasty roentgenographic Evaluation and scoring system. Clin Orthop 248:9-12
2. Insall JN, Dorr LD, Scott WN (1989) Rationale of the knee society clinical rating system. Clin Orthop 248:13-14
3. Rand JA, Ilstrup DM (1991) Survivorship analysis of total knee arthroplasty - Cumulative rates of survival of 9200 total knee arthroplasties. J Bone Joint Surg [Am] 73/3:397-409
4. Ryd L, Lindstrand A, Stenström A, Selcik G (1990) Porous coated anatomic tricompartimental tibial components. The relationship between prosthetic position and micromotion. Clin Orthop 251:189-197
5. Sledge CB, Walker PS (1984) Total knee arthroplasty in rheumatoid arthritis. Clin Orthop 182:127-136

KAPITEL 12

Implantatversagen bei kondylären Knieendoprothesen

R.K. Miehlke

Der künstliche Ersatz des Kniegelenks mit trikompartimentären Endoprothesen ist im Hinblick auf Funktionserhaltung und Schmerzbefreiung wie auch auf die Korrekturmöglichkeiten von Deformitäten heute insgesamt als ausgesprochen zufriedenstellend einzustufen. Langfristige klinische Beobachtungen mit zementierten totalen Knieendoprothesen belegen dies nachdrücklich. Abhängig von den vorausgesetzten Kriterien und dem Endpunkt werden in zahlreichen Studien Überlebensraten oberflächenersetzender Knieendoprothesen für Zeiträume zwischen 10 und 15 Jahren in einem Bereich zwischen 90 und 99% angegeben [16, 24, 39–41, 44, 45, 53, 55, 61].

Nach der Ära der Doppelschlittenendoprothesen wurde 1979 durch *Thomas u. Grundei* [59] im deutschsprachigen Raum eine anatomisch geformte, vollständig ungekoppelte trikompartimentäre Endoprothese inauguriert. Wenig später wurde die SKI-Knieendoprothese [34] entwickelt, die einen ähnlichen Weg beschritt und mittelfristig zufriedenstellende klinische Resultate erbrachte [35].

Als Alternative zur Anwendung von Knochenzement führten *Hungerford et al.* [22] 1982 die mikroporische Rückflächenbeschichtung zur zementfreien Implantation von Kniegelenkendoprothesen ein. Daraufhin hat sich die unzementierte Implantationstechnik am Kniegelenk weit verbreitet [15, 28, 51, 56, 64]. Eine große Anzahl weiterer Modelle, die dieses Prinzip verfolgen, steht heute zur Verfügung. Auch mit Bezug auf die zementfreie Implantationstechnik werden über einen Zehnjahreszeitraum vergleichbare Überlebensraten von 96,7 angegeben, wobei allerdings die Versager durch Patellakomponenten mit Metallträger ausgeschlossen sind [66],

Trotz durchaus verläßlicher Ergebnisse muß aber eine Reihe klinischer Probleme angesprochen werden, die teilweise den konstruktiv technischen Teil, teilweise aber auch die Rückflächenbeschichtung heute gebräuchlicher Knieimplantate betreffen.

Material

Am Nordwestdeutschen Rheumazentrum wurden im Zeitraum zwischen Januar 1982 und September 1992 1360 oberflächenersetzende Knieendoprothesen implantiert. Vier verschiedene trikompartimentäre Endoprothesensysteme, zunächst in zementierter, später teilweise in zementfreier Implantationstechnik, wurden benutzt. Es handelt sich um die Modelle SKI [34], die Microloc-Endoprothese [56], die Press-fit-Kondylar-Endoprothese [51] und die Omnifit-Endoprothese.

Zwischen 1982 und 1986 wurden 320 SKI-Endoprothesen implantiert. Der Nachbeobachtungszeitraum liegt zwischen 79 und 134 Monaten, bei einem Durchschnitt von 98 Monaten.

Von 1986–1988 wurde das Microloc-System in 190 Fällen angewendet. Der Beobachtungszeitraum liegt zwischen 60 und 78 Monaten, bei einem Durchschnitt von 70 Monaten. 1987 wurde das PFC-Endoprothesensystem eingeführt. In die vorliegende Serie sind bis 1992 805 Endoprothesen mit einem Nachbeobachtungszeitraum zwischen 12 und 66 Monaten eingegangen, der Durchschnitt beträgt 43 Monate. Die ersten 90 Fälle wurden noch mit einer Patellakomponente versorgt, danach wurde einheitlich auf den Ersatz der Kniescheibe verzichtet und eine v-förmige, modellierende, auf das jeweilige endoprothetische Patellagleitlager angepaßte Teilresektion der Patella eingeführt.

Alternativ wurde im Zeitraum zwischen 1990 und 1992 in 45 Fällen auch die Omnifit-Knieendoprothese verwendet, der Nachbeobachtungszeitraum beträgt allerdings 12-28 Monate bei einem Mittel von 22 Monaten (Tabelle 1).

Tabelle 1. Übersicht der verwendeten Knieendoprothesentypen

	n	Jahre	Beobachtungs-zeitraum (Mon.)	Durchschnitt
SKI	320	1982–1986	79–134	98
MICROLOC	190	1986–1987	60– 78	70
PFC	805	1987–1992	12– 66	43
OMNIFIT	45	1990–1992	12– 28	22
Gesamt	1360			

Ergebnisse

Als mechanisch bedingte Versager werden diejenigen Fälle zusammengefaßt, die aufgrund einer Komplikation, die einer endoprothetischen Komponente zugeordnet werden kann, eine Revisionsoperation erforderlich machten.

Nach durchschnittlich 98 Monaten zeigte das SKI-Knie eine Lockerungsrate der medialen Tibiakomponente von 7,0%, d.h. in 19 von 272 Fällen, die mit getrennten Tibiaplateaus unter Erhaltung beider Kreuzbänder versorgt wurden. Bisher ist lediglich eine laterale Tibiakomponente von einer Lockerung betroffen (0,4%). Eine ungenügende Achsenkorrektur war postoperativ bei 5 Fällen festzustellen, während bei allen anderen Fällen eine valgische Achsenausrichtung zwischen 4 und 9° vorhanden war (Abb. 1). In 48 Fällen wurde eine totale Tibiakomponente verwendet. Unter diesen Fällen ist bislang keine Lockerung aufgetreten. 18 Patellakomponenten (5,6%) sind inzwischen gelockert. In 12 Fällen zeigte sich dabei, daß der Gleitteil der Polyethylenkomponente vom Veranke-

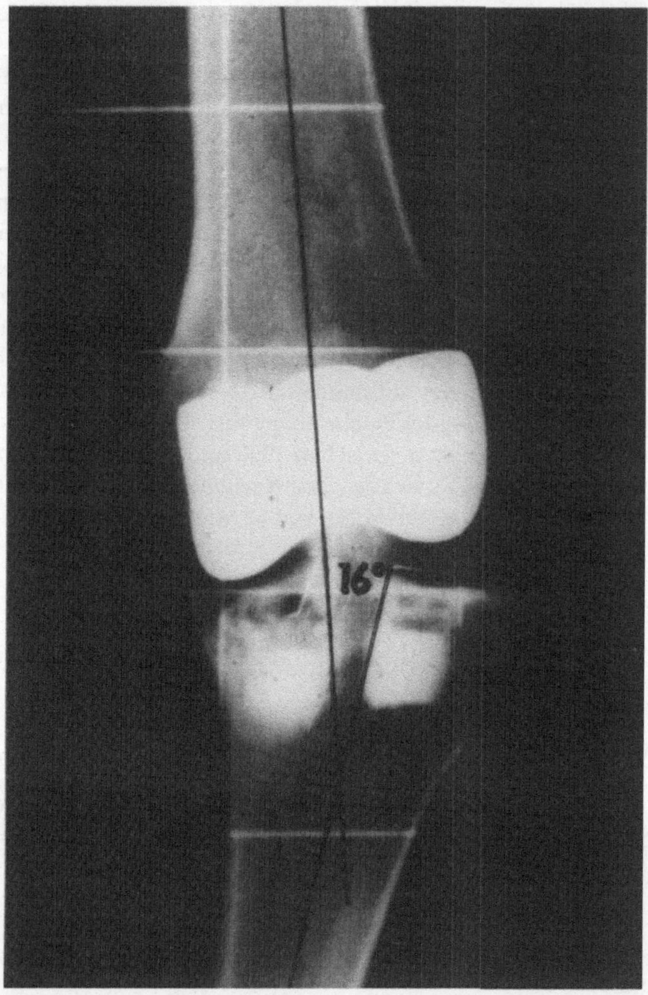

Abb. 1. Progrediente Varusfehlstellung bei Einsinken und Lockerung der medialen Tibiakomponente (reine Polyethylenkomponente, zementiert) einer SKI-Endoprothese

rungsteil an dessen Basis abgeschert war (Abb. 2). Außerdem ist festzustellen, daß bei der SKI-Knieendoprothese die knöcherne Restpatella zu dem lateral stark prominenten Anteil des Patellagleitlagers der Femurkomponente häufig in Kontakt tritt, was zu knöchernen Verformungen der restlichen Kniescheibe mit Ausbildung einer Osteosklerose führt. Besonders kann dies bei Verkippungen oder Lateralisationen der Patella beobachtet werden. In der Serie der SKI-Endoprothesen sind Lockerungen von Femurkomponenten bislang nicht beobachtet worden.

Entsprechend ihrer Konstruktion wurde die SKI-Endoprothese ausschließlich unter Verwendung von Knochenzement implantiert.

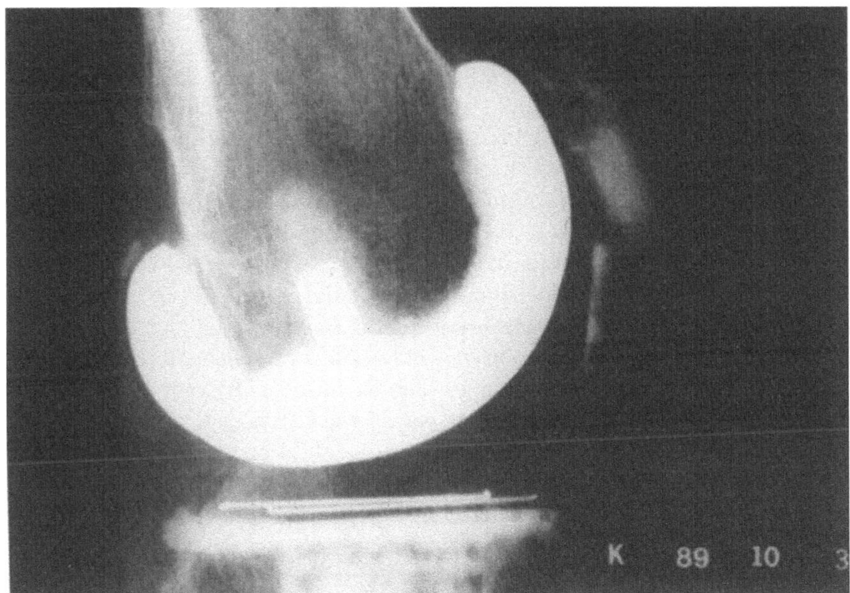

Abb. 2. Das Gleitteil einer SKI-Patellakomponente ist vom Verankerungszapfen abgeschert und imponiert als freier Gelenkkörper im ventralen Kniebinnenraum

Das Microloc-Knie-System war insbesondere auf den Erhalt von Knochensubstanz und durch seine kügelchenbeschichtete Verankerungsfläche sowohl für zementfreie als auch zementierte Implantationstechnik ausgelegt. Dies versprach speziell bei jungen Rheumatikern Vorteile. In der vorliegenden Serie wurden 85% der Femurkomponenten ohne Knochenzement und entsprechend 15% unter Verwendung von Knochenzement implantiert. 39% der Tibiakomponenten waren zementfrei und 61% zementiert eingebracht worden. Alle 190 Patellakomponenten wurden zementfrei eingesetzt.

Bei den PFC-Kniegelenken erhöhte sich der Anteil der nicht zementierten Femurkomponenten auf 91%, während der Anteil nicht zementierter Tibiakomponenten auf 16% zurückging. 84% zementierte Tibiakomponenten zeigen, gegenüber der Microloc-Endoprothese, eine eindeutige Tendenz zugunsten der Knochenzementverwendung an der Tibia.

Bei der Microloc-Endoprothese wurden frühzeitige mechanische Fehlschläge und Lockerungen der tibialen Komponenten und der Patellakomponenten erkennbar. Dies machte die Verwendung von Tibiakomponenten, die über einen zentralen Verankerungszapfen verfügen, notwendig, und veranlaßte den Wechsel auf das PFC-System. Aber auch die frühen patellären Versagensfälle, nicht nur beim Microloc-System, sondern auch beim PFC-System, machten methodische Veränderungen erforderlich.

Nach durchschnittlich 70 Monaten sind bei der Microloc-Endoprothese 12,1% Lockerungen von Tibiakomponenten zu verzeichnen. Dies entspricht 23 Fällen.

An den Patellakomponenten ist es in 14 Fällen (7,4%) zum mechanischen Versagen gekommen.

Eine der Komplikationen ist unfallbedingt. Es trat eine Patellafraktur und Ruptur der Quadrizepssehne auf. Dabei löste sich das Patellaimplantat aus dem knöchernen Lager. Es wurde entfernt und eine Quadrizepssehnenplastik durchgeführt. Ein Patient entwickelte nach einem Sturz eine geringe ligamentäre Instabilität. Bei der klinischen Nachuntersuchung waren weitere Symptome nicht zu finden. Nach 22 Monaten trat aber eine zunehmende Kapsel-Band-Instabilität und Schwellung ein, woraufhin die Revision indiziert wurde. Sowohl die Tibiakomponente als auch die Patellakomponente zeigte einen beträchtlichen Polyethylenabrieb, der bis auf den Metallträger ging. Dabei war der dorsale Anteil des Tibiaträgers betroffen. Bei den übrigen 22 Lockerungen einer Tibiakomponente fand sich anläßlich der Revision in 2 Fällen Kaltfluß des Polyethyleneinsatzteils im dorsalen Bereich, und in 20 Fällen wurde ein ventrales Abheben der Tibiakomponente radiologisch im seitlichen Röntgenbild festgestellt. Eine dorsale Subluxation des Femurs in Relation zur Tibia, in Verbindung mit ausgedehntem Polyethylenabrieb oder noch hinzukommendem Metallabrieb am Trägerteil, war bei 13 Fällen feststellbar (Abb. 3). Mit Ausnahme von 2 Fällen, bei denen unmittelbar postoperativ keine vollständige Kapsel-Band-Stabilität bestand, entwickelte sich die kapsuloligamentäre Instabilität erst allmählich.

Die Lockerung kügelchenbeschichteter Komponenten ist eng dem sog. „bead shedding“ vergesellschaftet. Demzufolge, und bei Abrieb am Tibiaträger selbst, entwickelt sich rasch eine titaninduzierte Fremdkörpersynovitis. Die mechanisch bedingte Komplikation selbst, aber auch die beschriebenen Folgen, machen in derartigen Fällen eine rasche Revision zwingend erforderlich (Abb. 4).

Bei den 14 Fällen patellärer Komplikationen fiel regelmäßig ausgedehnter Abrieb am Polyethylenteil der Komponente, teilweise aber auch unter Beteiligung des Trägerteils, auf. In 8 Fällen hatte sich der Polyethylenteil bereits vom Trägerteil gelöst. Sogar der Bruch eines Metallträgers wurde an einer Patellakomponente beobachtet. Bei den mechanischen Versagern an der Patellakomponente wurde die Entfernung der Komponente und die Remodellierung der knöchernen Restpatella durchgeführt. In allen Fällen liegen bislang klinisch zufriedenstellende Ergebnisse vor.

Bei den gelockerten Tibiakomponenten der Microloc-Endoprothese wurde der Austausch mit einer entsprechenden PFC-Komponente vorgenommen, die aufgrund gleicher Konstruktionsmerkmale verwendet werden kann.

Mit 2 Ausnahmen wurden beim Tibiakomponentenwechsel die Patellakomponenten vorsorglich entfernt; umgekehrt wurde bei 6 patellären Versagern die Tibiakomponente mit ausgetauscht (Abb. 5).

Nach einer, wenngleich relativ kurzen Beobachtungsdauer von 43 Monaten fällt beim PFC-Knieendoprothesensystem die noch geringe Lockerungsquote von 0,2% (2 Fälle) an den Femurkomponenten und 0,4% (3 Fälle) an den Tibiakomponenten auf. Bei den ersten 90 implantierten PFC-Gelenken unter Einschluß der Kniescheibe kam es zu 2 mechanischen Fehlschlägen (Abb. 6). Die Patellakomponenten wurden ersatzlos unter Remodellierung der knöchernen Restpatella entfernt. Bei den femoralen und tibialen Komplikationen wurden Wechseloperationen innerhalb desselben Systems durchgeführt.

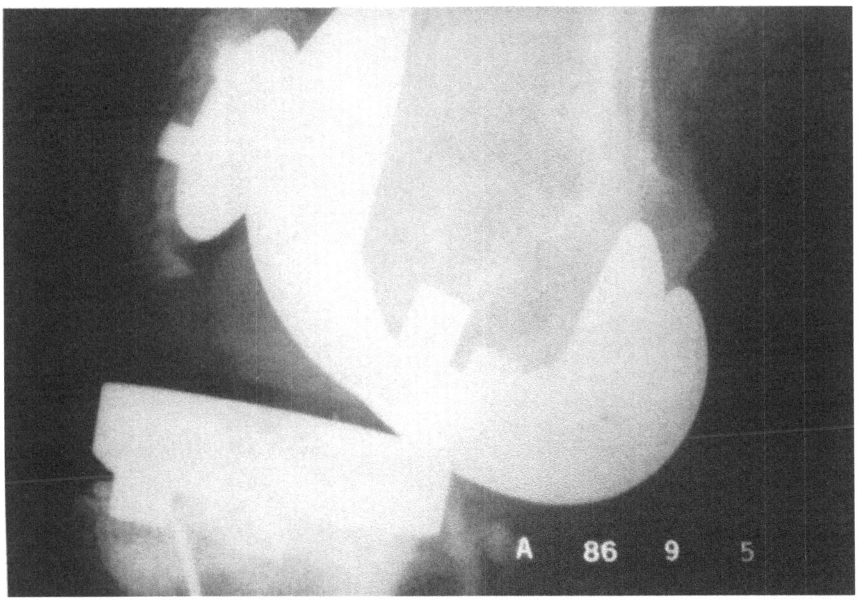

a

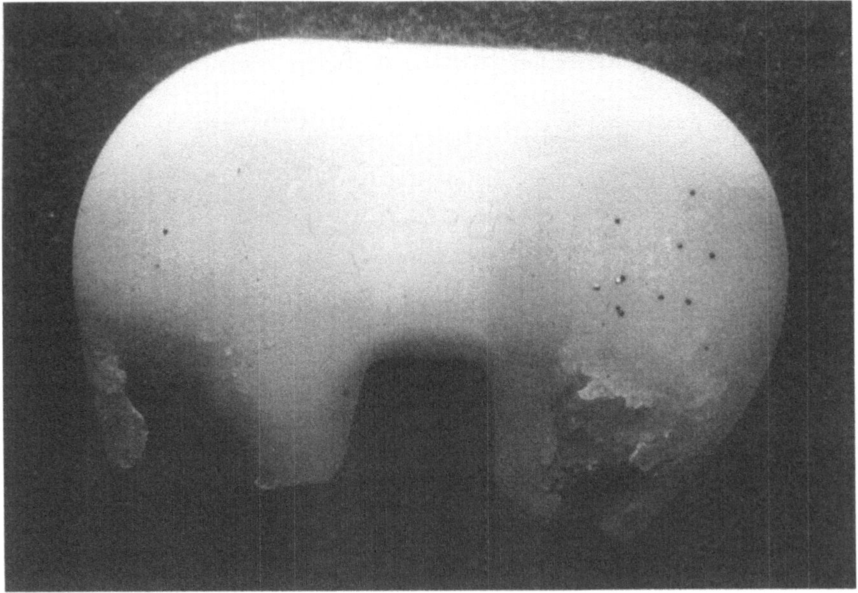

b

Abb. 3. **a** Frühzeitige dorsale Subluxation des Femurs bei implantierter Microloc-Knieendoprothese. Durch die Subluxation wird die Tibiakomponente ventral ausgehebelt. **b** Explantierte Tibiakomponente desselben Kniegelenks. In den dorsalen Abschnitten der Komponente zeigt sich erheblicher Polyethylen- und Materialabrieb am Metallträger. Beim Lockerungsprozeß ist es zur Imprägnation von gelösten Metallkügelchen der Verankerungsfläche in den Kunststoffteil der Tibiakomponente gekommen

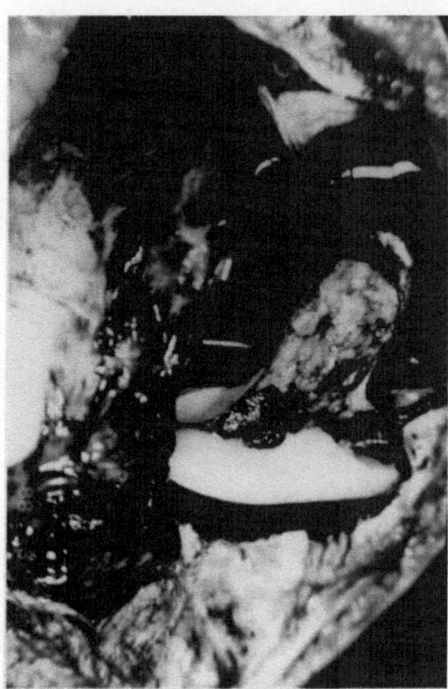

Abb. 4. Revisionsoperation einer Microloc-Knieendoprothese: Der Materialabrieb am Trägerteil der Tibiakomponente hat rasch zu einer Titan-Fremdkörper-Synovitis geführt

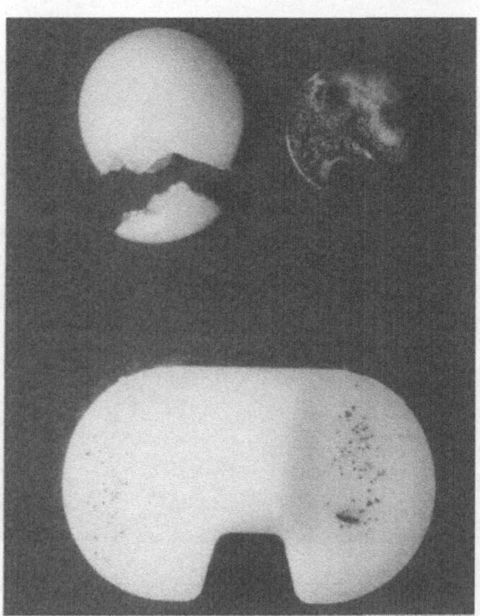

Abb. 5. Frühzeitiger Materialverschleiß an der Patellakomponente iner Microloc-Endoprothese. Das Polyethylengleitteil war abgelöst und frakturiert; der im Implantatlager feste Metallträger zeigte erheblichen Materialabrieb. Aus der Verschleißzone gelöste Metallkügelchen fanden sich neben einer groben Metalleinsprengung im Polyethyleneinsatzteil der Tibiakomponente. Der Polyethyleneinsatz ist nicht vom Metallträger zu trennen; daher erfolgte auch die Explantation der klinisch stabilen Tibiakomponente

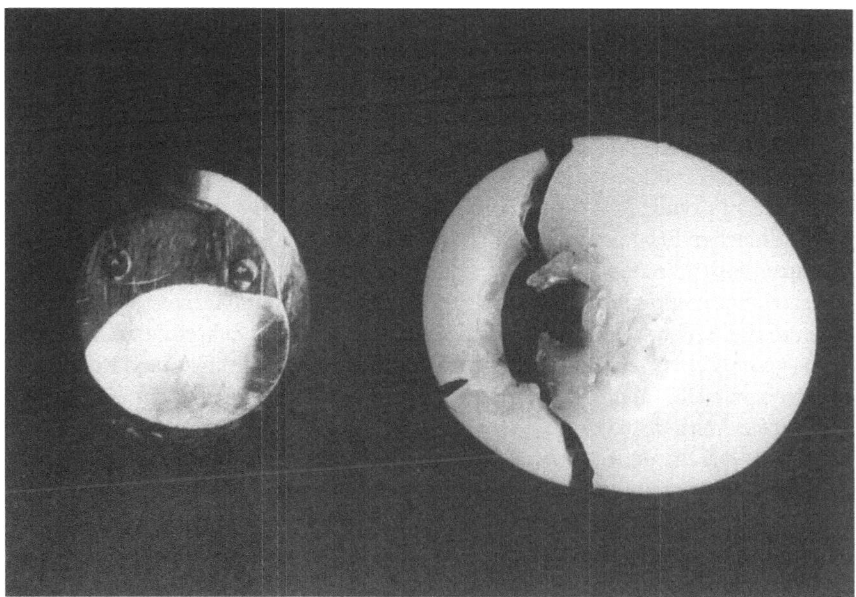

Abb. 6. Ausgedehnter Verschleiß von Polyethylenteil und Metallträger aus der Serie der ersten 90 implantierten PFC-Knieendoprothesen

Tabelle 2. Mechanische Fehlschläge

	SKI		MICROLOC		PFC		OMNIFIT	
	(%)	(n/n)	(%)	(n/n)	(%)	(n/n)	(%)	(n/n)
Femurkomponente	0	(0/320)	0	(0/190)	0,2	(2/805)	0	(0/45)
Totale Tibiakomponente	0	(0/ 48)	12,1	(23/190)	0,4	(3/805)	0	(0/45)
Mediale Tibiakomponente	7,0	(19/292)						
Laterale Tibiakomponente	0,4	(1/272)						
Patellakomponente	5,6	(18/ 48)	7,4	(14/190)	1,8	(2/90)	0	(0/45)

Mit dem Omnifit-Kniesystem ist es nach 12–28 Monaten Beobachtungsdauer noch nicht zu Komplikationen gekommen.

Die mechanisch bedingten Fehlergebnisse der 4 verwendeten Endoprothesenmodelle sind in Tabelle 2 zusammengefaßt.

Diskussion

Die knieendoprothetischen Versorgungen am Nordwestdeutschen Rheumazentrum weisen für die Jahre 1982 bis 1992 einen Anteil von 90,5% ungekoppelten trikompartimentären Implantaten aus. Dies unterstreicht, daß selbst schwerst zerstörte Gelenke in aller Regel erfolgreich, unter Verzicht auf ausgedehntere Kopplungsmechanismen, die überdies längere intramedulläre Fixationselemente erforderlich machen würden, versorgbar sind. Operationstechnisch gelingt dies durch die Einbeziehung ausgedehnter weichteilentlastender Maßnahmen. Die Tatsache, daß 9 von 10 Kniegelenken rein oberflächenersetzend versorgbar sind, ist außerdem, mit Blick auf leichter durchführbare Revisionsoperationen, besonders bedeutungsvoll.

Die klinischen Erfahrungen mit den während der Jahre 1982 bis 1992 verwendeten Knieendoprothesen haben im wesentlichen 2 Probleme gezeigt: die Lockerung tibialer Komponenten einschließlich des erhöhten Materialabriebs an den Polyethyleneinsatzteilen, und patelläre Komplikationen bzw. Lockerungen. Nach den fraglos guten klinischen Langzeitergebnissen mit zementierten kondylären Endoprothesen hat sich auch die zementfreie Implantationstechnik am Kniegelenk durchsetzen können [4, 14, 15, 23, 27, 28, 51, 56, 64, 68]. Auf der anderen Seite haben sich verschiedene Autoren wegen Komplikationen unzementierter Tibia- und Patellakomponenten von der zementfreien Verankerung im Implantatlager wieder distanziert [10, 42, 43, 46, 50]. Die Verwendung separater tibialer Komponenten in zementierter Implantationstechnik erwies sich, mit Bezug auf Lockerungsvorgänge, auch nicht als unproblematisch [11]. Ähnlich wie bei der Versorgung mit Doppelschlittenendoprothesen in der Vergangenheit, zeigte sich auch bei der SKI-Endoprothese mit zunehmendem Nachbeobachtungszeitraum eine steigende Anzahl von Lockerungen der medialen Tibiakomponente. Im Rahmen des Lockerungsprozesses sinkt die Komponente ein, so daß es zu einer progredienten Varusfehlstellung des betreffenden Kniegelenks kommt. Hingegen zeigt sich beim SKI-Knie, daß die Verwendung totaler Tibiakomponenten unproblematisch ist, da hier langfristig keine Lockerungen eingetreten sind. Die Tatsache, daß die Implantation separater Tibiaplateaus den Erhalt des vorderen Kreuzbandes möglich macht, ist demzufolge als nicht ausreichend vorteilhaft einzuschätzen.

Stulberg u. Stulberg [56] berichteten beim Microloc-Gelenk in einer vorläufigen Studie über 3 Tibiakomponentenwechsel. Die hohe Rate von Lockerungen der Tibiakomponenten in der vorliegenden Serie ist auf die geringen Verankerungselemente der Microloc-Endoprothese zurückzuführen. Die 3 7 mm langen Verankerungszapfen erscheinen für eine mechanische Sicherung nicht ausreichend [9, 60]. Insbesondere spielen dabei Kapsel-Band-Instabilitäten eine Rolle. Bei Flexion wird der dorsale Anteil der Tibiakomponenten vermehrt belastet, was zu einem Aushebeln im ventralen Anteil der Komponente beitragen kann und zu Verformungen des Polyethyleneinsatzteils der Tibiakomponenten in den dorsalen Gelenkabschnitten führt. Außerdem sind die Polyethyleneinsätze des Microloc-Gelenks flach und wenig formschlüssig. Abhängig vom Design, rotatorischen Subluxationsbewegungen im femorotibialen Gelenk, lateralisierter oder subluxierter Stellung der Patella und präoperativ vorhandener kontrakter Varusdeformität wird gehäuft Polyethylenabrieb im posteromedialen Bereich tibialer Komponenten beobachtet [6, 32, 63]. Bei solchen Komponenten sind höhere Abriebraten zu erwarten [13]. Schließlich scheint auch die Qualität des Polyethylen eine nicht unerhebliche Rolle zu spielen [8, 67]. In der Serie der PFC-Gelenke wurde mehr und mehr auf die Verwendung stärker formschlüssiger tibialer Polyethyleneinsatzteile übergangen. *Scott u. Thornhill* [52] zeigten in einer vergleichenden Studie an der PFC-Endoprothese, daß stärker formschlüssige tibiale Einsatzteile gegenüber flacheren auch im Hinblick auf den Erhalt des hinteren Kreuzbandes gleich gute Ergebnisse erwarten lassen. Im Hinblick auf Materialabriebeigenschaften sind formschlüssigere, genügend starke Komponenten vorteilhafter [2, 8, 26, 32, 33].

Bei den tibialen Lockerungen des Microloc-Systems konnte kein Bezug zur zementierten oder unzementierten Implantationstechnik hergestellt werden. Eine exzentrische Belastung bei nicht ausgeglichener Achsenfehlstellung trägt jedoch zur Entwicklung eines Lockerungsprozesses bei. Diese Beobachtung wird auch durch die Untersuchungen von *Lewis et al.* [31] und *Wasielewski et al.* [63] bestätigt.

Da die Tibiakomponenten des PFC-Systems und des Omnifit-Systems, unabhängig von der Implantationsart, bislang kaum mechanische Probleme bieten, scheint im Zusammenhang mit flachen Polyethyleneinsätzen das Vorhandensein nur kurzer Verankerungszapfen bei den Tibiakomponenten des Microloc-Systems der entscheidende Grund für die häufigen und frühen Lockerungen zu sein. Auch *Lewis et al.* [31] und *Volz et al.* [62] wiesen dies nach.

Seit geraumer Zeit haben sich Berichte über das Versagen verschiedener Patellakomponenten mit Metallträgern gehäuft [3, 47,57]. Einer der Gründe für frühen und exzessiven Polyethylenabrieb ist in der Tatsache zu suchen, daß die Polyethylenschichtdicke über den Rändern der Metallträger ausgesprochen dünn ist. Außerdem trägt die Formgebung der Femurkomponenten zur Entwicklung eines Lockerungsvorgangs bei, wenn es sich um Patellagleitbahnen mit stärker ausgeprägten Kanten am Übergang zu den kondylären Abschnitten der Femurkomponente handelt. Beide Merkmale treffen auf die Microloc-Endoprothese zu [60]. Die Form der Patellakomponente erscheint beim PFC-Knie durch die Optimierung der Kontaktflächen zwischen Polyethylengleitteil der Patellakomponenten und dem patellären Lager der Femurkomponente günstiger [51].

Die hohe Rate von peripatellären Restbeschwerden bei der SKI-Endoprothese findet ihre Ursache darin, daß das femorale Gleitlager vergleichsweise schmal und lateral stark überhöht ist. Gleichzeitig sind die Patellakomponenten verhältnismäßig gering im Durchmesser, so daß häufig am lateralen Rand der Femurkomponente ein Kontakt zur knöchernen Restpatella zustandekommt. Dies kann zu Kapselreizzuständen führen. Die relativ schmale Basis der Verankerungszapfen der Femurkomponenten ist verantwortlich dafür, daß in diesem Bereich Materialbrüche entstehen können und auf diese Weise Ablösungen des Gleitteils der Patellakomponenten eintreten [35]. Demgegenüber berichteten *Hassenpflug et al.* [18] bei der Blauth-Endoprothese, unter Verzicht auf die Versorgung der Kniescheibe trotz radiologischer Veränderungen der Patella, über mehrheitlich gute klinische Ergebnisse mit Schmerzfreiheit. Entgegen den Ergebnissen früherer Studien [20, 21, 29] zeigten *Abraham et al* [1] bei Verwendung des gleichen Knieendoprothesenmodells an 2 Patientengruppen, daß die Rückflächenversorgung der Kniescheibe gegenüber der nicht künstlich ersetzten Patella keine Vorteile bringt. *Soudry et al.* [54], *Picetti et al.* [37] sowie *Levitsky et al.* [30] empfehlen bei bestimmten Patientengruppen den Verzicht auf einen Patellaersatz. *Enies et al.*

[12] berichteten über bilaterale Kniegelenkversorgungen, bei denen an einer Seite die Patella ersetzt wurde und die andere Seite ohne Ersatz blieb. Über 50% der Patienten konnten keine Angaben machen, welche Seite besser war. Unter denjenigen, die eine Angabe zur besseren Seite machen konnten, wurde mehrheitlich die mit einer Patellakomponente ersetzte Seite angegeben. *Boyd et al.* [5] sprachen sich in einer ausgedehnten Serie allerdings eindeutig für die Verwendung von Patellakomponenten aus. Nach dem heutigen Stand erscheint die Frage, ob die Kniescheibe ersetzt werden soll oder nicht, keineswegs abgeschlossen.

Insofern erscheint es gerechtfertigt, daß in der vorliegenden Studie in Kombination mit dem PFC-Knie und dem Omnifit-Knie eine modellierende Resektionsarthroplastik der Patella durchgeführt wird (Abb. 7). Die Erzielung einer exakten Patellaführung ist nach wie vor nicht unproblematisch. Wahrscheinlich leisten tiefgezogene und nach anatomischen Gesichtspunkten besser gestaltete Patellagleitbahnen im Zusammenhang mit entsprechend angepaßten Patellakomponenten, die bei zunehmenden femoropatellären Kräften einen möglichst großflächigen Kontakt bieten, einen Beitrag zu zukünftig besseren Ergebnissen.

Ob mikroporisch beschichtete Implantatrückflächen an Kniegelenkendoprothesen eine langfristig stabile Fixierung der Komponeten gewährleisten, ist teilweise fraglich. Das Ausmaß des Knocheneinwuchses bzw. des Anwachsens an solche Rückflächen hängt nicht unwesentlich von der Belastung und den damit verbundenen Mikrobewegungen an der Knochen-Implantat-Grenze ab [19, 49, 50].

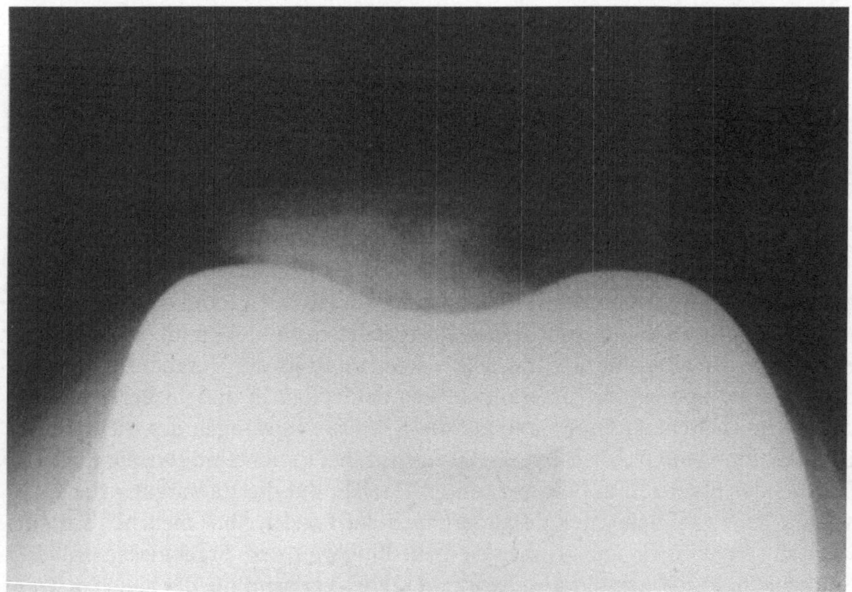

Abb. 7. Modellierende Resektionsarthroplastik der Patella in Kombination mit Implantation einer PFC-Endoprothese. Es erfolgt die v-förmige Patellaresektion mit einem Winkel von 140–150°; die Facetten teilen sich zu $^1/_3$ auf die mediale Seite und zu $^2/_3$ auf die laterale Seite. Die Form wird auf das Patellagleitlager der Femurkomponente angepaßt

Mikrobewegungen treten besonders dann auf, wenn intraoperativ keine sichere Fixation des Implantats gelingt [65]. Außerdem entstehen sie, wenn Achsenfehlstellungen oder Bandinstabilitäten verbleiben, die zu einer wechselnden exzentrischen Belastung der Implantate führen. Mikrobewegungen führen überdies zur Ablösung von Metallkugeln aus der Implantatrückfläche [7, 25, 48], was zum Einpressen der Metallkügelchen in die Polyethyleneinsatzteile der Tibiakomponenten führt und somit auch schädigenden Einfluß auf die Femurkomponenten gewinnt.

Untersuchungen nach Entfernung gelockerter Endoprothesenkomponenten zeigen, daß nur ein Teil der Implantatrückflächen ein Ein- bzw. Anwachsen von Knochengewebe aufweist [17, 38].

Dies gilt besonders für die Tibiakomponenten. Von mehreren Arbeitsgruppen wird daher seit langem die Schraubenfixation tibialer Komponenten propagiert [36, 58, 65].

In der hier dargestellten Serie zeigen die Femurkomponenten und Metallträger der Patellakomponenten jedenfalls nur in äußerst geringem Maß Lockerungsphänomene. Bei Revisionen waren die Träger nahezu aller Patellakomponenten fest, ebenso waren alle femoralen Komponenten fest.

Insgesamt bleibt, als schwerwiegendstes Problem, die ausreichend sichere Verankerung von Tibiakomponenten. Eine sichere zementfreie Verankerung erscheint nur dann möglich, wenn hinreichend ausgedehnte stabilisierende Elemente konstruktiv an Tibiakomponenten vorgesehen sind. Schließlich erscheint die zementierte Implantationstechnik an Tibiakomponenten in der Mehrzahl der Fälle sicherer, was sich in der wieder ansteigenden Zahl zementierter Komponenten im Verlauf der letzten Jahre in der vorliegenden Serie niederschlägt. Damit ist die „Hybrid-Implantationstechnik“ mit zementfreier Femurkomponente und zementierter Tibiakomponente zum Standardverfahren geworden.

Die heutzutage üblichen Knieendoprotheseninstrumentarien erlauben eine weitgehend exakte Ausrichtung der Komponenten im Implantatlager. Dies ist neben allen angesprochenen Kriterien eine der wesentlichsten Voraussetzungen für die Langlebigkeit einer Knieendoprothese.

Literatur

1. Abraham W, Buchanan JR, Daubert H, Greer III RB, Keefer J (1988) Should the patella be resurfaced in total knee arthroplasty? Clin Orthop 236 : 128
2. Bartel DL, Burstein AH, Toda MD, Edwards DI (1985) The effect of confirmity and plastic thickness on contact stresses in metal-backed plastic implants. J Biomech Eng 107 : 193
3. Bayley JC, Scott RD (1988) Further observations on metal-backed patellar component failure. Clin Orthop 236 : 82
4. Blaha JD, Insler HP, Freeman MAR, Revell PA, Todd RC (1982) The fixation of a proximal tibial polyethylene prosthesis without cement. J Bone Joint Surg [Br] 64 : 326
5. Boyd AD, Ewald FC, Thomas WH, Poss R, Sledge CB (1993) Long-term complications after total knee arthroplasty with or without resurfacing of the patella. J Bone Joint Surg [Am] 75 : 674
6. Cameron HU (1994) Tibial component wear in total knee replacement. Clin Orthop 309 : 29

7. Cheng CLI, Gross AE (1988) Loosening of porous in total knee replacement. J Bone Joint Surg [Br] 70:377
8. Collier JP, Mayor MB, McNamara JL, Surprenant VA, Jensen RE (1991) Analysis of the failure of 122 polyethylene inserts from uncemented tibial knee components. Clin Orthop 273:232
9. Dorr LD, Bioardo RA (1986) Technical considerations in total knee replacement. Clin Orthop 205:5
10. Ducheyne P, Kagan A, Lacey J (1978) Failure of total knee arthroplasty due to loosening and deformation of the tibial component. J Bone Joint Surg [Am] 60/3:348
11. Engelbrecht E (1984) Die Rotationsendoprothese des Kniegelenkes. Springer, Berlin Heidelberg New York
12. Enis JE, Gardner R, Robledo MA, Latta L, Smith R (1990) Comparison of patellar resurfacing versus nonresurfacing in bilateral total knee arthroplasty. Clin Orthop 260:38
13. Feng EL, Stulberg SD, Wixson RL (1994) Progressive subluxation and polythylene wear in total knee replacement with flat articular surfaces. Clin Orthop 299:60
14. Freeman MAR, Blaha JD, Bradley GW, Insler HP (1982) Cementless fixtion of ICLH tibial component. Orthop Clin North Am 13/1:141
15. Freeman MAR, Samuelson KM, Bertin KC (1985) Freeman-Samuelson total arthroplasty of the knee. Clin Orthop 192:46
16. Gill GS, Mills DM (1991) Long-term follow-up evaluation of 1000 consecutive cemented total knee arthroplasties. Clin Orthop 273:66
17. Haddad RJ, Cook SD, Thomas KA (1987) Biological fixation of porous-coated implants. J Bone Joint Surg [Am] 69:1459
18. Hassenpflug J, Holland C, Heupel R, Koebke H (1984) Patellaveränderungen bei Langzeitbeobachtungen an Kniegelenkendoprothese nach Blauth. Z Orthop 122:185
19. Heck D, Nahajima J, Kelly PJ, Chao EY (1986) The effect of load alternative on the biological and biomechanical performance of a titanium fibermetal segment prothesis. J Bone Joint Surg [Am] 68:118
20. Hoffmann GO, Hagena FW (1987) Pathomechanic of the femoropatellar joint following total knee arthroplasty. Clin Orthop 224:251
21. Hoffmann GO, Hagena FW, Zimmermann JS (1987) Experimentelle Biomechanik des femoropatellaren Gleitlagers nach Kniegelenkendoprothetik. In: Refior HJ, Hackenbroch MH, Wirth CJ (Hsg) Der alloplastische Ersatz des Kniegelenkes – Ergebnisse praxisbezogener Grundlagenforschung. Thieme, Stuttgart
22. Hungerford DS, Kenna RV, Krackow KA (1982) The porous coated anatomic total knee. Orthop Clin North Am 13/1:103
23. Hungerford DS, Krackow KA, RV Kenna (1987) Two-to-five-year experience with a cementless porous coated total knee prothesis. In: Rand JA, Dorr LD (eds) Total arthroplasty of the knee. Aspen, Rockville, MD
24. Insall JN, Kelly M (1986) The total condylar prothesis. Clin Orthop 309:29
25. Jenny HP, Giher P, Morscher E (1987) Fünf Jahre Erfahrungen mit dem PCA-Knieprothesen-System. In: Refior HJ, Hackenbroch MH, Wirth CJ (Hsg) Der alloplastische Ersatz des Kniegelenkes – Ergebnisse praxisbezogener Grundlagenforschung. Thieme, Stuttgart
26. Kilgus DJ, Moreland JR, Finerman GAM, Funahashi TT, Tipton JS (1991) Catastrophic wear of tibial polyethylene inserts. Clin Orthop 273:223
27. Landon GG, Galante JO, Maley MM (1986) Noncemented total knee arthroplasty. Clin Orthop 205:49
28. Laskin RS (1988) Tricon-M uncemented total knee arthroplasty. J Arthroplasty 3:27
29. Levai JP, McLeod HC, Freeman MAR (1983) Why not resurface the patella? J Bone Joint Surg [Br] 65:448
30. Levitsky KA, Harris WJ, McManus J, Scott RD (1993) Total knee arthroplasty without patellar resurfing: clinical outcomes and long-term follow-up evaluation. Clin Orthop 286:116
31. Lewis JL, Askew MJ, Jaycox DP (1982) A comparitive evaluation of tibial component designs to total knee prothesis. J Bone Joint Surg [Am] 64:129

32. Lewis P, Rorabeck CH, Bourne RB, Devane PD (1994) Posteromedial tibial polyethylene failure in total knee replacements. Clin Orthop 299:11
33. McNamara JL, Collier JP, Mayor MB, Jensen RE (1994) A Comparison of Contact Pressures in Tibial and Patellar Total Knee Components Before and After Service in Vivo. Clin Orthop 299:104
34. Miehlke RK, Keller A (1985) Das Schalen-Kniegelenkendoprothesen-System Modell Interplanta (SKI): Erster Erfahrungsbericht. Z Orthop 135:290
35. Miehlke RK, Keller A (1988) Condylar anatomic knee joint implants. In: Müller W, Hackenbroch MH (eds) Surgery and arthroscopy of the knee. Springer, Berlin Heidelberg New York Tokyo, p 644
36. Miura H, Whiteside LA, Easley JC, Amador DD (1990) Effects of screws and a sleeve on initial fixation in uncemented total knee components. Clin Orthop 259:160
37. Picetti GD, McGann WA, Welch RB (1990) The patellafemoral joint after total knee arthroplasty without patellar resurfacing. J Bone Joint Surg [Am] 72:1379
38. Ranawat CS, Johanson NA, Rimnac CM, Wright TM, Schwartz RE (1986) Retrieval analysis of porous-coated component for total knee replacement. A report of two cases. Clin Orthop 209:244
39. Ranawat CS, Boachie-Adjei O (1988) Survivorship analysis and results of total condylar knee arthroplasty, eight-to-11-year follow-up period. Clin Orthop 226:6
40. Ranawat CS, Hansraj KK (1989) Effect of posterior cruciate sacrifice on durability on the cement-bone interface: A nine year survivorship study of 100 total condylar knee arthroplasties. Orthop Clin North Am 20:63
41. Ranawat CS, Flynn WF, Sadder S, Hansraj KK, Maynard MJ (1993) Long-term results of the total condylar knee arthroplasty: A fifteen year survivorship study. Clin Orthop 286:94
42. Rand JA, Bryan RS (1985) Alignment in porous-coated anatomic total knee arthroplasty. In: Dorr LD (ed) The Knee Papers for the First Scientific Meeting of the Knee Society. University Park Press, Baltimore, MD, p 111
43. Rand JA, Bryan RJ, Chao EYS (1987) A comparison of cemented versus cementless porous-coated anatomic total knee arthroplasty. In: Rand JA, Dorr LD (eds) Total arthroplasty of the knee. Aspen, Rockville, MD, p 195
44. Rand JA (1993) Comparison of metal-backed and allpolyethylene tibial components in cruciate condylar total knee arthroplasty. J Arthroplasty 8:307
45. Ritter MA, Herbst SA, Keating EM, Faris PM, Meding JB (1994) Long term survival analysis of a posterior cruciate-retaining total condylar knee arthroplasty. Clin Orthop 309:136
46. Rorabeck CH, Browne RB, Nott L (1988) The cemented kinematic II and the non-cemented porous-coated anatomic protheses for total knee replacement. J Bone Joint Surg [Am] 70/4:483
47. Rosenberg AG, Andriacci RB, Barden R, Galante JO (1988) Patellar component failure in cementless total knee arthroplasty. Clin Orthop 236:106
48. Rosenquist AG, Bylander RBG, Knutson K, Rydholm U, Rösner B, Edgund N, Lidgren L (1986) Loosening of the porous coating of bicompartmental prothesis in patient with rheumatoid arthritis. J Bone Joint Surg [Am] 68:538
49. Ryd L (1986) Micromotion in knee arthroplasty. A roentgen stereophotogrammetric analysis of tibial component fixation. Acta Orthop Scand (Suppl) 220:25
50. Ryd L, Albrektsson B, Herberts P, Lindstrand A, Selvik G (1988) Micromotion of noncemented Freeman-Samuelson knee protheses in gonarthrosis: A roentgen-stereophotogrammetric analysis of eight successful cases. Clin Orthop 229:205
51. Scott RD, Thornhill TS (1989) Press-fit condylar total knee replacement. Orthop Clin North Am 20:159
52. Scott RD, Thornhill TS (1994) Posterior cruciate supplementing total knee replacement using conforming inserts and cruciate recession: effect on range of motion and radiolucent lines. Clin Orthop 309:146
53. Scuderi GR, Insall JN, Windsor RE, Moran MC (1989) Survivorship of cement knee replacements. J Bone Joint Surg [Br] 71:798

54. Soudry M, Mestriner LA, Binazzi R, Insall JN (1986) Total knee arthroplasty without patellar resurfacing. Clin Orthop 205:166
55. Stern SH, Insall JN (1992) Posterior stabilized prosthesis. J Bone Joint Surg [Am] 74:980
56. Stulberg SD, Stulberg BN (1987) The biological response to uncemented total knee replacement. In: Rand JA, Dorr LD (eds) Total arthroplasty of the knee. Aspen, Rockville, MD, p 143
57. Stulberg SD, Stulberg BN, Hamati Y, Tsao A (1988) Failure mechanical of metal-backed patellar components. Clin Orthop 236:88
58. Sumner DR, Turner TM, Dawson D, Rosenberg AG, Urban RM, Galante JO (1984) Effects of pegs and screws on bone ingrowth in cementless total knee arthroplasty. Clin Orthop 309:150
59. Thomas W, Grundei H (1979) Die antomische GT-Schlittenprothese Lübeck. Z Orthop 117:67
60. Tsao AK, Mintz L, McCrae CR, Stulberg SD, Wright TM (1993) Failure of the porous-coated anatomic prothesis in total knee arthroplasty due to severe polyethylene wear. J Bone Joint Surg [Am] 75:19
61. Vince K, Insall JN, Kelly M (1987) Total condylar knee prothesis: Ten to twelve year follow up and survivorship analysis. Orthop Trans 11:443
62. Volz RG, Nisbet JK, Lee RW, McMurtry MG (1988) The mechanical stability of various noncemented tibial components. Clin Orthop 226:38
63. Wasielewski RC, Galante JO, Leighty RM, Nataranjan RN, Rosenberg AG (1994) Wear patterns on retrieved polyethylene tibial inserts and their relationship to technical considerations during total knee arthroplasty. Clin Orthop 299:31
64. Whiteside LA (1989) Clinical results of Whiteside ortholoc total knee replacement. Orthop Clin North Am 20:113
65. Whiteside LA (1994) Four screws for fixation of the tibial component in cementless total knee arthroplasty. Clin Orthop 299:72
66. Whiteside LA (1994) Cementless total knee replacement: nine-to-11-year result and 10-year survivorship analysis. Clin Orthop 309:185
67. Wrona M, Mayor MB, Collier JP, Jensen RE (1994) The correlation between fusion defects and damage in tibial polyethylene bearings. Clin Orthop 299:92
68. Yamamoto S (1989) A follow-up study of an uncemented knee replacement. J Bone Joint Surg [Br] 71:505

Teil IV.
Fuß

KAPITEL 13

Schuh- und Einlagenversorgung bei Rheumatikern

J. Grifka

Bei rheumatischen Erkrankungen findet sich bekanntermaßen ein hoher Prozentsatz lokal entzündlicher Veränderungen im Bereich der Füße [15]. Gschwend [6] berichtet über eine Prävalenz von 79% rheumatischen Vorfußerkrankungen sowie 52% Rückfußveränderungen. Oftmals finden sich an den Füßen die ersten Veränderungen eines sich entwickelnden rheumatischen Leidens. Die Betroffenheit des Fußes hat besondere Bedeutung, da mit der Einschränkung der Geh- und Stehfähigkeit frühzeitig die Mobilität des Patienten reduziert ist. Am Fuß selbst wirken sich die Veränderungen in zweifacher Hinsicht aus:

1. Die synoviale Gelenkentzündung führt zu Schwellungen, Verdickungen der Synovialmembran, Sehnenschädigungen und Gelenkdestruktionen, beispielsweise in Form von Chondromalazien, knöcherne Erosionen und Instabilität aufgrund von Bandbeschädigungen.
2. Durch die Gewichtsbelastung tritt eine zusätzliche mechanische Belastung des schon geschädigten Gelenkes auf.

Außerdem können eine Reihe zusätzlicher Veränderungen bestehen, wie Vaskulitis, verminderte Durchblutung, Neuropathien, lokale Hyperkeratosen oder Ulzerationen. Da zumeist ältere Menschen betroffen sind, liegen oftmals gleichzeitig degenerative Veränderungen vor, wie z.B. eine ausgeprägte Reduktion des Fußsohlenfettpolsters.

Die breite Vielfalt von Einlagen und orthopädischen Schuhveränderungen stellt mitunter vor das Problem, welche Maßnahme am besten das Versorgungsziel erfüllt und zur Beschwerdeminderung und Mobilitätsverbesserung beiträgt. Daher soll im folgenden der Versuch unternommen werden, Richtlinien aufzustellen, was bei der Indikationsstellung und Versorgung mit

- Einlagen und Pelotten,
- orthopädischen Schuhzurichtungen und
- orthopädischen Schuhen

berücksichtigt werden sollte. Der zugrundeliegende biomechanische Therapieansatz verlangt Kenntnisse über die breite Palette der möglichen Versorgungen sowie deren exakte Indikation und Ausführung, einschließlich Form und Material, um den Effekt der Versorgung abschätzen zu können.

Untersuchungstechnik und Schmerzanalyse

Üblicherweise können die Betroffenen ihre Fußprobleme nicht genau charakterisieren und demonstrieren. Fragen nach dem am schlimmsten betroffenen Areal oder in welchem Ausmaß die Beschwerden im Bereich der Füße oder im Bereich der unteren Extremitäten lokalisiert sind, können oftmals nicht mit ausreichender Sicherheit beantwortet werden. Daher bedarf es einer differenzierten Untersuchungstechnik, um festzustellen, welcher Teil der oftmals komplexen Veränderung für die geklagten Beschwerden verantwortlich ist und in welchem Ausmaß die Mobilität durch eine vorliegende Fußproblematik reduziert ist.

Der Gang des Patienten sollte möglichst schon beobachtet werden, wenn er den Untersuchungsraum betritt, um die Koordination der Bewegung und Veränderungen der Gewichtsbelastung festzustellen [7]. Bei der Inspektion sind Operationsnarben, Schwellungen, Hautveränderungen, z.B. entzündliche Rötungen oder trophische Alterationen, und Hyperkeratosen aufgrund knöcherner Deformitäten ersichtlich. Dabei sollte ebenso darauf geachtet werden, ob eine Atrophie des plantaren Sohlenpolsters vorliegt.

Die Schrittabwicklung, die am barfüßigen Patienten geprüft werden sollte, kann in vielfältiger Weise verändert sein. Physiologischerweise wird der Rückfuß im lateralen Kalkaneusanteil aufgesetzt, während das innere Längsgewölbe nicht in Kontakt mit dem Boden ist. Aufgrund der Bewegung in den Sprunggelenken wird die gesamte Fußfläche in Bodenkontakt eingestellt und die Gewichtsbelastung bei lasttragend aufliegender Ferse sowie vom I. und V. Mittelfußköpfchen übernommen. In der Abstoßphase wird schließlich über den Vorfuß abgerollt: Die Kleinzehen fungieren dabei als stabilisierende Ausleger, und das gesamte Körpergewicht wird über den medialen Vorfußanteil mit vermehrter Gewichtsbelastung auf den mittleren Metatarsalia abgerollt [1].

Aufgrund von knöchernen Deformitäten und Instabilität kann die Schrittabwicklung in allen Phasen massiv verändert sein. Die bei Rheumatikern häufige Valgusdeformität des Rückfußes kann zu hohen Belastungsdrücken unter dem medialen Kalkaneusanteil und zu unphysiologischer Belastung in den Sprunggelenken führen. Eine Abflachung des Längsgewölbes kann massive Schmerzen bei Gewichtsbelastung und Torsionsbewegungen verursachen, die schließlich bis zur antalgischen Supinationshaltung führen können. Umschriebene Druckstellen und Bursitiden unter den Metatarsaleköpfchen sowie eine schmerzhaft eingeschränkte Beweglichkeit der Zehengrundgelenke können die Abstoßphase derart beeinträchtigen, daß schließlich das Abtreten mit dem Vorfuß völlig vermieden wird. Schuhsohlenverschleiß sowie ausgetretene Anteile des Obermaterials spiegeln die Veränderungen der Schrittabwicklung wider.

Bei der Palpation sind Durchblutung, Sensibilität und Druckpunkte im einzelnen zu testen. Eine Metatarsalgie im engeren Sinne und Bursitiden unter den Metatarsaleköpfchen können durch exakten Fingerdruck (Klingelknopfphänomen) ausgelöst werden (Abb. 1). Dabei drückt der Untersucher mit seinem Finger den distalen Anteil des Metatarsalköpfchens gegen das Areal, das bei der Abstoßphase druckbelastet wird. In Differenzierung hierzu ist die Beweglichkeit

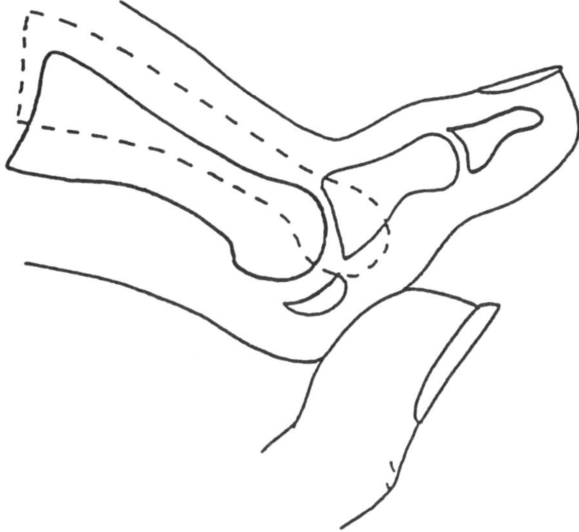

Abb. 1. Durch lokale Druckausübung unter dem Metatarsalköpfchen wird gezielt die Schmerzhaftigkeit in der Abstoßphase geprüft. (Aus [5])

in den Zehengrundgelenken zu prüfen. Außerdem ist eine intermetatarsale Schmerzhaftigkeit auszuschließen, die z.B. durch die Morton-Neuralgie induziert wird. Dazu werden die seitlichen Randstrahlen seitlich zusammengedrückt (Abb. 2).

Die Amphiarthrosen des Mittelfußes sind am besten in ihrer Gesamtheit durch eine Torsionsbewegung auf Scherbeanspruchung zu testen. Dabei wird der Rückfuß an der Ferse mit einer Hand fixiert, während die andere den Vorfuß in Pro- und Supination aufbiegt (Abb. 3). Die Hauptschmerzareale können sodann zusätzlich palpiert werden.

Im Rückfuß sind insbesondere die Beweglichkeiten des oberen und unteren Sprunggelenkes zu prüfen. Zusätzlich wird die Stoßbelastung der Ferse durch Faustschläge gegen die kalkaneare Plantarfläche getestet.

Schließlich ist zu untersuchen, ob eine vorliegende Deformität manuell, also passiv, ausgeglichen werden kann, ohne daß hiermit eine Schmerzhaftigkeit produziert wird, z.B. durch Aufrichtung des Kalkaneus aus einer Valgusfehlstellung.

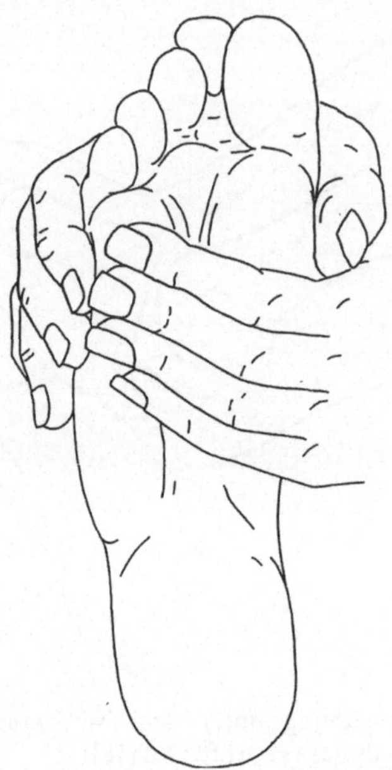

Abb. 2. Zur Überprüfung einer intermetatarsalen Schmerzsymptomatik im Sinne einer Morton-Neuralgie wird der Fuß mit einer Hand geschient, mit der anderen werden die Mittelfußköpfchen seitlich umfaßt zusammengedrückt. (Aus [5])

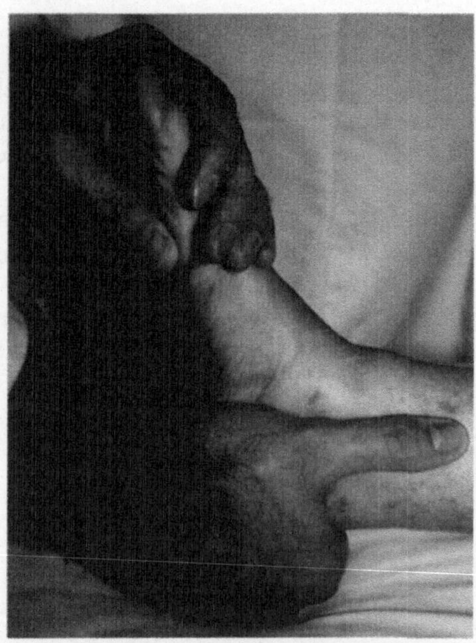

Abb. 3. Prüfung einer Torsionsschmerzhaftigkeit in den Amphiarthrosen des Mittelfußes

Einlagen und Pelotten

Um die Position des Fußes zu beeinflussen und die Immobilität zu verbessern, ist eine exakte Plazierung und Ausarbeitung von Einlagen und Pelotten erforderlich, um so z. B. die Torsion des Fußes oder die Kalkaneusstellung zu verändern.

Bei Einlagen können in systematischer Einteilung 3 prinzipielle Wirkprinzipien unterschieden werden:

- korrigierend,
- stützend,
- druckentlastend und bettend.

Eine korrigierende Wirkungsweise wird durch definierte Druckeinwirkung an umschriebenen Stellen erreicht, um auf den im Wachstum befindlichen Fuß Einfluß zu nehmen. Daher sind korrigierende Einlagen lediglich bei kindlichen Fußdeformitäten (z. B. Klumpfuß) indiziert.

Eine unterstützende Einlagenwirkung zielt beispielsweise auf den Erhalt der Fußgewölbe, um die Lastverteilung zu verbessern. Eine Indikation hierfür stellen Fehlstellungen des Fußes dar, die ohne Schmerzauslösung passiv verändert werden können. Die klinische Prüfung der passiven Aufrichtungsmöglichkeit, z. B. im Bereich des Längsgewölbes, sollte zuvor manuell durchgeführt werden.

Entlastende oder bettende Wirkungen werden durch umschriebene Aussparungen bzw. eine exakt an die Form des Fußes angeglichene Ausarbeitung erreicht. Bei Füßen mit umschriebenen Druckstellen bedarf es exakter Aussparungen und Polsterungen. Bei diffuser Schmerzhaftigkeit aufgrund von Gewichtsbelastung und Scherkräften bei der Schrittabwicklung bedarf es einer bettenden Ausführung. Somit zielen lokale Entlastungen und bettende Versorgungen nicht auf eine Ausrichtung der Gewölbe, sondern sie werden verwendet, wenn die Gewölbe nicht mehr aufgerichtet werden können, z. B. bei Kontrakturen, oder passiv, bei nicht ohne Schmerzauslösung zu behebenden Deformitäten.

Für die Herstellung von Einlagen steht eine Reihe von Materialien zur Verfügung. Der Orthopädieschuhmacher weiß, welche Materialien wie ausgearbeitet werden können. Grundsätzlich müssen Einlagenmaterialien die folgenden Minimalanforderungen erfüllen:

- Sie müssen so formbar sein, daß sie den individuellen Notwendigkeiten für die Fußform oder auch für bestimmte Einwirkungen auf den Fuß entsprechen können.
- Das Material muß formstabil sein, da Formänderungen einen Effektivitätsverlust nach sich ziehen.
- Es muß eine Korrekturmöglichkeit gegeben sein, damit die Einlagenform auch im nachhinein geändert werden kann, z. B. wenn die Einlage an einzelnen Stellen nicht sitzt.

Zu den grundsätzlichen Anforderungen an die Materialien gehört, daß von ihnen keine Irritation der Haut ausgeht und daß sie nicht zu vermehrter Schweißbildung führen. Die Einlagen sind dem Schuhtyp anzupassen, in dem sie getragen werden sollen, damit sie sicher anliegen und nicht verrutschen. Mitunter sind sie im Rückfußbereich speziell auszuarbeiten. Grundsätzlich bedarf es ausreichend weiter Schuhe. Bei ausgeprägten Fußdeformitäten ist bereits per se ein vermehrter Platzbedarf gegeben. Bei der zusätzlichen Einbringung von Einlagen ist daher zu prüfen, ob genügend Platz verbleibt und kein einengender Druck resultiert.

Es gibt selbsttragende und nichtselbsttragende Einlagenmaterialien [2]: Selbsttragende Materialien zeichnen sich durch eine hohe Stabilität aus und können daher sehr dünn ausgearbeitet werden. Dazu gehören beispielsweise Metall, harte Kunststoffe und Polyethylen. Nichtselbsttragende Materialien, wie Kork, Schaumstoffe oder weiche Kunststoffmaterialien, haben den Vorteil einer besseren Stoßabsorbierung und sie erlauben die physiologische Torsion des Fußes bei der Schrittabwicklung [3]. Allerdings müssen sie in einer dickeren Ausführung hergestellt werden. In Kombination mit Versteifungsmaterialien können auch nichtselbsttragende Materialien dünner ausgearbeitet werden.

Für die Versorgung von Rheumatikern werden unterschiedliche Vorgehensweisen diskutiert. Je nach Auffassung kommen absolut weiche Materialien bis zu völlig harten Versorgungen für Bettungen zur Anwendung. Grundsätzlich kann festgestellt werden, daß bei rheumatischen Füßen kein korrigierender Effekt versucht werden sollte, um Kräfte auf diese multipel deformierten, diffus schmerzhaften Füße auszuüben. Selbst eine unterstützende Einlagenversorgung sollte nur in solchen Fällen angewendet werden, in denen Gewißheit besteht, daß passive Stellungskorrekturen toleriert werden.

TILLMANN [13] lehnt eine Versorgung mit weichen Bettungen während der schmerzfreien Phase bei Rheumatikern ab, um weiterschreitende Deformitäten zu vermeiden. Im allgemeinen wird eine Einlagenversorgung empfohlen, die exakt die Form des Fußes aufnimmt und somit für eine gleichmäßige Streßverteilung unter Gewichtsbelastung sorgt. In Fällen, in denen eine schmerzfreie Verbesserung der Rückfußposition erreicht werden kann, kann durch eine Einlage die gesamte Fußstellung verbessert werden [11]. Je ausgeprägter Hyperkeratosen, Bursitiden und diffuse Schmerzhaftigkeiten der Fußsohle sind – besonders bei Füßen mit Atrophie des Fußsohlenpolsters –, desto notwendiger ist eine exakte Entlastung mit langsohligen Bettungen.

Die korrekte Position von Längs- und Quergewölbestütze ist für die Einlagenversorgung wie auch für die alleinige Einbringung von Pelotten von äußerster Wichtigkeit. Am Längsgewölbe wird die Gewichtsbelastung aufgenommen, und bei federnder und dämpfender Funktion auf die Fußsohle verteilt. Zu diesem Zweck soll die Längsgewölbepelotte unter dem Sustentaculum talare plaziert werden [8] (Abb. 4). Ist der Scheitel der Pelotte zum Os naviculare hin plaziert und füllt damit das gesamte Längsgewölbe aus, so geht die eigentliche Gewölbefunktion, nämlich Elastizität und Belastungsdämpfung, verloren. Eine völlige Ausformung des gesamten inneren Längsgewölbes ist nur bei groben Deformitäten und instabilen Füßen mit Verlust der inneren Längsgewölbefunktion angeraten. Eine noch weiter distal angebrachte Längsgewölbepelotte führt zu einer Supination des Vorfußes und damit zu einer weiteren Abflachung des Längsgewölbes.

Wenn die Möglichkeit besteht, die bei Rheumatikern häufige Calcaneus-valgus-Stellung zu verbessern, sollte die mediale Längsgewölbestütze mit einem Gegenhalt am äußeren Rand der Einlage kombiniert werden, damit die Ferse

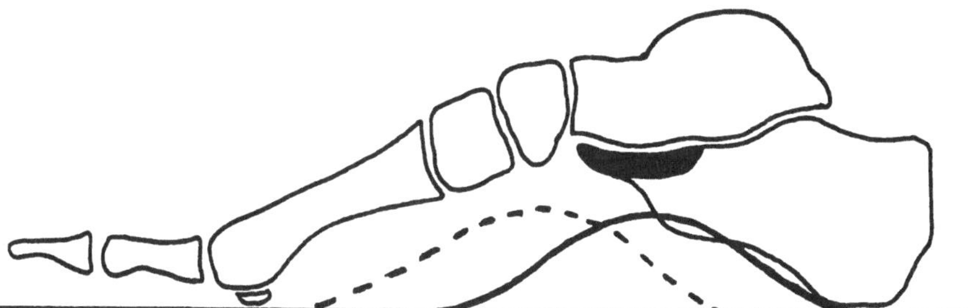

Abb. 4. Die Längsgewölbepelotte ist mit ihrem Scheitel unter dem Sustentaculum talare des Kalkaneus zu plazieren (*durchgezogene Linie*). Dadurch wird die Kalkaneusstellung verbessert und das innere Längsgewölbe gestützt. Eine Längsgewölbepelotte, die das komplette mediale Gewölbe ausfüllt (*gestrichelte Linie*), wirkt als Bettung. Die ursprüngliche Gewölbefunktion ist dadurch verloren. (Aus [5])

nicht durch die mediale Anhebung nach lateral abdriftet. Durch diese Kalkaneusaufrichtung kann während der Geh- und Stehbewegung die Stabilität und Gewichtsbelastung im Fersenbereich verbessert werden.

Entsprechend der unterschiedlichen Ausprägungen der rheumatogenen Vorfußdeformität und der Beschwerdesymptomatik bestimmt sich die Art der orthopädietechnischen Versorgung. Bei nur mäßigen metatarsalgieformen Beschwerden kann eine alleinige retrokapitale Pelotte ausreichend sein. Diese Pelotte unterstützt die Metatarsalia im Diaphysenbereich und hebt dadurch die Metatarsaleköpfchen an. Entsprechend ist der Druck unter den Metatarsalköpfchen reduziert. Dabei ist es von eminenter Bedeutung, daß die Pelotte nicht zu weit distal lokalisiert wird, weil dadurch eine erhöhte Druckbelastung unter den Köpfchen resultiert. Ebenso darf die Pelotte nicht zu weit nach proximal lokalisiert sein, da dann die Metatarsalköpfchen nicht ausreichend angehoben werden.

Für die Größe der Vorfußpelotte ist entscheidend, daß diese nicht zu breit ist. Die Metatarsalköpfchen I und V müssen sicheren Bodenkontakt haben. Bei einer zu großen Pelotte werden die Randstrahlen wie auf einer schiefen Ebene auseinandergedrängt. Für die Versorgung soll die Pelotte exakt unter den betreffenden mittleren Metatarsalköpfchen plaziert werden, die angehoben werden sollen (Abb. 5). Vorfußbandagen mit eingelassenen Pelotten haben den Nachteil, daß diese Pelotten nicht exakt zu fixieren sind und daher in ungünstige Positionen verrutschen. Dies führt zu einem Verlust der Wirksamkeit oder gar zu nachteiligen Effekten wie bandagenbedingter Einschnürung des Vorfußes und Druckstellen durch die falsch liegende Pelotte. In Fällen mit ausgeprägter Bursitis unter dem mittleren Mittelfußköpfchen sind langsohlige Einlagen mit Vorfußbettung angeraten. Die Kombination einer mäßigen Anhebung der Metatarsalia, soweit diese mobil sind, und einer Druckentlastung der Mittelfußköpfchen durch isolierte Einlassung weicherer Materialien kann entscheidend zur Verbesserung der Steh- und Gehbelastung beitragen. Reicht dies nicht, ist eine Schuhzurichtung als weitergehende Versorgung angeraten.

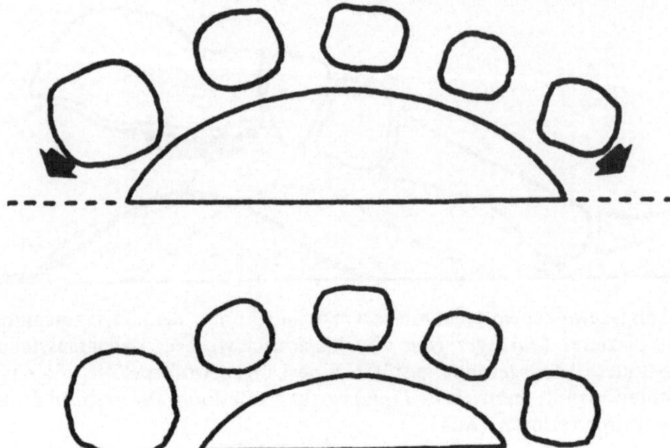

Abb. 5. Bei zu breiter Quergewölbepelotte liegen die Randstrahlen des Fußes (Mittelfußköpfchen I und V) noch nicht auf. Die übergroße Pelotte wirkt wie eine schiefe Ebene und drängt den Fuß weiter auseinander. Bei richtiger Pelottengröße sind Mittelfußköpfchen I und V in druckbelastetem Bodenkontakt, während die mittleren Mittelfußköpfchen durch die Pelotte angehoben sind. (Aus [5])

Bei einem plantaren Fersensporn muß die betreffende Stelle lokalisiert entlastet werden, während die übrige kalkaneare Sohlenfläche gewichtstragend belastet wird. Die irritierte Faszieneinstrahlung [12] und die umschriebene Periostitis oder Bursitis [9] sind am Processus medialis tuberis calcanei lokalisiert. Entsprechend können die mittleren und lateralen Anteile der Ferse in physiologischer Weise gewichtbelastet werden. Nur in Fällen diffuser Fersenschmerzen ist eine komplette Weichbildung erforderlich und sinnvoll. Um sicherzustellen, daß der Rückfuß nicht in eine Valgusdeviation driftet, sollte eine Fersenspornaussparung oder -weichbettung mit einer Randerhöhung der Einlage oder einer Fersenkappe kombiniert werden.

Schuhzurichtungen

Wenn Einlagen nur unzureichende Schmerzerleichterungen und Mobilitätsverbesserungen verschaffen, sind orthopädische Schuhzurichtungen der nächste Behandlungsschritt. Dazu können sowohl Anteile des Schuhes verändert, als auch neue Elemente integriert werden. Ziel ist es, daß der Schuh an den Fuß angepaßt wird und daß er so die Stellung des Fußes während Steh- und Gehbelastung beeinflußt. Zu den grundsätzlichen Voraussetzungen gehört, daß der Schuh einen guten Halt über dem Fußrist bietet und von ausreichender Materialqualität ist, um die technischen Änderungen durchführen zu können.

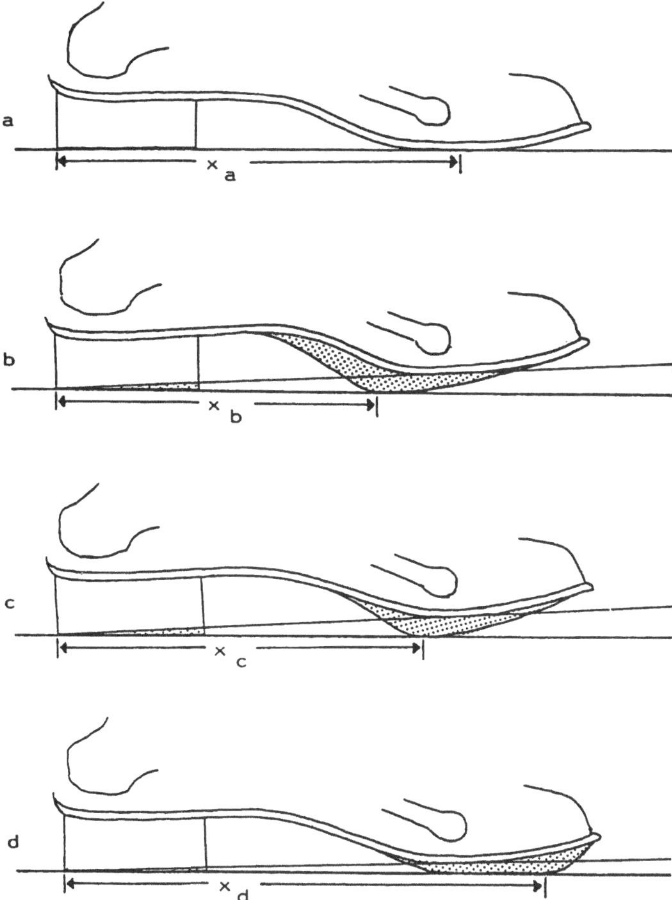

Abb. 6a–d. Vergleich von Standfläche und Scheitel der verschiedenen Schuhsohlenrollen. **a** Unveränderter Konfektionsschuh: Die Standfläche reicht bis zu den Metatarsophalangealgelenken. **b** Mittelfußrolle: Deutliche Verkürzung der Standfläche. Der Scheitel liegt weit proximal der Mittelfußköpfchen. **c** Ballenrolle: Geringere Verkürzung der Standfläche. Die Scheitellinie liegt unmittelbar proximal der Mittelfußköpfchen. **d** Zehenrolle: Verlängerung der Standfläche. Die Scheitellinie ist zur Schuhspitze hin verschoben

Die Schrittabwicklung kann durch verschiedene Sohlenrollen beeinflußt werden: Mittelfuß-, Ballen-, Zehenrollen (Abb. 6). Sämtliche Sohlenrollen haben außerdem den Effekt, daß der Schuhboden durch das zusätzlich aufgebrachte Material versteift wird.

Der Scheitel einer Mittelfußrolle ist möglichst proximal zum Schuhgelenk hin lokalisiert. Dadurch wird der Fuß verfrüht in die Schrittabwicklung geführt, und Gewichts- und Scherbelastungen der Sprunggelenke und des Mittelfußes werden vermindert.

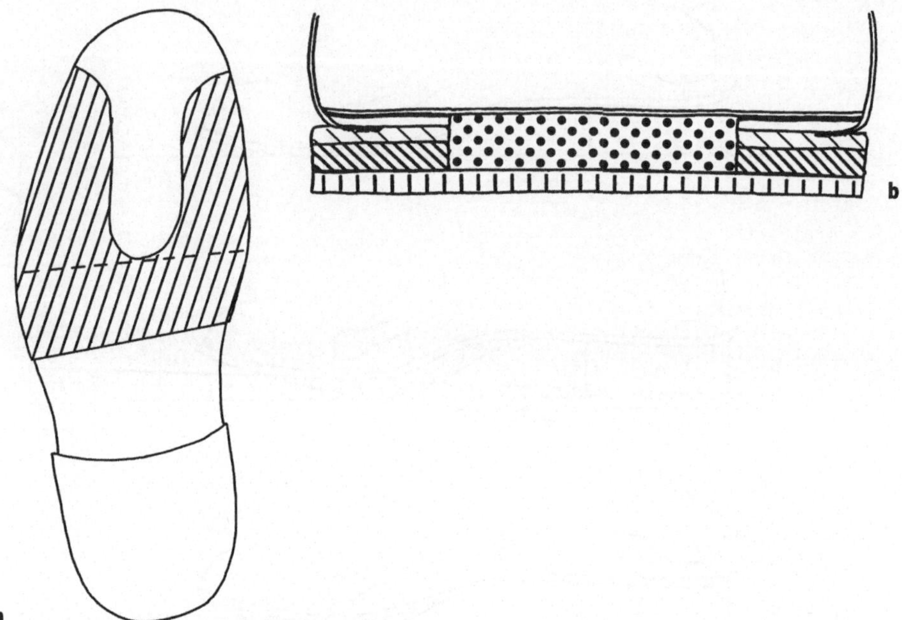

Abb. 7 a, b. Schmetterlingsrolle nach Marquardt. **a** Unter den mittleren Metatarsaleköpfchen ist die Rolle ausgespart und der Schuhboden ausgeschnitten. **b** Querschnitt durch den Schuh (1 mit Rollenanteil, 2 Schuhsohle, 3 Weichbettung). (Aus [5])

Bei einer Ballenrolle ist die Standfläche größer als bei einer Mittelfußrolle, aber auch hier liegt der Rollenscheitel noch proximal der Zehengrundgelenke. Dadurch werden die Zehengrundgelenke in der Abstoßphase vermindert bewegt, so daß hier die größte Einflußnahme vorliegt. Sowohl für Mittelfußrolle als auch Ballen ist eine Absatzangleichung erforderlich.

Zehenrollen haben eine völlig andere Funktion. Sie werden bei Rheumatikern nicht eingesetzt. Ihr Scheitelpunkt ist distal der Zehengrundgelenke lokalisiert. Daher wird die Standfläche vergrößert und die Abwicklung in der letzten Phase erschwert. Somit bewirken sie eine Stabilisierung beim Stehen, beispielsweise bei Quadrizepsschwäche.

Bei Füßen mit ausgeprägten Metatarsalgiebeschwerden, die nicht mit langsohligen Einlagen, Entlastungen und Bettungen und einer Ballenrolle behandelt werden können, ist eine spezielle Schuhzurichtung angeraten: die geschlossene Schmetterlingsrolle nach Marquardt (Abb. 7). Bei dieser besonderen Schuhzurichtung wird der Schuhboden unter den mittleren Metatarsaleköpfchen völlig ausgeschnitten; eine Ballenrolle mit seitlichen Flügeln und einer Aussparung in Sohlenmitte wird aufgebracht und die Aussparung mit weichem Material ausgeschäumt. Anschließend wird die Laufsohle aufgebracht und im Schuhinnern eine Vorfußpelotte fixiert. Selbst bei ausgeprägten Deformitäten mit Bursitiden und diffuser Vorfußschmerzhaftigkeit stellt diese Modifikation eine gute Alternative zu orthopädischen Schuhen dar.

In einer Verlaufskontrolle von 89 Patienten, die wegen ausgeprägter Metatarsalgie in dieser Weise versorgt wurden, gaben 83% eine maßgebliche Besserung ihrer Beschwerden an und waren mit der Versorgung vollständig zufrieden [4]. Dies betraf auch Patienten nach umfangreichen Vorfußoperationen.

Innen- und Außenranderhöhungen werden unterschiedlich beurteilt. Yasuda u. Sasaki [14] fanden eine Verbesserung der Kalkaneusposition und der gesamten Fußsohle. Die Stellungsveränderung des Rückfußes konnten sie maßtechnisch belegen; ein radiologischer Nachweis einer veränderten Knieposition war nicht möglich. Dennoch stellten Sasaki u. Yasuda [10] einen hohen Prozentsatz von Patienten mit reduzierten Kniebeschwerden fest.

Orthopädische Schuhversorgung

Bei Patienten mit ausgeprägten Fußdeformitäten ist eine Versorgung mit Konfektionsschuhen oft nicht möglich, selbst wenn die Schuhe in Übergröße gewählt werden. Orthopädische Schuhe haben den Vorteil, daß sie nicht an den Schuh angepaßt werden müssen wie Zurichtungen, sondern daß sie speziell für den betroffenen Fuß gemacht werden. Bettungen, Sohlenrollen oder Stabilisierungselemente, wie Fersenkappen, sind in den Schuh integriert, und die Ausarbeitung entspricht der vorliegenden Deformität. Um die Paßform orthopädischer Schuhe bei ausgeprägten Fußveränderungen zu kontrollieren, hat es sich als vorteilhaft erwiesen, zunächst die Fußbettung zu fertigen und sodann einen Probeschuh mit einer steifen, durchsichtigen, thermoplastisch über dem Leisten geformte Folie herzustellen, der in seiner Form dem geplantenSchuh entspricht (Abb. 8). Bei diesen Probeschuhen kann dann durch das durchsichtige Material kontrolliert werden, ob irgendwelche Druckstellen am Fußrücken oder seitlich am Fuß auftreten. In solchen Fällen kann der Leisten geändert werden, bevor der Schuh definitiv fertiggestellt wird.

Für den Schuh selbst wird gefordert, daß er weich, warm und leicht ist, analog zu Schuhen, die bei Diabetes und Neuropathien getragen werden. Das weiche Lederobermaterial sollte keine Nähte an kritischen, druckempfindlichen Bereichen haben. Der Einschlupf in den Schuh muß weit und komfortabel sein, während ausreichende Stabilität für Stand und Gang gewährleistet sind. Der Schuh sollte mit breiten Klettverschlüssen zu schließen sein, da Rheumatiker in der Regel zugleich Probleme im Handbereich haben. Das An- und Ausziehen der Schuhe gehört zu den elementaren Grundfaktoren der Unabhängigkeit.

Um die Lücke zwischen Schuhzurichtungen und orthopädischen Schuhen zu schließen, findet in Deutschland derzeit eine Studie mit sog. orthopädischen Aufbauschuhen statt. Für diese Versorgung kommen vorgefertigte Module des Lederobermaterials zum Einsatz, die an individuell ausgearbeiteten Bettungen und Schuhböden fixiert werden. Nach ersten Berichten scheint damit eine gute Möglichkeit gegeben zu sein, auch umfangreiche Schuhzurichtungen zu verwirklichen. Somit kann eine Reihe von Patienten, die mit üblichen Schuhzurichtungen an Konfektionsschuhen nicht zurechtkommen, aber noch keine orthopädische Schuhversorgung benötigen, in günstiger Weise versorgt werden.

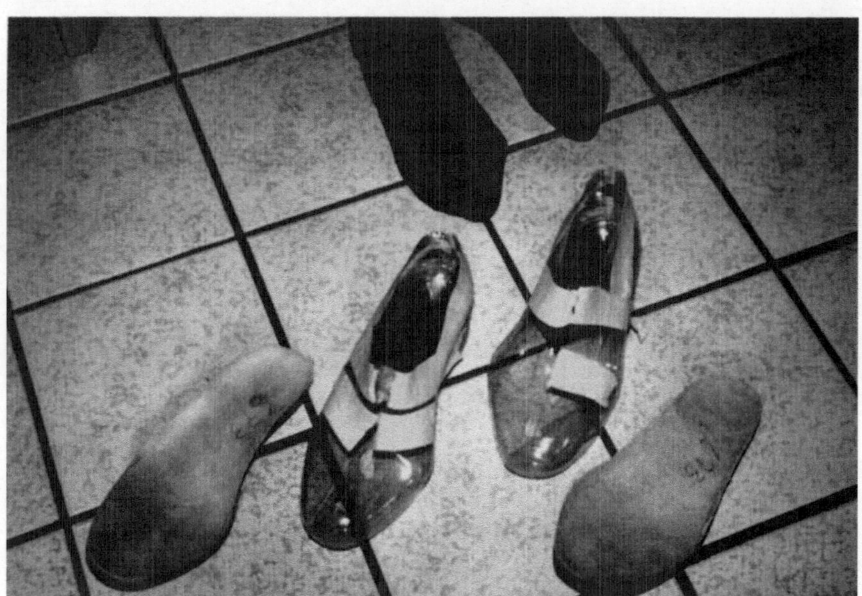

Abb. 8. Testschuh zur Kontrolle vor Fertigung des orthopädischen Schuhes. Entsprechend den Leisten wird die Fußbettung gefertigt und ein durchsichtiges, thermoplastisch verformtes und steifes Material anstelle des Oberleders befestigt. Druckstellen können genau beobachtet werden, und der Leisten kann vor Fertigung der Schuhe korrigiert werden

Schlußfolgerungen

Einlagen- und Schuhversorgungen stellen einen bedeutenden komplementären Anteil der medizinischen Versorgung von Rheumatikern dar. Wenngleich diese Versorgung lediglich symptomatischen Charakter hat und auf die biomechanische Funktionsveränderung abstellt, ist sie nicht als bloßer Behandlungszusatz zu verstehen. Sowohl bei konservativer Behandlung als auch postoperativ dienen diese orthopädischen Hilfsmittel zur Schmerzverminderung und Mobilitätsverbesserung, was gerade bei einer systemischen Erkrankung, die multiple Gelenke betrifft, bedeutsam ist. Dabei ist es Aufgabe des Arztes, aus der Fülle der orthopädischen Hilfsmittel die Versorgung zu wählen, die bei den Beschwerden des Patienten indiziert ist. Dabei sollte die Versorgung stets nach dem Motto erfolgen: „So viel wie nötig, so wenig wie möglich." Hierfür bedarf es einer sorgfältigen klinischen Untersuchung und der Kenntnis der Versorgungsmöglichkeiten. Schließlich ist es Aufgabe des Arztes, die angefertigte Versorgung hinsichtlich Ausarbeitung und Wirksamkeit zu überprüfen, insbesondere wenn der Patient nicht vollständig zufrieden ist und weitere Hilfe benötigt.

Literatur

1. Debrunner HU (1972) Statik und Dynamik des Fußes. Das normale Gehen. In: Baumgartner R (Hrsg) Die orthopädietechnische Versorgung des Fußes. Thieme, Stuttgart, S 21-26
2. Eichler J, Hybbeneth W (1987) Anforderungen an Rohlinge für orthopädische Einlagen. Med Orthop Tech 107:230-232
3. Grifka J (1986) Torsionswirkungen der Schuhsohlenrolle. Z Orthop 124:772-774
4. Grifka J (1991) Indikationen der Zurichtungen am Konfektionsschuh. Orthop Praxis 27:74-82
5. Grifka J (1993) Einlagen - Indikationen, Verordnung, Ausführung. 2. Aufl Enke, Stuttgart
6. Gschwend N (1977) Die operative Behandlung der chronischen Polyarthritis, 2. Aufl Thieme, Stuttgart
7. Hlavac HF (1977) The foot book. World Publications, Mountain View
8. Hohmann G, Uhlig R (1982) Orthopädische Technik. Enke, Stuttgart
9. Hohmann G, Hackenbroch M, Lindemann K (1961) Handbuch der Orthopädie, Bd 4, Teil 2. Thieme, Stuttgart
10. Sasaki T, Yasuda K (1987) Clinical evaluation of the treatment of osteoarthritic knees using a newly designed wedged insole. Clin Orthop Relat Res 221:181-182
11. Thabe H (1984) Die Behandlung des rheumatischen Vorfußes. In: Heipertz W (Hrsg) Das Kind in der orthopädischen Praxis. Praktische Orthopädie, Bd 14. Stork, Bruchsal, S 385-393
12. Thuner J, Boni V (1958) Klinik, Entstehung und Behandlung der Fersensporne. Z Orthop 89:161
13. Tillmann K (1977) Der rheumatische Fuß und seine Behandlung. Enke, Stuttgart
14. Yasuda K, Sasaki T (1987) The mechanics of treatment of the osteoarthritic knee with a wedged insole. Clin Orthop Relat Res 215:162-172
15. Zacher J, Sell S (1991) Der rheumatische Fuß und seine orthopädie-technische Versorgung. Orthop Praxis 27:726-731

KAPITEL 14

Weichteileingriffe, Synovektomie, Nervenkompressionssyndrom

F. Kerschbaumer

Zur Beurteilung der Frequenz von Weichteileingriffen, Synovektomien und Nervenkompressionssyndromen am rheumatischen Fuß haben wir die aktuellen Zahlen des Jahres 1993 aus unserer Abteilung ermittelt.

Demnach wurden in diesem Jahr 111 Patienten mit entzündlich rheumatischen Erkrankungen am Fuß operiert; dies entspricht einem Satz von 30% bei einer Gesamtzahl von 369 Operationen am Fuß.

Eingriffe an Sehnen

Tenosynovektomien an den Sehnen des Tibialis posterior, Flexor digitorum communis, Flexor hallucis longus und/oder an den Peronäalsehnen waren 1993 in 14 Fällen (12,6%) notwendig. Diese Operationen wurden meistens in Kombination mit Synovektomien des oberen Sprunggelenkes (OSG) durchgeführt. Bei 2 Patienten wurden Teilrupturen des Tibialis posterior beobachtet, während Nekrosen v.a. der Sehne des Tibialis posterior häufig waren. Da die Synovektomie nur bei klinisch manifester Synovialitis zum Einsatz kommt, kann die Frage aufgeworfen werden, ob eine gedeckte Ruptur der Sehne des Tibialis posterior bei rheumatischen Erkrankungen nicht häufiger vorkommt, als allgemein angenommen wird.

An der Achillessehne finden sich bei Patienten mit seropositiver rheumatoider Arthritis nicht selten Rheumaknoten mit infiltrativem Wachstum in der Sehne, welche reseziert werden sollten. Achillessehnenrupturen als Folge derartiger Veränderungen wurden beschrieben [3]. Bei Patienten mit HLAB-27-assoziierten Arthritiden konnten wir entzündliche Veränderungen der Bursa subachillea beobachten, welche in einem Fall zu einem Abriß der Achillessehne vom Tuber calcanei geführt haben. In einem weiteren Fall kam es bei chronischer Bursitis subachillea als Folge häufiger lokaler Kortikoidinjektionen zu einem iatrogenen Abriß der Sehne.

Am Vorfuß führen wir bei Synovektomien oder Resektionsarthroplastiken entzündlicher Spreizfüße häufig Sehnenverlängerungen der langen Zehenstrekker durch. Eine vor 1 Jahr durchgeführte Untersuchung hat den positiven Effekt dieser Methode zur Behandlung der Metatarsalgie belegt.

Arthrosynovektomie

Arthrosynovektomien am OSG können offen oder endoskopisch durchgeführt werden. Die Indikation für die offene Synovektomie stellen wir in den LARSEN-Stadien 2 sowie in Ausnahmefällen auch im Stadium 3. Die endoskopische Synovektomie führen wir in den Stadien 0, 1 durch und schließen eine Radiosynoviorthese mit Rhenium 8 Wochen später an. Als Zugangsweg der offenen Synovektomie verwenden wir einen anterolateralen Schnitt, bei gleichzeitiger Synovialitis der Peronäalsehnen eine lange laterale Inzision, von welcher auch die dorsalen Gelenkanteile synovektomiert werden können (Abb. 1 und 2). Die Ergebnisse der OSG-Synovektomien werden i. allg. positiv beurteilt; so haben MOHING et al. [7] 123 Fälle mit einer Beobachtungszeit von 48 Monaten und 80% guten Ergebnissen publiziert (Tabelle 1).

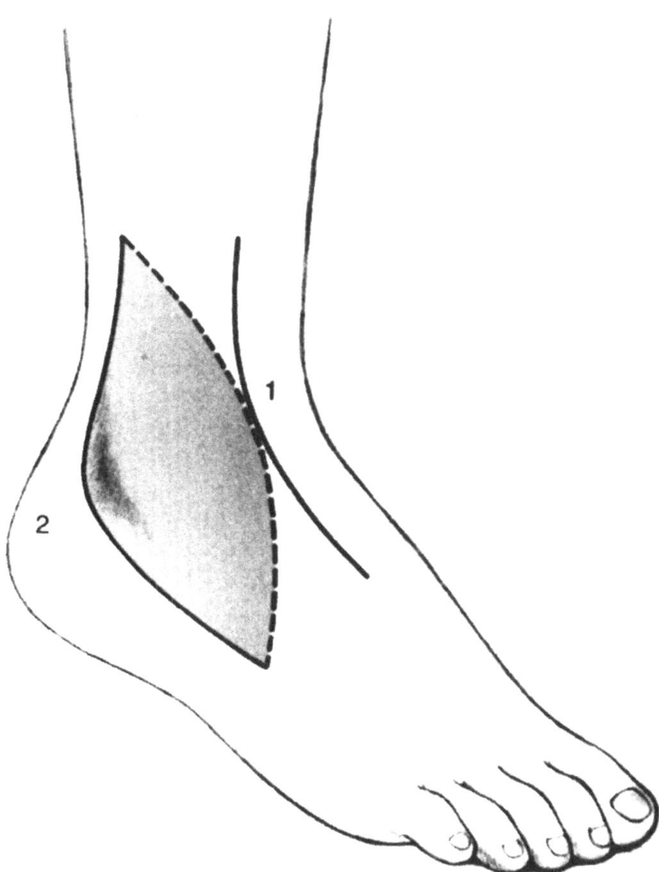

Abb. 1. Laterale und anterolaterale Hautinzision zur Synovektomie des OSG. Die laterale Inzision erlaubt eine Synovektomie der Peronäalsehnen und der vorderen und hinteren Anteile des OSG. (Aus [6])

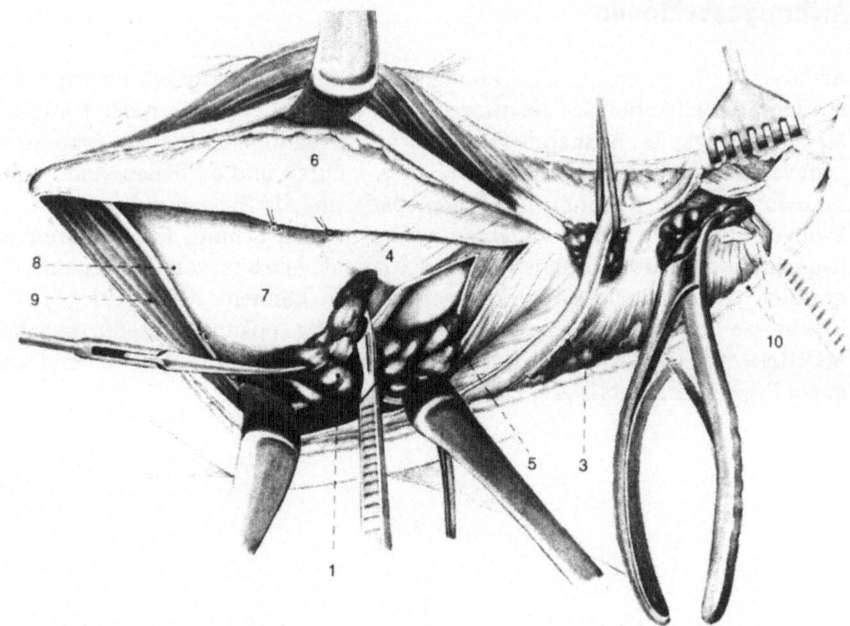

Abb. 2. Teno- und Arthrosynovektomie des OSG und der Peronäalsehnen. (Aus [6])

Tabelle 1. OSG-Synovektomien

Autor	Gutes Ergebnis (%)
Mohing et al. [7]	80
Tillmann [8]	90

Tabelle 2. MTP-Synovektomie

Autor	Gutes Ergebnis (%)
Aho [1]	93
Brattström [2]	85

Synovektomien an den Zehengrundgelenken werden bei uns verhältnismäßig selten durchgeführt. 1993 waren es 14 Patienten (12,6%). Operationsindikation sind Metatarsalgien bei noch normalem Röntgenbild ohne Subluxationszeichen. Die präoperative sonographische Diagnostik am Vorfuß ist möglich, war jedoch in unseren Händen bisher nicht zuverlässig. Ergebnisse dieser Synovektomien am Metatarsophalangeal-(MTP-)Gelenk werden in der Literatur nur spärlich mitgeteilt, jedoch mit überraschend guten Ergebnissen. Dies entspricht auch unserer Erfahrung (Tabelle 2).

Nervenkompressionssyndrom

Genuine (nicht iatrogene) Nervenkompressionssyndrome bei rheumatischen Erkrankungen kommen nach unsrer Erfahrung relativ selten vor. Tarsaltunnelsyndrome wären öfter zu erwarten, werden in der Praxis aber selten nachgewiesen und beschrieben [4, 5]. Im eigenen Krankengut mußten wir in den letzten Jahren nur 3 Tarsaltunnelsyndrome operativ versorgen. Bei der Exploration zeigte sich jeweils eine deutliche Tenosynovialitis der Sehnen des Tibialis posterior, des Flexor digitorum communis und des Flexor hallucis longus. Die präoperative elektroneurographische Diagnostik war nur in einem Fall positiv. Ein typisches Sanduhrphänomen des N. tibialis posterior am distalen Anteil des Retinaculum Mm. flexorum konnte in keinem Fall festgestellt werden. Kompressionssyndrome des N. peronaeus und N. saphenus sowie des interdigitalen Nervs am Vorfuß (MORTON) konnten von uns bei rheumatischen Erkrankungen nicht beobachtet werden.

Literatur

1. Aho H (1987) Synovectomy of MTP joints in RA. Rheumatology 11:126
2. Brattström H (1972) Surgery in MTP joints in RA. Acta Orthop Belg 38:107
3. Geschwend N (1981) Synovectomy. Textbook of rheumatology, vol II. Saunders, Philadelphia London Toronto, p 1974
4. Keck C (1962) The tarsal tunnel syndrome. J Bone Joint Surg [Am] 44:180
5. Kenzora JE, Lenet MD, Sherman M (1982) Synovial cyst of the ankle joint as cause of the tarsal tunnel syndrome. Foot Ankle Int 63:181
6. Kerschbaumer F (1994) Synovektomie des OSG. In: Bauer R, Kerschbaumer F, Poisel S (Hrsg) Orthopädische Operationslehre, Bd II/2. Thieme, Stuttgart
7. Mohing W, Köhler G, Goldeway J (1982) Synovectomy of the ankle joint. Int Orthop 6:117
8. Tillmann K (1979) The rheumatoid foot, Diagnosis, pathomechanics and treatment. Thieme, Stuttgart

KAPITEL 15

Eingriffe am oberen Sprunggelenk

K. Tillmann

Die Literaturangaben über die Befallshäufigkeit des oberen Sprunggelenkes bei der chronischen Polyarthritis im Erwachsenenalter differieren sehr stark: von gut 10% bis über 50% [6, 20, 40, 46, 47]. Bei der juvenilen chronischen Polyarthritis mit ihren verschiedenen Formen stimmen dagegen die Zählungen weitgehend überein. Hier liegt das Sprunggelenk nach dem Kniegelenk mit über 80% Befallshäufigkeit an 2. Stelle [1, 4, 23, 40, 42]. Unter pathomechanischen Gesichtspunkten muß der rheumatische Fuß als funktionelle Einheit betrachtet werden [40, 41, 46]. Deformierungen und Funktionsstörungen im Rückfußberreich wirken sich auch zwangsläufig auf den Vorfuß aus [41]. Als Beispiel von besonderer Bedeutung sei die tibiale Fußsäule genannt. Schmerzhafte entzündliche Veränderungen sowohl der Zehen- als auch der Fußwurzelgelenke führen hier gleichermaßen zu einer Elevation des Metatarsale [46]. Die Fixierung dieser anfänglichen Schon- und Fehlhaltung führt zu einer Abflachung des Längsgewölbes sowie zu einer Abduktion und supinatorischen Aufdrehung des Mittel- und Vorfußes. Wenn nach Abklingen der akuten schmerzhaften Entzündung entweder infolge abklingender Beschwerden oder aber durch Muskelschwäche der Fuß wieder plantigrad belastet wird, wird ein Pes planovalgus manifest: die häufigste rheumatische Rückfußveränderung. Außerdem bedingt der „Metatarsus primus elevatus" auch ein Verlust des Quergewölbes – einer der Hauptgründe für die charakteristischen Zehendeformierungen, die sinngemäß spreizfußbedingten Veränderungen entsprechen, diese aber an Ausprägung oft weit übertreffen.

Selbstverständlich hat die Rückfußdeformierung nicht nur die Fernwirkungen auf den Vorfuß zur Folge. Die damit verbundene Fehlbelastung des oberen Sprunggelenkes dürfte, ähnlich wie eine Dysplasie am Hüftgelenk [34], auch hier die destruierenden Veränderungen beschleunigen. Überdies engt sie das Spektrum der therapeutischen Möglichkeiten ein. Eine ausgeprägte Rückfußfehlstellung muß sich z.B. zwangsläufig negativ auf die Langzeitprognose einer Sprunggelenkendoprothese auswirken. Schon unter diesem Gesichtspunkt ist es ratsam, möglichst früh konservative Gegenmaßnahmen zu ergreifen, um fortschreitende Rückfußdeformierungen zu beherrschen.

Die wirksamste Prophylaxe besteht in einer formbeständigen Einlagenversorgung bzw. Fußbettung, in der insbesondere der Rückfuß bedarfsweise mehr oder minder weit umfassend in korrekter Achsenstellung stabil gebettet wird. In gleicher Weise müssen die Fußgewölbe abgestützt werden. Größte Sorgfalt muß darauf verwendet werden, diese Einlagen exakt einzupassen. Mit einer rechtzeitigen suffizienten Bettung erübrigen sich meist die oft sehr aufwendigen versteifenden und korrigierenden Eingriffe im Fußwurzelbereich, die überdies in ungünstigen Fällen oft nur zu Kompromißlösungen führen. Der immer wieder gesehene und sicher gut gemeinte Fehler, dem Patienten durch weiche Fußbettungen Schmerzerleichterung zu verschaffen, führt nach u.E. lediglich zu einer Beschleunigung der Deformierungen. Druckveränderungen der Haut erfordern selbstverständlich eine umschriebene Frei- oder Weichbettung. Völlig abwegig ist der Versuch, unexaktes Arbeiten durch weiche Bettungen zu kompensieren. Umgekehrt wird eine wirklich exakt gearbeitete Einlage vom Patienten praktisch ausnahmslos auch dann als angenehm empfunden, wenn sie sehr fest gearbeitet ist. Bei uns haben sich durch Gießharzlaminate verstärkte Kork-Leder-Einlagen weitaus am besten bewährt [40].

Bei arthritischem Befall des oberen Sprunggelenkes ist die konservative Behandlung der operativen immer vorzuschalten. Dabei stehen die systemischen medikamentösen Maßnahmen an erster Stelle.

Kann der lokale Prozeß durch die systemische medikamentöse, insbesondere die sog. Basistherapie mit langwirkenden, den allgemeinen Krankheitsprozeß beeinflussenden Medikamenten nicht unterdrückt werden, so wird man im frühen Stadium versuchen, zunächst durch Steroidinjektionen intraartikulär wie auch bedarfsweise in die Sehnenscheiden die lokalen entzündlichen Veränderungen zum Abklingen zu bringen. Gelingt dies nicht, so ist die Synoviorthese der nächste Schritt. Seit Varicocid nicht mehr zur Verfügung steht, bleibt nur noch die Injektion von radioaktiven Isotopen, die sog. Radiosynoviorthese. Der Effekt ist nach unseren Erfahrungen oftmals gut, jedoch weniger verläßlich als die operative Entfernung der veränderten Gelenkinnenhaut.

Nach unserer klinikeigenen Statistik werden im Vorfußbereich gegenüber dem Rückfuß bei Rheumatikern mehr als doppelt so viele operative Eingriffe durchgeführt. Dies spiegelt die Dringlichkeit der Probleme aus der Sicht des Patienten wider und nicht die Befallshäufigkeit, bezüglich derer der Rückfuß leicht überwiegt [40, 47]. Die **Synovektomie** des oberen Sprunggelenkes ist in unserem Krankengut immer noch einer der am häufigsten geübten Eingriffe in dieser Region. Sie wird mehrheitlich mit einer Tenosynovektomie kombiniert [15, 20, 29, 32, 33, 40]. Nach dem Sehnenbefall richtet sich auch die Schnittführung. Neben einem streckseitigen Zugang ist – je nach Bedarf – eine fibulare oder tibiale retromalleoläre Schnittführung erforderlich. Entsprechend der tenosynovitischen Befallshäufigkeit [46] wurde dabei fibular etwa doppelt so häufig eingegangen wie tibial [40]. Auf der Streckseite bevorzugten wir früher [40] einen der Hautspannungslinien folgenden Querschnitt, der kosmetisch die besten Resultate brachte und nach unserem Eindruck auch weniger Wundkomplikationen als der jetzt übliche Längsschnitt nach sich zog. Dieser hat jedoch den Vorteil, daß er bei späteren Revisionseingriffen (Endoprothese, Arthrodese) besser genutzt werden kann, ohne daß die alte Narbe gekreuzt werden muß.

Die anatomischen Verhältnisse am oberen Sprunggelenk gestatten eine sehr radikale Ausräumung des synovitischen Gewebes. Dies mag der Grund für die durchweg guten Frühergebnisse der Literatur [2, 20, 26, 29, 44] und ebenfalls positive mittelfristige Resultate [21, 33] sein: insgesamt etwa 70–80% der operierten

Fälle. Insgesamt ist die Literaturausbeute spärlich. Grund hierfür mag die generelle Zurückhaltung gegenüber der Synovektomie im angloamerikanischen Raum sein.

Arthrodese

Die Arthrodese gilt auch heute noch bei rheumatischen Destruktionen des oberen Sprunggelenkes als Methode der Wahl. Sie wird mit unterschiedlichen Techniken durchgeführt, wobei je nach Bedarf, manchmal aber auch wohl aus operationstechnischen Gründen, die benachbarten Fußwurzelgelenke mit einbezogen werden.

Die Pseudarthroseraten sind zum großen Teil von der gewählten Technik abhängig [43]. Generell werden die klinischen Ergebnisse positiv beurteilt [15, 16, 19, 43, 45], wobei jedoch im wesentlichen die lokalen Gesichtspunkte den Ausschlag für die Beurteilung gaben.

Wir selbst haben uns bezüglich der Operationstechnik jeweils nach den individuellen Gegebenheiten gerichtet und uns mit gutem (lokalem) Erfolg verschiedenster Techniken bedient, wobei in den letzten 20 Jahren jeweils ca. 120 Arthrodesen und Endoprothesen durchgeführt wurden, erstere mit rückläufiger, letztere mit ansteigender Tendenz. Die Zahl der Synovektomien des oberen Sprunggelenks lag mit ca. 100 nur unwesentlich niedriger. So wenig Enttäuschungen uns auch die Arthrodese unter lokalen Gesichtspunkten bereitete, so machten wir doch im Laufe der Jahre die Erfahrung, daß multipel behinderte Patienten, insbesondere mit Befall der Gelenke unterer Extremitäten, mit den versteiften Sprunggelenken schlecht zurechtkamen. Die doppelseitige Versteifung wirkte sich dabei besonders ungünstig auf Gang- und Standsicherheit aus, wenn beidseits eine ausgeprägtere Abrollhilfe am Schuh vonnöten war. Schmerzhafte Vorfußveränderungen konnten beim Abrollvorgang, Kniegelenkinstabilitäten beim Gehen schlecht kompensiert werden. Trotz der Anfangsprobleme mit der endoprothetischen Versorgung der oberen Sprunggelenke (s. oben) kamen uns – wie auch anderen – Zweifel, ob die Sprunggelenkarthrodese als „Golden Standard" anzusehen sei [24].

Elektronische pedobarographische Untersuchungen führten zu dem Ergebnis, daß isolierte Versteifungen einzelner Fußwurzelgelenke die pedobarographische Untersuchungen deutlich, Triplearthrodesen in geringerem Maße eine Veränderung der mit dem EMED-System erhobenen Befunde wie auch andere Parameter (Schrittlänge, Zeit des Bodenkontaktes) in Richtung der physiologischen Verhältnisse bewirkten, während die obere Sprunggelenkarthrodese die stärksten Abweichungen von der Norm zur Folge hatte [17]. Danach bemühten wir uns umso mehr, bei Destruktionen des oberen Sprunggelenkes die Fusion nur auf das Talokruralgelenk zu beschränken. Die verbliebene, wenn auch bizarre Abrollmöglichkeit wird nach unserer Erfahrung auch dann vom Patienten akzeptiert, wenn – bei akzeptablem röntgenologischem Zustand der Fußwurzelgelenke meist nur temporär – postoperativ leichtere Beschwerden verbleiben. Die Befunde veranlaßten uns aber auch, uns verstärkt der Endoprothetik der oberen Sprunggelenke zuzuwenden.

Alloarthroplastik

Mit der Alloarthroplastik dieses Gelenkes haben wir Ende 1976 begonnen. Wir benutzten zunächst die „St.-Georg-Endoprothese“ [5, 11]. Diese hatte einige Schwächen, wie eine unzureichende Seitenstabilität und die Notwendigkeit eines transfibulären Zugangs, die sich auch auf die Langzeitergebnisse ungünstig auswirken kann [18]. Inzwischen ist das primäre Design überarbeitet worden („Endo-Modell“) und bringt offensichtlich deutlich bessere Resultate [12].

Die ursprüngliche Konstruktion [3] war jedoch mit der etwa zeitgleich publizierten Prothese von Lord u. Marotte [28] wegweisend für viele Nachfolgemodelle, die entweder ebenso, als unverblockte Einachser (Scharnierprinzip) oder multiaxial („Ball-and-socket-Prinzip“) konzipiert waren. Alle könnte man heute als „Sprunggelenkprothesen der ersten Generation“ bezeichnen. Wir sind schon 1977 auf die TPR-Sprunggelenkendoprothese übergegangen, die von ventral her eingesetzt werden kann, eine geringe Knochenresektion erfordert, sich den natürlichen Formverhältnissen annähert und überdies eine gewisse Seitenstabilität bietet [32, 33, 35]. Bei einer mittelfristigen Nachuntersuchung [35] waren die Bewegungsresultate eher enttäuschend: Die präoperative klinische Beweglichkeit ging auf ca. die Hälfte zurück. Die radiologische Bewegungskontrolle ergab jedoch, daß die klinisch gemessene Beweglichkeit tatsächlich nahezu vollständig talokrural ablief, was zuvor bezweifelt worden war. Beunruhigend waren die röntgenologischen Befunde, welche Saumbildungen um die Zementfixierung in der Hälfte der Fälle zeigten – mehr oder minder ausgeprägt. Die Weite der Saumbildungen korrelierte mit der Nachbeobachtungszeit und der Beweglichkeit der Gelenke. Die schmerzlindernde Wirkung der endoprothetischen Versorgung war jedoch ausgezeichnet – selbst im Falle radiologischer Lockerungszeichen. Auch die Revisionsrate hielt sich in Grenzen: Nach durchschnittlich 9 Jahren waren von 67 Prothesen insgesamt 8 (= 12%) entfernt worden. 7 davon wurden unter Verwendung großer Knochenbankspäne versteift, eine gegen eine zementfreie Spezialkonstruktion ausgetauscht. Dies ist inzwischen bei insgesamt 3 Gelenken erfolgt. Der erste Wechsel erfolgte vor 2½ Jahren. Bislang sind die Ergebnisse klinisch wie radiologisch einwandfrei.

Die „erste Prothesengeneration“ war trotz insgesamt positiver Beurteilung [3, 11–13, 25, 28, 30, 32, 33, 35, 36] mit zahlreichen Problemen behaftet [30, 31], wovon insbesondere neben den klinischen und radiologischen Lockerungen [9, 10, 13, 25, 30, 35] auch tiefe Infektionen [9, 13, 27, 36] und insgesamt wenig befriedigende Bewegungsresultate [8, 10, 30, 32, 35] zu nennen sind.

Da man trotz allem die Vorzüge der Endoprothesen schätzen gelernt hatte, war es konsequent, nach neuen Wegen zu suchen [22], wobei auch mechanisch höchst komplizierte Lösungen nicht gescheut wurden [37].

In Japan wurde inzwischen eine Keramikprothese entwickelt [6, 24], die anfangs zementiert, danach ohne und zuletzt mit Hydroxylapatitbeschichtung zementfrei implantiert wurde. Die Entwicklung scheint positiv zu verlaufen.

Es wurden inzwischen 2 zementfrei implantierte Prothesen entwickelt, die aus 3 Komponenten bestehen und dem Prinzip der meniskalen Kniegelenkendoprothesen [14] nachempfunden sind. Die Tibiakomponente hat eine ebene, glatte

Unterfläche, unter der sich ein Polyäthylengleitkern frei bewegen kann. Er wird durch die kongruente Form der Taluskomponente von der Unterseite her geführt. Voraussetzung für ein gutes Dauerresultat ist – wie bei jeder unverblockten Endoprothese (dies gilt auch für die zementierten Sprunggelenkprothesen) ein ausreichend stabiler Bandapparat, ein verläßliches Knochenlager und eine korrekte Achsenstellung des Rückfußes.

Wir haben diese beiden Konstruktionen zum Einsatz gebracht, da beide trotz des gleichen Prinzips durch unterschiedliche Verankerungen individuelle Stärken und Schwächen aufweisen, die eine Auswahlmöglichkeit wünschenswert erscheinen lassen. Bisher haben wir Unterschiede in den Resultaten nicht erkennen können. Beide Autoren berichten über positive Langzeitergebnisse [7, 24].

Wir selbst haben mit diesen Neuentwicklungen in den letzten 3 Jahren insgesamt 55 Primärimplantationen durchgeführt, davon 32 des Typs „New Jersey", 23 vom Typ S.T.A.R. Als ernsthafte Komplikation dieser Prothesen der „2. Generation" haben wir bisher bei einer Patientin eine beidseitige Lockerung und ein Einsinken beider Prothesenteile durch Knochennekrosen gesehen. Auf beiden Seiten wurde bereits eine Aufbauarthrodese durchgeführt. Bei den Revisionen hat sich kein Anhalt für eine Infektion gefunden. Im nachhinein wird deutlich, daß schon vor den Implantationen massive osteolytische Veränderungen im Gelenkbereich vorhanden waren. Ansonsten sind Komplikationen mit anhaltenden Folgen bisher nicht aufgetreten.

Bei der laufenden Nachuntersuchung wird schon jetzt erkennbar, daß die Bewegungsresultate der 2. Generation von Endoprothesen wahrscheinlich deutlich besser ausfallen werden als diejenigen der zementierten Implantate, obgleich gegenüber dem präoperativen Zustand immer noch eine gewisse Einbuße an Beweglichkeit einzutreten scheint.

Zusammenfassung

Abschließend ist noch einmal zu betonen, daß die Möglichkeiten der konservativen Behandlung ausgeschöpft werden müssen, bevor eine Operationsindikation gestellt wird. Ganz besondere Bedeutung kommt einer exakten Fußbettung zu, die im Hinblick auf das obere Sprunggelenk als Hauptziel die Erhaltung korrekter Achsenverhältnisse im Rückfußbereich haben muß. Dies ist nur mit einer festen, formbeständigen Einlagenversorgung bzw. Fußbettung zu erreichen, wobei der Rückfuß sicher umfaßt werden muß. Jede stärkere Achsenfehlstellung verschlechtert im Falle einer Arthritis des oberen Sprunggelenkes massiv die Prognose und auch die operative Versorgungsmöglichkeiten im Falle fortschreitender Destruktion. In frühen Stadien (Larsen I und II, evtl. III) stellen wir die Indikation zur Synovektomie, wenn noch eine aggressive Synovitis besteht und noch ein erhaltenswerter Gelenkknorpel bei ausreichend stabilem Bandapparat vorhanden ist. Die Erfolgsaussichten der Synovektomie sind gerade an diesem Gelenk sehr gut.

Bei ausreichend guten Skelett- und Bandverhältnissen geben wir heute in der Regel der endoprothetischen Versorgung den Vorzug vor der Arthrodese. Nach unserer Erfahrung ist auch eine mäßige Beweglichkeit für den Patienten überaus wertvoll, wie uns immer wieder bestätigt wird. Außerdem ist die Nachbehandlung meistens für den Patienten wesentlich weniger aufwendig, als diejenige der Arthrodese mit der Notwendigkeit einer langen Gipsfixierung und der nachfolgenden umfangreichen orthopädischen Schuhversorgung. Je nach Funktionsbedarf des Patienten schicken wir im Falle bereits vorliegender Achsenfehlstellungen der endoprothetischen Versorgung eine stellungskorrigierende Arthrodese im unteren Sprunggelenk voraus.

Nur in Fällen massiver Destruktionen mit größeren Knochenverlusten, Bandinstabilitäten (auch des distalen Tibiofiburalgelenkes im Sinne einer Sprengung der Knöchelgabel) sowie exzessiven Fehlstellungen im Rückfußbereich stellen wir heute noch die Indikation zur primären Arthrodese. Im Vergleich zur endoprothetischen Versorgung ist die Nachbehandlung durch die Notwendigkeit einer mehrmonatigen Gipsfixierung und der nachfolgenden umfangreichen orthopädieschuhtechnischen Versorgung für den Patienten erheblich aufwendiger – verglichen mit einer endoprothetischen Versorgung. Außerdem kann die Versteifung für einen schwerbehinderten Patienten eine beträchtliche Behinderung bedeuten, insbesondere im Falle der Beidseitigkeit.

Literatur

1. Ansell BM (1978) Introduction. In: Arden GP, Ansell BM (eds) Surgical management of juvenile chronic polyarthritis. Academic Press, London, pp 1–7
2. Baumann B, Jäger M (1978) Synovektomie und Tenosynovektomie des oberen Sprunggelenkes bei p.c.P. Akt Rheumatol 3:17–23
3. Bolton-Maggs BG, Sulow RA, Freeman MAR (1958) Total ankle arthroplasty: a long-term review of The London Hospital experience. J Bone Joint Surg [Br] 57:785–790
4. Brewer EJ, Gianni EH (1980) A comparative Study of the epidemiological and clinical natural histories of juvenile rheumatoid arthritis subtypes. Arthritis Rheum 23:656–657
5. Buchholz HW, Engelbrecht E, Siegel A (1973) Totale Sprunggelenksendoprothese Modell „St. Georg". Chirurg 44:241–244
6. Buechel FF, Pappas MJ (1988) New Jersey low contact stress total ankle replacement: biomechanical rationale and review of 23 cementless cases. Foot Ankle Int 8:279–290
7. Buechel FF, Pappas MJ (1992) Survivorship and clinical evaluation of cementless, meniscalbearing total ankle replacements. Semin Arthroplasty 3:43–50
8. Clayton ML, Smyth CJ (1969) Situation of the foot regarding early synovectomy in rheumatoid arthritis. In: Hijmans W, Paul WD, Herschel H (eds) Early synovectomy in rheumatoid arthritis. Excerpta Medica Foundation, Amsterdam, pp 146–147
9. Dermottaz JD, Mazur IM, Thomas WH, Sledge CB, Simon SR (1979) Clinical study of total ankle replacement with gait analysis. J Bone Joint Surg [Am] 61:976–988
10. Dini AA, Basset FH (1980) Evaluation of the early result of Smith total ankle replacement. Clin Orthop 146:228–230
11. Engelbrecht E (1979) Die Alloarthroplastik des oberen Sprunggelenkes bei der rheumatischen Arthritis. Med Orthop Tech 99:21–24
12. Freeman MAR, Kempson GE, Tuke MA, Samuelson TM (1979) Total replacement of the ankle with the ICLH-prosthesis. Intern Orthop 2:327–331
14. Goodfellow JW, O'Connor J (1978) The mechanics of the knee and prosthesis design. J Bone Joint Surg [Br] 60:358–369
15. Gschwend N (1977) Die operative Behandlung der chronischen Polyarthritis, 2. Aufl Thieme, Stuttgart

16. Gschwend N, Steiger U. Stable fixation in hindfoot arthrodesis, a valuable procedure in the complex RA foot. Rheumatology 11:114–125
17. Hansens Ch, Schaar B, Dühr A, Tillmann K, Krukenberg P (1990) Use of EMED in patients with rheumatoid arthritis. EMED Users Meeting (Chairman: L. Klenerman) Liverpool, 20.–21.11.1990
18. Hay SM, Smith TWD (1994) Total ankle arthroplasty: a long-term review. Foot 4:1–5
19. Iwata H, Yasuhara N, Kawashima K, Kaneko M, Sigiura Y, Nakagawa M (1980) Arthrodesis of the ankle joint in rheumatoid arthritis: Experience with the transfibular approach. Clin Orthop 153:189–193
20. Jakubowski S (1969) Discussion. In: Hijmans W, Paul WD, Herschel H (eds) Early synovectomy in rheumatory arthritis. Excerpta Medica Foundation, Amsterdam, pp 149–150
21. Jakubowski S (1973) Synovektomie des oberen Sprunggelenkes. Orthopädie 2:79–80
22. Kirkup JR (1994) The present and future of ankle joint replacement for rheumatoid arthritis. J Bone Joint Surg [Br] 76 (Suppl II, III):146
23. Koelle G (1975) Die juvenile rheumatische Arthritis (juvenile chronische Polyarthritis) und das Still-Syndrom. Braun, Karlsruhe (Rheuma-Forum 4)
24. Kofoed H, Stürup J (1994) Comparison of ankle arthroplasty and arthrodesis. A prospective series with long-term follow-up. Foot 4:6–9
25. Lachiewitz PE, Hill C, Inglis AE, Ranawat CS (1984) Total ankle replacement in R.A. J Bone Joint Surg [Am] 66:340–343
26. Laine V, Vainio K (1969) Early Synovectomy in rheumatoid arthritis. Acta rheumatologica-Dokumenta. Geigy, Basel, pp 47–48
27. Lord G, Marotte JH (1973) Prothèse totale de cheville. Rev Chir Orthop 59:139–151
28. Lord G, Marotte JH (1980) L'arthroplastie totale de cheville: experience sur 10 ans, a propos 25 observations personelles. Rev Chir Orthop 66:527–530
29. Meier G, Bontemps G, Tillmann K (1975) Synovektomie des oberen Sprunggelenkes bei rheumatischer Arthritis. Orthop Praxis 11:874–870
30. Murray WR, Pfeffinger LL, Teasdale D (1981) Total ankle arthroplasty: a joint too far. J Bone Joint Surg [Br] 63:459
31. Newton SE III (1979) An artificial ankle joint. Clin Orthop 142:141–145
32. Pahle JA (1987) Möglichkeiten und Komplikationen der operativen Behandlung am rheumatischen Fuß. Akt Rheumatol 12:25–31
33. Pahle JA, Teigland JC (1987) The complex foot. Synovectomy of the ankle and subtalar joints. Total replacement arthroplasty of the ankle joint. Rheumatology 11:179–187
34. Pucar I (1986) Prognosis of rheumatoid coxitis. Z Rheumatol 45:31–35
35. Sinn W, Tillmann K (1986) Mittelfristige Ergebnisse der TPR-Sprunggelenksendoprothese. Akt Rheumatol 11:231–236
36. Stauffer RM, Segal NM (1981) Total ankle arthroplasty. Four years experience. Clin Orthop 160:217–221
37. Stossel CA (1994) The development of an expanding ankle replacement. J Bone Joint Surg [Br] 76 (Suppl II, III):136
38. Takakura Y, Tanaka Y, Kumai T, Takaoka T, Akiyama K, Tamai S (1994) Results of total ankle replacement (Abstract) J Bone Joint Surg [Br] 76 (Suppl II, III):93
39. Takakura Y, Tanaka Y, Sugimoto K, Tamai S, Masuhara K (1990) Ankle arthroplasty. A comparative study of cemented metal and uncemented ceramic prostheses. Clin Orthop 525:209–216
40. Tillmann K (1977) Der rheumatische Fuß und seine Behandlung. Enke, Stuttgart. Bücherei des Orthopäden 18
41. Tillmann K (1987) The mututal interplay between forefoot and hindfoot affections in R.A. Rheumatology 11:97–99
42. Tillmann K, Küster RM, Rüther W (1993) Entzündliche Erkrankungen des kindlichen Fußes. In: Venbrocks R, Salis-Saglio G von (Hrsg) Jahrbuch der Orthopädie 1993. Biermann, Zülpich, S 73–79
43. Uuspää V, Raunio P (1987) Ankle arthodesis. A material of 148 ankle fusions in 130 ankle joints of 118 patients. Rheumatology 11:104–113

44. Vahvanen V (1968) Synovektomy in the talocrural joint in rheumatoid arthritis. Ann Chir Gynaec Fenn 57:576-582
45. Vahvanen V (1969) Arthrodesis of the TC or pantalar joints in rheumatoid arthritis. Acta Orthop Scand 40:642-652
46. Vainio K (1956) The rheumatoid foot. A clinical study with pathological and roentgenological comments. Ann Chir Gynaec Fenn 45 (Suppl 1)
47. Woerner A (1973) Über den prozentualen Anteil der Kiefergelenksbeteiligung beim Krankheitsbild der chronischen Polyarthritis. Dissertation, Universität Mainz

KAPITEL 16

Rückfuß und Sprunggelenke bei Patienten mit rheumatoider Arthritis

A. Cracchiolo III

Pathologische Anatomie und Beurteilung

Auch der Rückfuß wird bei Patienten mit rheumatoider Arthritis allmählich in den Krankheitsprozeß einbezogen. Der Befall kann nur geringgradig ausgeprägt sein, jedoch auch rasch fortschreiten. Häufig ist der Vorfuß mitbetroffen. Im Verlauf der Sehnenscheiden über dem Sprunggelenk sowie über der Sehne des M. tibialis posterior und gelegentlich auch entlang der Peronäalsehnen findet sich eine Schwellung. Die Schwellung der Rückfußgelenke kann am besten auf der Medialseite des Talonavikulargelenks und über dem Sinus tarsi auf der Lateralseite beobachtet werden. Die Synovialitis der Rückfußgelenke, der damit verbundene Verlust des hyalinen Gelenkknorpels, Erosionen des talonavikularen und des subtalaren Gelenks und wahrscheinlich auch der Funktionsausfall der Sehne des M. tibialis posterior führen zu einer verbleibenden Valgusdeformität des Rückfußes, die man bei 80% der Patienten mit Beteiligung des Rückfußes findet. Das Talonavikulargelenk wird instabil, und das Caput tali verlagert sich nach medial und plantar [7, 12]. Der Rest von Mittel- und Vorfuß verschiebt sich in Abduktionsstellung. Der Kalkaneus kippt in Valgusstellung und kann so an die Fibulaspitze anstoßen, was zu Schmerzen im Bereich des Außenknöchels [9] und manchmal zu einer Streßfraktur der distalen Fibula führt (Abb. 1). Die Sehne des M. tibialis posterior kann reißen [11] oder sie kann in ihrer Funktion eingeschränkt sein und damit als medialer Stabilisator des Rückfußes ausfallen. Nur 8% aller Patienten mit einer Krankheitsdauer von weniger als 5 Jahren hatten mäßige oder schwere Deformitäten des Rückfußes. Dagegen fanden sich bei Patienten, bei denen die Krankheitsdauer über 5 Jahre betrug, in 25% der Fälle eine pathologische Valgusstellung des Rückfußes unter Belastung [23]. Gschwend u. Steigert [14] berichten, daß nach durchschnittlich 10 Krankheitsjahren Sprunggelenk und subtalares Gelenk in 52% seiner Patienten mit rheumatoider Arthritis beteiligt waren.

Die Erkrankung des Sprunggelenks verursacht wesentlich weniger Symptome. Wenn Patienten über Schmerzen im Sprunggelenk klagen, findet sich die Schmerzursache bei genauer Untersuchung häufig im Rückfußbereich. Durch Erosionen an der Talusrolle und Bandinsuffizienz kann es zur Sprunggelenkinstabilität kommen, so daß die Valgusdeformität im Sprunggelenk selbst und nicht im Rückfuß ihre Ursache hat. Es ist entscheidend, diese Unterscheidung zwischen Rückfuß- und Sprunggelenkveränderungen zu treffen [8, 10]. Anderer-

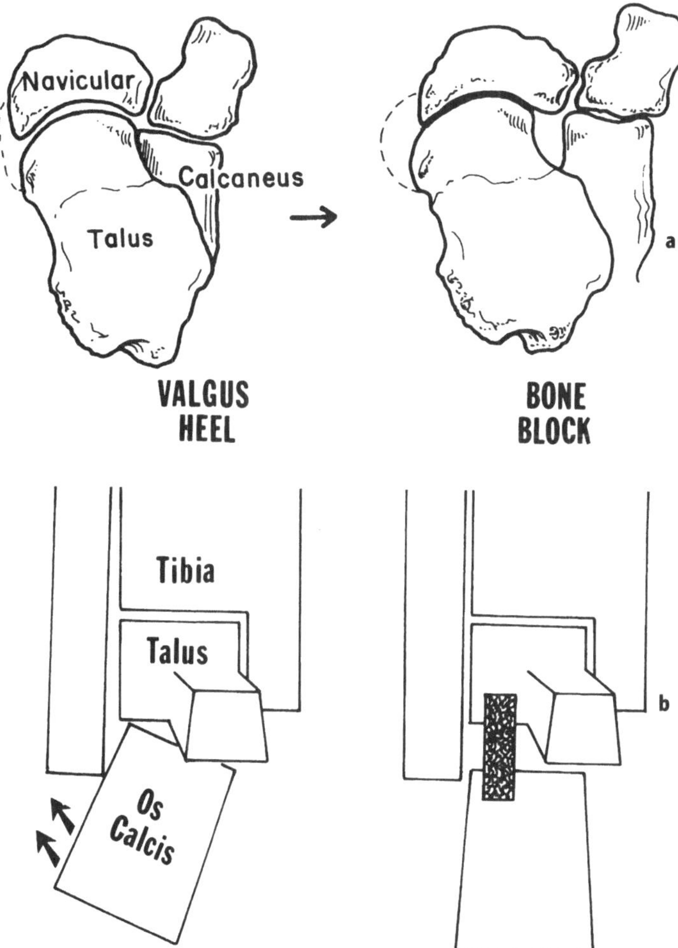

Abb. 1 a, b. Rückfußdeformität bei rheumatoider Arthritis. **a** Kopf und Hals des Talus rotieren und verschieben sich nach medial und plantar. Der Rest des Fußes, der Kalkaneus, der Mittelfuß und der Vorfuß verschieben sich in eine Valgusstellung der Ferse und Abduktion des Mittel- und Vorfußes. **b** Die Ferse kann erheblich in Valgusstellung gehen, berührt dann den Außenknöchel und kann schließlich eine Ermüdungsfraktur der distalen Fibula verursachen. In manchen Fällen mit schwerer Valgusfehlstellung der Ferse ist es wesentlich, in die hintere Facette des subtalaren Gelenkes zur Korrektur ein Knochentransplantat einzubringen. Dies kann als Dübel- oder als Inlayspan erfolgen

seits kann die Valgusdeformität sowohl den Rückfuß als auch das Sprunggelenk betreffen. Das Sprunggelenk scheint erst recht spät von der Erkrankung befallen zu werden. Es ist aber auch möglich, daß der Sprunggelenkbefall nur spät diagnostiziert wird. Röntgenologisch sichtbare Veränderungen stellen sich in der Regel erst nach mehr als 7 Jahren nach Erkrankungsbeginn bei rheumatoider Arthritis ein [27].

Klinische und röntgenologische Beurteilung

Klinisch kann es schwierig sein zu entscheiden, ob die Symptome und Fehlform ihren Ursprung in den Gelenken des Rückfußes, im oberen Sprunggelenk oder im Vorfuß haben. Wahrscheinlich ist es richtiger, wenn man nicht den Rückfuß vom Sprunggelenk trennt, sondern alle Knochen und Gelenke zusammen betrachtet, so daß der Rückfuß das Sprunggelenk einschließt. Die klinische Untersuchung kann schwierig sein, weil es diesen Patienten Probleme macht, sicher belastend zu stehen, was für eine exakte Beurteilung des Ausmaßes der Plattfußfehlstellung und Valgusfehlstellung des Rückfußes erforderlich wäre. Zudem ist es aufgrund der multiplen Fußdeformitäten, die üblicherweise vorliegen und mit anderen schmerzhaften Veränderungen der gesamten unteren Extremität vergesellschaftet sind, auf nur einem Fuß, auf den Zehen oder den Hacken zu stehen. Dies beeinträchtigt die Beurteilbarkeit der Sehnenfunktion. Fast alle Patienten werden ihre Schmerzen zunächst auf das Sprunggelenk projizieren, denn die meisten Patienten und einige Ärzte sind weder über die genauen anatomischen Verhältnisse noch über das Befallsmuster der rheumatoiden Arthritis im Bereich des Fußes informiert.

Falls irgend möglich, muß die Röntgenuntersuchung auch Belastungsaufnahmen umfassen, um etwa vorhandene Deformitäten diagnostizieren zu können. Aufnahmen ohne Belastung sind inkorrekt, da sie nur eine fixierte Deformität zeigen. Die laterale Belastungsaufnahme des Fußes muß das Sprunggelenk mit einschließen. Diese Aufnahme kann Läsionen im subtalaren, talonavikularen und im Kalkaneokuboidgelenk aufzeigen. Zudem kann man als Alignement des Rückfußes und Vorfußes bestimmen: Eine Linie, die durch die Längsachse des Talus gezogen wird, sollte exakt in der Längsachse des 1. Os metatarsale verlaufen (der Talus-Metatarsal-Winkel). Wenn die Achsen von Talus und Metatarsale I divergieren und einen dorsal offenen Winkel bilden, weist dies auf eine Planovalgusdeformität hin; dies kann genauso aussehen wie die Deformität bei Patienten mit Dysfunktion der Tibialis-posterior-Sehne. Die a.-p.-Belastungsaufnahme des Fußes kann auch die Läsionen von Talonavikular- und Kalkaneokuboid-Gelenk zeigen. Die a.-p.-Belastungsaufnahme des Sprunggelenkes kann verwendet werden, um das Ausmaß der intraartikulären Läsionen im Sprunggelenk abzuschätzen und um die Stellung der Talusrolle zu bestimmen, bzw. eine Taluskippung zu erkennen, die Ursache einer Valgusfehlstellung sein könnte. Immer wenn eine Rückfußbeteiligung vorliegt, ist es wesentlich festzustellen, ob das tibiotalare Gelenk betroffen ist. Jegliche Taluskippung (ca. 5° – 10°) kann eine Sprunggelenkbeteiligung anzeigen.

Bei Verdacht auf eine Sprunggelenkinstabilität müssen gehaltene Aufnahmen durchgeführt werden. Das Sprunggelenk kann sich nach einer erfolgreichen Tripelarthrodese rasch verschlechtern. Deshalb muß bei der Planung zur Tripelarthrodese der Zustand des Sprunggelenks abgeklärt werden [13]. Weitere Untersuchungsverfahren sind selten von Nutzen. Gelegentlich maß ein Technetium-Knochenszintigramm dabei helfen, die Entzündungsaktivität in den verschiedenen Gelenken abzuschätzen. Die Leukozytenszintigraphie ist indiziert bei Verdacht auf eine Infektion des Knochens oder der Gelenke. Die Kernspintomographie ist selten nützlich, obwohl sie theoretisch das Ausmaß der Sehnenbeteiligung zeigt. Eine Kernspintomographie kann jedoch erforderlich werden, wenn nach fehlgeschlagenen Operationen beurteilt werden muß, ob es zur Osteonekrose insbesondere des Talus gekommen ist. Auch bei der Diagnostik einer Osteomyelitis ist eine Kernspintomographie in dieser Region hilfreich.

Behandlung des Rückfußes

Die bedeutendste Weichteilbeteiligung findet sich im Tarsaltunnel, in Form einer Tenosynovialitis im Bereich der Sehnenscheide des M. tibialis posterior, des M. flexor digitorum longus und des M. flexor hallucis longus [3, 6]. Es können jedoch auch andere Sehnen in gleicher Weise beteiligt sein, wie z.B. die Extensorsehnen auf dem Fußrücken und die Peronäalsehnen unter dem Retinakulum. Vor Behandlungsbeginn sollten Patienten mit diesem Muster der Synovialitis einer gründlichen internistisch-rheumatologischen Untersuchung unterzogen werden, um ihre Arthritis einordnen zu können. Obwohl die rheumatoide Arthritis häufiger ist, können auch das Reiter-Syndrom, die infektiöse Arthritis und die Arthritis bei Morbus Crohn und Colitis ulcerosa mit Rückfußbeteiligung einhergehen. Eine adäquate internistische Behandlung unter Einsatz von Medikamenten und physikalisch medizinischen Maßnahmen muß durchgeführt werden. Es ist jedoch für den Patienten wichtig, den Erfolg dieser Maßnahmen genau zu beurteilen. Eine Sehnenruptur gilt es zu vermeiden, und es mag daher notwendig werden, einen aggressiven Behandlungsweg einzuschlagen, wenn die Synovialitis sich nicht im Laufe von 3 Wochen zurückbildet. Falls möglich, muß zu einem frühen Zeitpunkt immobilisiert werden. Häufig läßt sich die Synovialitis bereits mit einem Unterschenkelgips über 3 Wochen kontrollieren, so daß Schmerz und Schwellung verschwinden. Es kann jedoch trotz aller genannten Maßnahmen zum Wiederaufflackern der Synovialitis kommen. Gelingt es nicht, die Erkrankung auf nichtoperativem Wege zu beherrschen, ist der nächste Schritt die operative Dekompression der beteiligten Sehnen und die Entfernung des synovialen Pannus. Dies muß rechtzeitig erfolgen, damit es nicht zur Sehnenruptur kommt. Von ganz besonderer Bedeutung ist es, eine Ruptur der Sehne des M. tibialis posterior zu vermeiden, da diese beim Rheumapatienten zu der bekannten Planovalgusdeformität führt [7]. Die Rückfußdeformitäten des Rheumapatienten können auch durch orthopädische Hilfsmittel wie Einlagen und Zurichtungen am Schuhwerk behandelt werden. Der Schuh des Rheumatikers sollte den Rückfuß stabilisieren und den Kalkaneus unterstützen. Die Unterstützung des Längsgewölbes durch eine stabile Einlage, das Anheben des medialen Absatzes (Supinationskeil) und Absatzverbreiterung sind sinnvolle Prinzipien für den Fuß des Rheumakranken mit flexibler Rückfußdeformität. In manchen Fällen ist eine immobilisierende Sprunggelenk/Fußorthese erforderlich. Bei Bewegungseinschränkungen kann eine Abrollhilfe verordnet werden. Manchmal genügt die Verwendung eines Pufferabsatzes. Bei fixierten Fehlstellungen ist durch die Schuhversorgung keine Korrektur mehr möglich. Eine geeignete Fußbettung kann jedoch einen Teil der Schmerzen nehmen.

Die operative Stabilisierung des rheumatischen Rückfußes ist oft erforderlich. Sie sollte durchgeführt werden, bevor eine schwere Valgusdeformität entsteht. Am Rückfuß kommt es selten zu einer spontanen Fusion. Manche Patienten haben ausschließlich eine Destruktion des Talonavikulargelenks mit lokalisierten Symptomen (Abb. 2). Die Frühartlarodese dieses Gelenks wurde vorgeschlagen, und es ist sehr ungewöhnlich, daß in der Folge weitere Arthrodesen erforderlich werden [12]. Diese Patienten stellen natürlich nur eine zahlenmäßig kleine Gruppe dar, die sich dadurch auszeichnet, daß es nur zu einem begrenzten Befall des Fußes durch die Erkrankung kommt. Die medikamentöse Therapie der rheumatoiden Arthritis sollte unmittelbar vor operativen Eingriffen überprüft werden. Patienten, die mehr als 7,5 mg Prednisolon täglich einnehmen, haben offensichtlich mehr Komplikationen in Form von Wundheilungsstörungen und Pseudarthrosen [10]. Auch Methotrexat verzögert die Wundheilung; es sollte 1 Woche vor der Operation abgesetzt und nicht früher als in der 3. postoperativen Woche wieder eingesetzt werden. 5–7 Tage präoperativ sollte die Dosis von nichtsteroidalen Antiphlogistika reduziert werden, falls die geplante Operation voraussichtlich mit nennenswertem Blutverlust einhergeht. Dies ist z.B. bei der Gewinnung eines kortikospongiösen Knochentransplantates im Bereich der Crista iliaca für Arthrodesen der Fall. In den meisten Fällen läßt sich der Arthritisschmerz kurzzeitig mit Analgetika beherrschen. Analgetika führen nicht zu einer erhöhten Blutungsneigung, wie dies für die nichtsteroidalen Antiphlogistika bekannt ist. Es ist das erklärte Ziel einer erfolgreichen Rückfußarthrodese, den Fuß in eine plantigrade Position zu bringen, so daß bei einer Korrekturstellung von etwa 7° Valgus des Rückfußes die Metatarsalia in physiologischer Position stehen. Die Operationstechnik hängt von der Art der Deformität ab. Es gibt verschiedene Möglichkeiten: 1. Ein Rückfuß ohne Malalignement. 2. Ein Rückfuß mit deutlicher Valgusfehlstellung. Dies ist mit Abstand die am häufigsten anzutreffende Veränderung, die nicht einfach zu korrigieren ist. 3. Eine Varusfehlstellung, die normalerweise mit einer Hohlfußkomponente einhergeht. Diese ist selten und findet sich häufiger bei Patienten mit juveniler rheumatoider Arthritis. Ergänzend zur klinischen Untersuchung helfen Röntgenbilder bei der Auswahl der geeigneten Operationsmethode.

Operationstechnik zur Korrektur eines Rückfußes mit neutralem Alignement

Bei einem Rückfuß, der noch flexibel oder in Neutralposition ist, wird eine isolierte, talonavikulare Arthrodese durchgeführt. Dabei wird eine geringgradige Verschmälerung des Gelenkspaltes der anderen Rückfußgelenke akzeptiert. Fixierte Rückfußdeformitäten oder die Destruktion anderer Rückfußgelenke

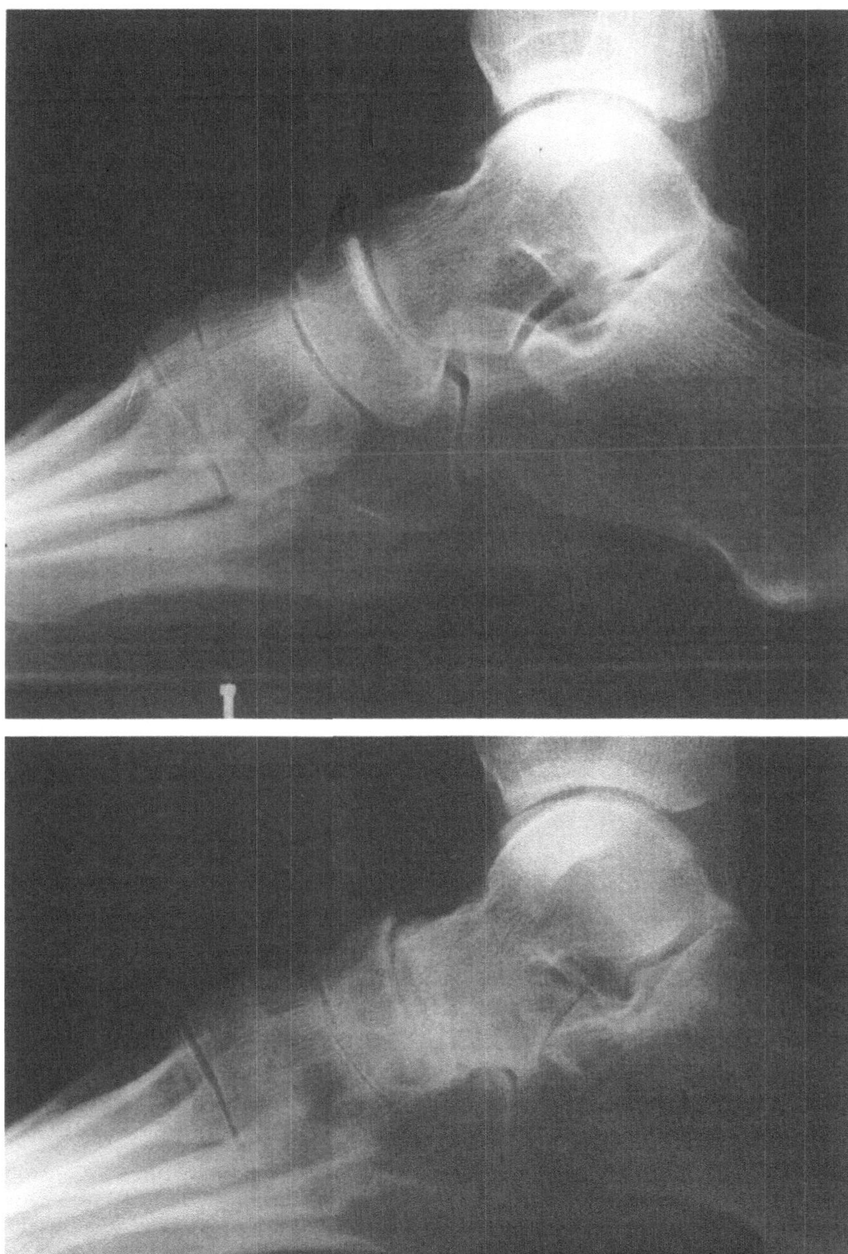

Abb. 2. Laterale Belastungsaufnahme des rechten Fußes einer 38 Jahre alten Frau mit rheumatoider Arthritis seit 5 Jahren. Die *untere* Aufnahme wurde ca. 2 Jahre nach der *oberen* angefertigt. Man sieht deutlich eine isolierte Destruktion des Talonavikulargelenks. Der laterale Winkel zwischen Talus und 1. Metatarsale ist pathologisch. Die Patientin klagte über erhebliche Schmerzen auf der dorsomedialen Seite des rechten Rückfußes

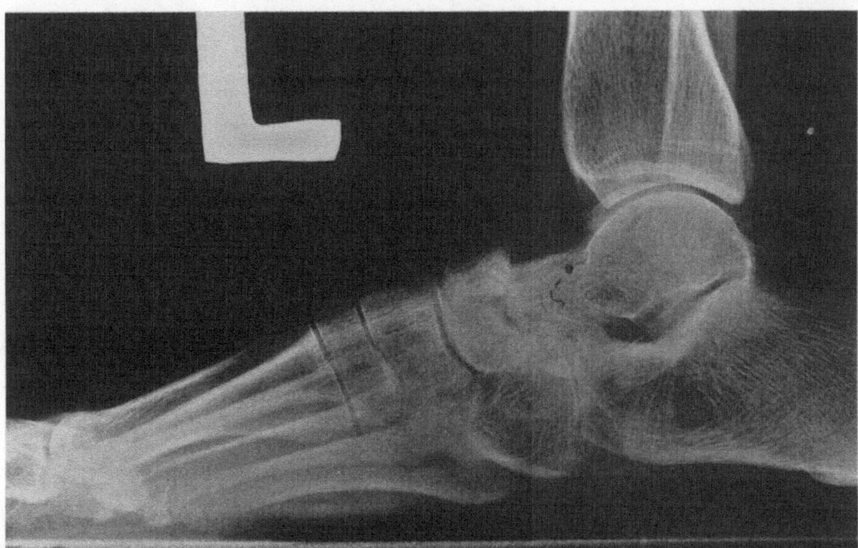

a

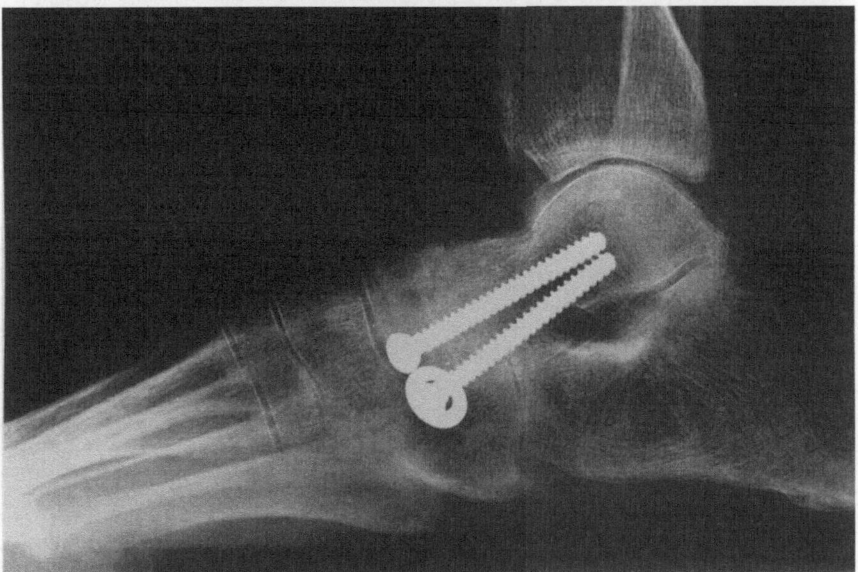

b

Abb. 3 a, b. Laterale Belastungsaufnahme des Fußes einer 42jährigen Gynäkologin. Sie leidet seit 9 Jahren unter rheumatoider Arthritis und steht gegenwärtig unter nichtsteroidalen Antiphlogistika. Das Talonavikulargelenk ist sehr schmerzhaft geworden, aber der Rest ihres Fußes blieb stabil und weitgehend intakt. Das Gelenk wurde durch Wegnahme der Gelenkflächen und Verschrauben mit zwei 4,5-mm-Kortikalisschrauben arthrodesiert. Zunächst wird das Gelenk dargestellt, die Achse korrigiert und temporär mit einem 1,5 mm Kirschner-Draht fixiert. Dann wird die erste 4,5-mm-Schraube in Zugschraubentechnik eingesetzt. Das Bohrloch wird möglichst nah an das navikulokuneiforme Gelenk gelegt. Danach wird der Kirschner-Draht entfernt und eine zweite Schraube zur zusätzlichen Stabilisierung eingebracht. Bei Osteoporose sollte eine Unterlegscheibe benutzt werden. Dies ist bei der rheumatoiden Arthritis häufig erforderlich

weisen auf die Notwendigkeit einer Triplearthrodese hin. Verschiedene Techniken wurden verwendet, um das Talonavikulargelenk zu versteifen. In jedem Fall werden die Gelenkoberflächen entfernt und die Fusion dann mit Schrauben oder Knochenklammern gehalten [13]. Für die isolierte talonavikulare Arthrodese bevorzuge ich entweder zwei 4,5-mm-Kortikalisschrauben als Zugschrauben (Abb. 3), oder eine Schraube und mehrere pneumatisch eingetriebene Titanstaples. Auch ein Knochenspan kann eingepflanzt werden. Trotzdem sollte die Stabilität durch Metallimplantate gesichert werden. In Verbindung mit einem Knochenspan eignen sich Knochenklammern besser, da Schrauben den Span sprengen können [9, 18].

Die Arthrodese der Rückfußgelenke, üblicherweise eine Triplearthrodese, kann durchgeführt werden, indem die Gelenkoberflächen entfernt werden und der darunterliegende subchondrale Knochen angefrischt wird. Eine Osteosynthese ist nötig und wird mit zwei 6,5-mm-Spongiosaschrauben durch das subtalare Gelenk (etwa 65 mm lang), einer 4,5-mm-Kortikalisschraube vom Navikulare in den Talus (etwa 50 mm lang) und einer einzelnen Schraube durch das Kalkaneokuboidgelenk (etwa 35 mm lang) durchgeführt. Eine 6,5-mm-Schraube könnte zur Fraktur des Os naviculare führen. Das Kalkaneokuboidgelenk kann auch mit den pneumatisch eingetriebenen Titanknochenklammern, die mit der Pistole rund um das Gelenk eingeschossen werden, arthrodesiert werden.

Der Zugang zu den Rückfußgelenken hängt vom Ausmaß der Valgusfehlstellung ab. Es werden 2 Inzisionen verwendet: 1. Eine mediale oder dorsomediale, über dem talonavikularen Gelenk zentrierte Inzision, die dieses Gelenk darstellt. 2. Falls sich der Rückfuß in Neutral- oder Varusstellung befindet, werden das subtalare und das Kalkaneokuboidgelenk mit einer schrägen Inzision, die über dem Sinus tarsi zentriert ist, dargestellt. Liegt jedoch eine deutliche Valgusdeformität der Ferse vor (mehr als 10°), wird es schwierig sein, eine schräge Inzision nach Korrektur der Fehlstellung zu verschließen. Es kann zur Sekundärheilung kommen. Deshalb bevorzuge ich bei nahezu allen Patienten den anterolateralen Zugang. Dies ist eine Längsinzision, etwa 2 cm vor der Fibula. Sie beginnt etwa 4 cm proximal, überkreuzt den Sinus tarsi und endet distal des Kalkaneokuboidgelenks (Abb. 4). Man muß vermeiden, das obere Sprunggelenk zu öffnen oder das Lig. fibulotalare anterius zu schädigen. Der Zugang erlaubt eine exzellente Übersicht und ist nach Korrektur der Valgusfehlstellung leicht zu verschließen. Es gibt keine Wundheilungsstörungen. Diese Inzision wird immer zuerst durchgeführt, dann wird die hintere Facette des subtalaren Gelenkes und das Kalkaneokuboidgelenk dargestellt. Auch die vordere und mittlere Facette des subtalaren Gelenks können durch diese Inzision mit gebogenen Raspatorien erreicht werden. Das Talonavikulargelenk wird über eine dorsomediale Inzision erreicht.

Knochentransplantation für das subtalare Gelenk

Knochentransplantate können verwendet werden, um das subtalare Gelenk zu stabilisieren. Bei der Korrektur einer schweren Valgusdeformität sind sie fast immer erforderlich. Ein Knochendübel aus dem Os ilium kann in ein vorberei-

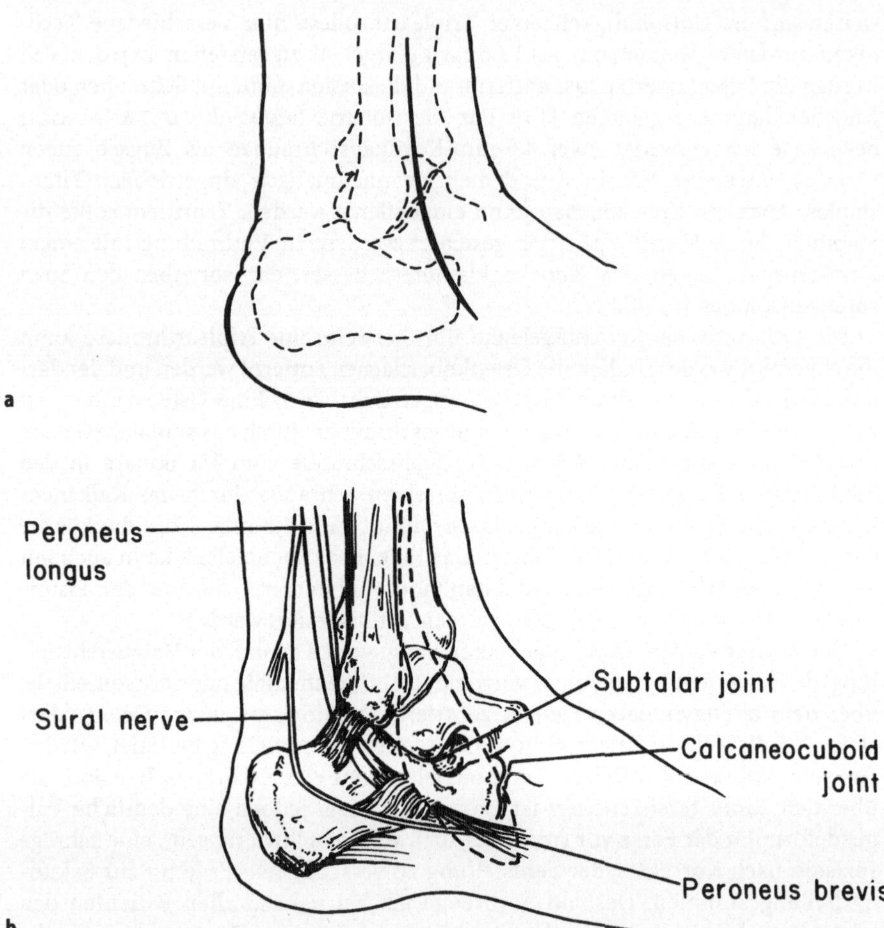

Abb. 4. a, b Der laterale Zugang zum subtalaren Kalkaneokuboidgelenk für die Triplearthrodese. Dieser Zugang ist besonders nützlich, falls eine Valgusdeformität des Rückfußes vorliegt. Es ist üblicherweise nicht nötig, die Peronäalsehnen darzustellen oder einen Release durchzuführen. Der N. suralis wird zumeist nicht beschädigt. Dieser Zugang ist auch ausgezeichnet geeignet, falls in gleicher Sitzung am oberen Sprunggelenk operiert werden soll. Man kann sowohl das obere als auch das untere Sprunggelenk durch diesen Zugang fusionieren

tetes Dübelloch durch die hintere Gelenkfacette eingebracht werden [8, 9]. Ein trikortikaler Span von der Crista iliaca kann in das Gelenk eingepflanzt werden, oder es ist möglich, das Gelenk zu exzidieren und den Defekt mit Spongiosa aufzufüllen. Ein dicker Steinmann-Nagel mit Gewinde kann verwendet werden, um die Arthrodese zu stabilisieren. Er wird vom Talus in den Kalkaneus eingebohrt und sollte das Knochentransplantat nicht erfassen. Man läßt den Steinmann-Nagel aus der Haut herausragen und entfernt ihn nach 4–6 Wochen. Alternativ läßt sich das Subtalargelenk mit einer 6,5-mm-Spongiosaschraube fixieren.

Rückfußarthrodese bei Patienten mit schwerer Valgusdeformität

Es ist wesentlich, die Valgusdeformität zu korrigieren, und nicht eine Arthrodese in Fehlstellung durchzuführen und dem Patienten damit seine Fehlstellung zu belassen. Die meisten Fehlstellungen lassen sich durch Darstellung der Gelenke und Lösen der Gelenkflächen beheben. Bei manchen Patienten mit einer fixierten Valgusdeformität ist es erforderlich, einen Teil des Taluskopfs zu entfernen. Nur so läßt sich die gesamte Fußdeformität korrigieren. Bei schweren Valgusdeformitäten läßt die Korrektur üblicherweise eine Lücke im Bereich der hinteren Facette des subtalaren Gelenks zurück. Diese Lücke muß mit einem Knochentransplantat gefüllt werden (s. oben). Man sollte den Rückfuß nicht überkorrigieren, falls zusätzlich eine deutliche Vorfußdeformität vorhanden ist. In der Regel besteht noch eine genügende Beweglichkeit im Mittelfuß, so daß sich der Vorfuß auch dann anpassen kann, wenn am Rückfuß eine starke Korrektur erfolgte. Es kann jedoch erforderlich sein, den Rückfuß in 10°-12° Valgus zu arthrodisieren, um einen plantigraden Vorfuß zu erhalten. Nachdem die gewünschte Korrektur erzielt ist, soll die interne Fixierung erfolgen. Es ist meistens vorteilhaft, zunächst das subtalare Gelenk zu stabilisieren, das mit Knochentransplantaten versorgt wurde. Dann wird das Talonavikulargelenk und schließlich das Kalkaneokuboidgelenk fixiert.

Postoperativ erhalten die Patienten für 5-6 Wochen eine Unterschenkelgipsschiene und danach einen Unterschenkelgehgips.Dieser wird getragen, bis auch unter voller Gewichtsbelastung keine Schmerzen mehr auftreten. Üblicherweise zeigt das Röntgenbild zu diesem Zeitpunkt noch keine Arthrodese. Es ist jedoch möglich, den Patienten zu diesem Zeitpunkt mit einem Schuh mit einer guten, stützenden Einlage zu versorgen. Unterarmgehstützen sind weiterhin erforderlich. Schmerzfreiheit zeigt an, daß die Fusion so weit fortgeschritten ist, daß kein Gips mehr benötigt wird. Einige Patienten entwickeln jedoch nach Abnahme des Gipsverbandes wieder Schmerzen. Sie sollten nochmals für 3-4 Wochen einen Gehgips erhalten. Die durchschnittliche Immobilisationszeit in unserer Serie betrug 12 Wochen [13]. Die Pseudarthroserate bei der Rückfußarthrodese ist sehr variabel. Schmerzhafte Pseudoarthrosen des Talonavikulargelenks wurden in 3-5% der Fälle gesehen [12]. Nach Triplearthrodese fand sich ein radiologisch fehlender Durchbau zwischen 0 und 15% [1, 9, 13, 26]. Die Mehrheit dieser Patienten war jedoch asymptomatisch. Dies wurde auch von Ljung et al. [18] berichtet, die bei Talonavikulargelenkarthrodesen in 37% der Fälle einen Durchbau im Röntgenbild sahen, aber bei keinem dieser Patienten ernsthafte Schmerzen fanden. Sie empfehlen die Verwendung eines zusätzlichen internen Fixationsverfahrens, um ihre Knochendübeltechnik zu ergänzen. Darüber hinaus waren ihre Patienten nur zwischen 6 und 8 Wochen immobilisiert (wahrscheinlich etwas zu kurz), und die Gewichtsbelastung begann 3 Wochen postoperativ (wahrscheinlich etwas zu früh).

Das Sprunggelenk

Eine persistierende Synovialitis des oberen Sprunggelenks trotz medikamentöser und physikalischer Behandlung und ohne radiologischen Nachweis einer Gelenkdestruktion kann eine Indikation zur Synovektomie darstellen. Eine gründliche Lavage, verbunden mit dem Debridement des oberen Sprunggelenks in arthroskopischer Technik, kann eine deutliche Schmerzerleichterung bewirken und verschlechtert nicht die Sprunggelenkbeweglichkeit. Auch die offene Synovektomie des Sprunggelenks ist eine Option. Alternativ ist die Radiosynoviothese zur Behandlung der Synovialitis des Sprunggelenks eingesetzt worden. Gold-198 (^{198}Au) und Yttrium-90 (^{90}Y) wurden eingesetzt, aber ihre lange Halbwertzeit (ungefähr 2,7 Tage) führt zu einer signifikanten Strahlenbelastung der umgebenden Gewebe. Die Verwendung von Radionukliden mit kürzerer Halbwertzeit (2,3 h), Dysprosium-165 (^{165}Dy) und Ferrohydroxidmakroaggregaten führte bei 6 von 8 Patienten zu einem guten Behandlungserfolg bei Synovialitis des Sprunggelenks [2]. Es ist jedoch insgesamt wenig über die genannten Methoden der Synovektomie am Sprunggelenk bekannt, da diese Behandlung nur für wenige Patienten in Frage kommt.

Arthrodese

Die einzige verläßliche Maßnahme zur Behandlung eines schmerzhaften destruierten Sprunggelenks mit rheumatoider Arthritis bleibt bis zum heutigen Tag die Sprunggelenkarthrodese [10]. Diese Patienten haben multiple Deformitäten anderer Gelenke, entweder am Fuß oder im Bereich der gesamten unteren Extremität. Deshalb kann die Sprunggelenkarthrodese wahrscheinlich nur zur Schmerzerleichterung, jedoch nicht zur Funktionsverbesserung führen. Ein Patient mit intakten, transversen tarsalen Gelenke (Talonavikular- und Kalkaneokuboidgelenk), der eine Sprunggelenkarthrodese benötigt, wird normalerweise ein besseres funktionelles Resultat erwarten dürfen. Falls der Rückfuß im Valgus steht, erlaubt das transverse Gelenk ca. 15° Plantarflexion. Diese Bewegung wirkt als simulierte Sprunggelenkbewegung besonders dann, wenn der Talus in Neutral- oder 5°-Dorsalflexion fixiert wird. Solche Fälle sind jedoch sehr selten, da die meisten Rheumapatienten mehr Rückfuß- als Sprunggelenkbeteiligung aufweisen. Zahlreiche Operationen wurden zur Arthrodese des Sprunggelenks vorgeschlagen. Obwohl sie unterschiedlich sind, zeigen sie einige Gemeinsamkeiten, die es erlauben, die verschiedenen Techniken in Gruppen zusammenzufassen: 1. In Ergänzung zahlreicher Arthrodesentechniken wird eine Kompressionsarthrodese mit einem Fixateur externe eingesetzt [26]. 2. Die Fibula kann als stützendes oder verbindendes Knochentransplantat verwendet werden. 3. Die vordere Tibia kann zur Knochenspende verwendet werden, indem ein Teil des Knochens nach unten in den Talus verschoben wird. 4. In jüngerer Zeit wurde über eine Fixierung mit Platte oder Schraubenfixation berichtet [19]. Dies sind jedoch wahrscheinlich insuffiziente Fixationstechniken bei mäßiger bis schwerer Osteoporose. Eine Knochentransplantation ist üblicherweise nicht nötig, falls es nicht zu einem sehr erheblichen Knochenverlust im Bereich der Talusrolle gekommen ist. Dieser kommt bei rheumatoider Arthritis selten vor, stellt aber die typische Schwierigkeit dar, wenn eine Endoprothese des oberen Sprunggelenks wieder entfernt werden muß. Interpositionstransplantate sind nützlich, wenn der Talus zu einem früheren Zeitpunkt entfernt wurde, da sie der Konstruktion mehr Stabilität verleihen. Wenn jedoch die Talusrolle erodiert ist und ihre normale Höhe verloren hat, ist die Technik der Knochentransplantation von posterior durch einen hinteren Zugang sehr nützlich [22]. Die Transplantate werden so eingebracht, daß sie eine Brücke zwischen Tibia und Kalkaneus bilden. Falls eine dieser Transplantationstechniken eingesetzt wird, bietet der Fixateur externe die beste Möglichkeit zur Stabilisation. Wir untersuchten vor kurzem Sprunggelenkarthrodesen bei Rheumapatienten nach und verglichen dabei die interne Fixation mit der Kompressionsarthrodese mit einem Fixateur externe. Die Funktionsrate betrug 80% in beiden Gruppen, die durchschnittliche Zeit bis zur Fusion 18 Wochen [10]. Die meisten Probleme waren auf Infektionen zurückzuführen.

Die Position des Fußes in Relation zum Bein ist ein wesentlicher Faktor bei der Sprunggelenkarthrodese. Die Neutralposition ohne Dorsalflexion oder Spitzfußstellung, etwa 7°-Rückfußvalgus und 10°-Außenrotation ergeben die besten Resultate [15]. Es ist weiterhin von Bedeutung, die Talusrolle so weit wie möglich nach dorsal unter die resezierte Tibiagelenkfläche zu schieben. Dies verhindert, daß der Fuß beim Gehen als zu großer Hebelarm wirkt, wenn eine solide Arthrodese erzielt ist. Bei vorheriger Triplearthrodese oder steifem Rückfuß ist es am besten, den Fuß in 5°-Dorsalflexion zu versteifen. Dies macht es für den Patienten einfacher, aus einem Stuhl aufzustehen.

Bei einigen Patienten besteht sowohl im oberen Sprunggelenk als auch im Subtalargelenk eine schmerzhafte Arthritis. Die Versteifung beider Gelenke kann ausgeführt werden, die Operation ist jedoch sehr komplex und wahrscheinlich ist auch eine längere Ausheilungszeit erforderlich (Abb. 5).

Alloarthroplastik des oberen Sprunggelenks

In den späten 70er und Anfang der 80er Jahre wurde die Alloarthroplastik des oberen Sprunggelenks unter Einsatz zementierter Implantate von unterschiedlichem Design recht populär. Obwohl kurzfristige Nachuntersuchungen gute Resultate nach Alloarthroplastik des Sprunggelenks zeigten, lassen die nun vorliegenden Erkenntnisse darauf schließen, daß generell mit schlechten Resultaten zu rechnen ist [16, 25] (Abb. 6). Stauffer u. Segal [24] berichteten anfangs über ausgezeichnete Resultate bei Patienten mit rheumatoider Arthritis, 23 Monate nach Implantation. Dagegen zeigte die Nachuntersuchung von Kitaoka et al. [16], daß die Langzeitresultate ganz erheblich schlechter sind. Newtons Ergebnisse bei Patienten mit rheumatoider Arthritis waren so schlecht, daß er die Operation für kontraindiziert hält [20]. Bolton-Maggs et al. [4] beschlossen aufgrund der schlechten Resultate mit dem Imperial College London Hospital Implant, daß dieses nicht mehr verwendet werden sollte. Unger et al. konnten eine Gruppe von Patienten, von denen ursprünglich (nach 39 Monaten) ausgezeichnete Ergebnisse [17] berichtet wurden, für weitere Zeit nachverfolgen. Die Resultate verschlechterten sich im Laufe der Zeit und die Röntgenbilder zeigten bei der Mehrzahl der Patienten eine Lockerung beider Implantatkomponenten. Ihre große Gruppe zeigt gute und exzellente Ergebnisse nur noch in 65%. Die Autoren führten aus, daß aufgrund der hohen Lockerungsrate die Anzahl der Revisionsoperationen unakzeptabel groß sei.

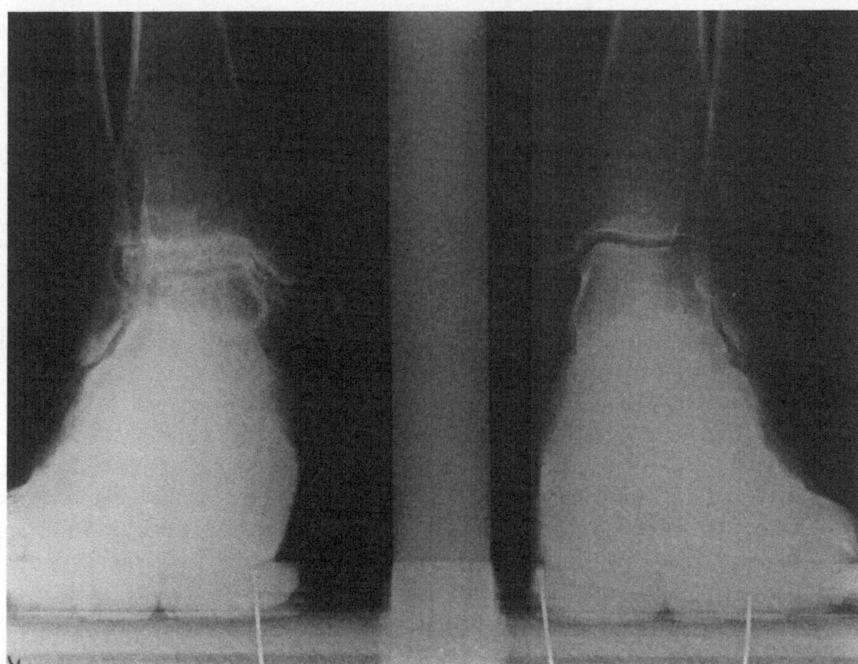

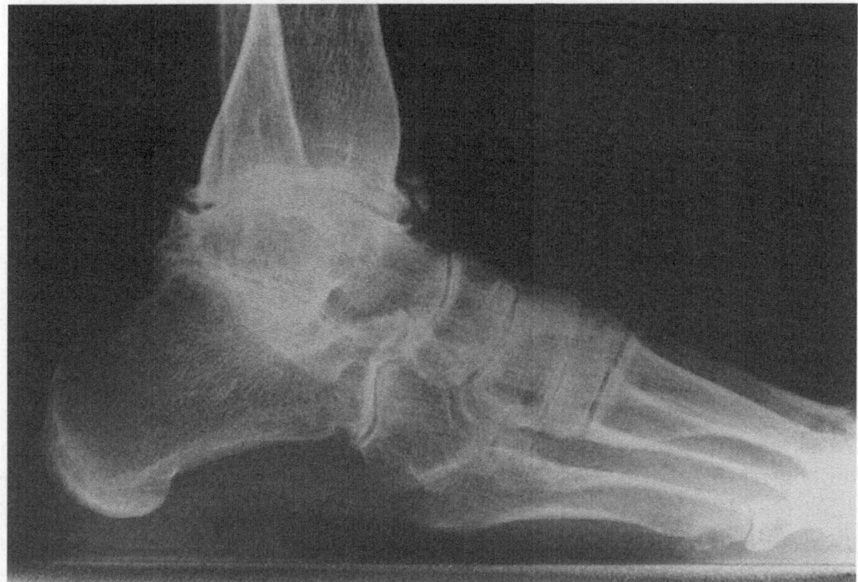

Abb. 5 a, b. a.-p.- und laterale Belastungsaufnahmen der Sprunggelenke des Patienten. Auf der a.-p.-Aufnahme sieht man, daß das linke Sprunggelenk verschont blieb und daß das rechte Sprunggelenk seinen Gelenkspalt völlig verloren hat. Glücklicherweise sind die Achsenverhältnisse ausgezeichnet. **b** Laterale Projektion mit deutlicher Beteiligung des oberen Sprunggelenks und des subtalaren Gelenks. Glücklicherweise ist der Rest des Rückfußes weitgehend verschont

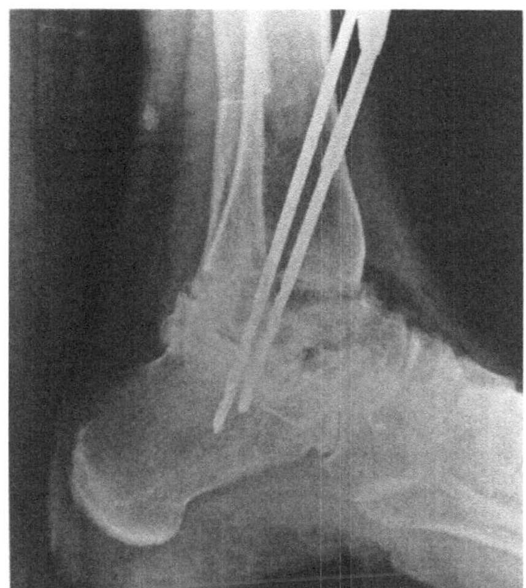
c

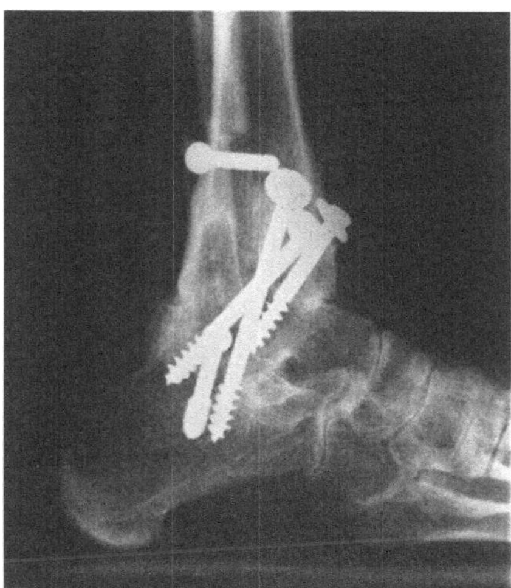
e

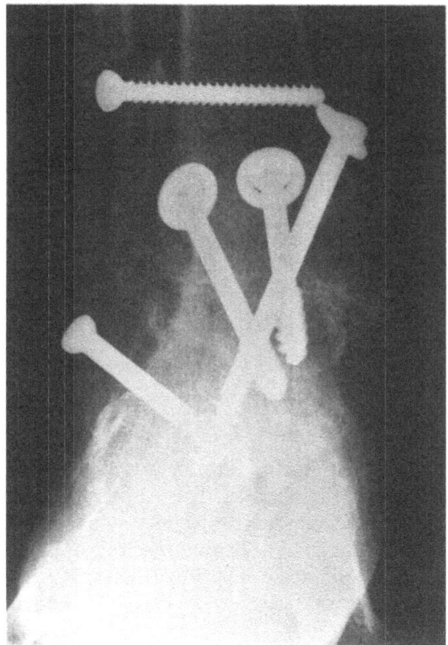
d

Abb. 5 c–e. c Die intraoperative Aufnahme zeigt das Anlegen von 2 Bohrlöchern durch Sprung- und Subtalargelenk. Ein Röntgenbild wird die geplante Schraubenposition überprüfen. Zusätzlich kann ein Bohrer entfernt und der andere an Ort und Stelle belassen werden, was zur Stabilisierung beider Gelenke führt und ein genaueres Plazieren der Schraube erlaubt. Der verwendete Zugang ist eine anterolaterale Inzision (s. Abb. 4). **d, e** a.-p.- und seitliche Röntgenbilder dieses Patienten, etwa 1 Jahr nach der Operation. Die Fibula wurde als stützendes Transplantat verwendet und wird proximal von einer 4,5-mm-Kortikalisschraube gehalten, die die Kortikales von Tibia und Fibula erfaßt. Die distale Schraube ist eine kurze 6,5-mm-Spongiosaschraube. Üblicherweise werden Unterlegscheiben benötigt, weil die distale Tibia relativ osteoporotisch ist. Bei diesem Patienten war eine Gipsruhigstellung über 14 Wochen nötig, bis die Schmerzen nachließen. Das Endresultat war exellent

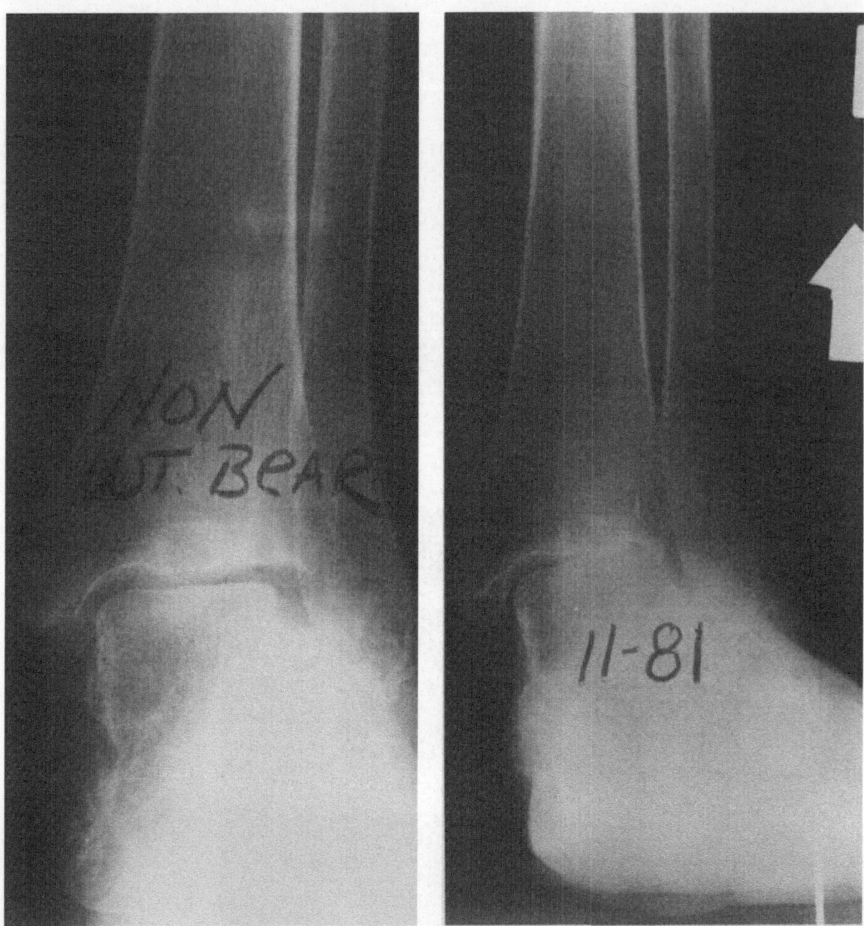

a b

Abb. 6 a–b. a.-p.-Belastungsaufnahmen des rechten Sprunggelenks einer 42 Jahre alten Frau mit rheumatoider Arthritis seit 18 Jahren. **a** Die Aufnahme ohne Belastung gibt keine ausreichende Information über die Achsenstellung des Gelenks, die deutlich pathologisch ist, wie in **b** zu sehen ist. Es liegt zusätzlich eine Ermüdungsfraktur der distalen Fibula vor. **c** Der Patient hatte 1984 eine Alloarthroplastik des Sprunggelenks (ICLH-Gelenk). Zuvor war eine Triplearthrodese durchgeführt worden. Nach 4 Jahren subluxierte die Prothese

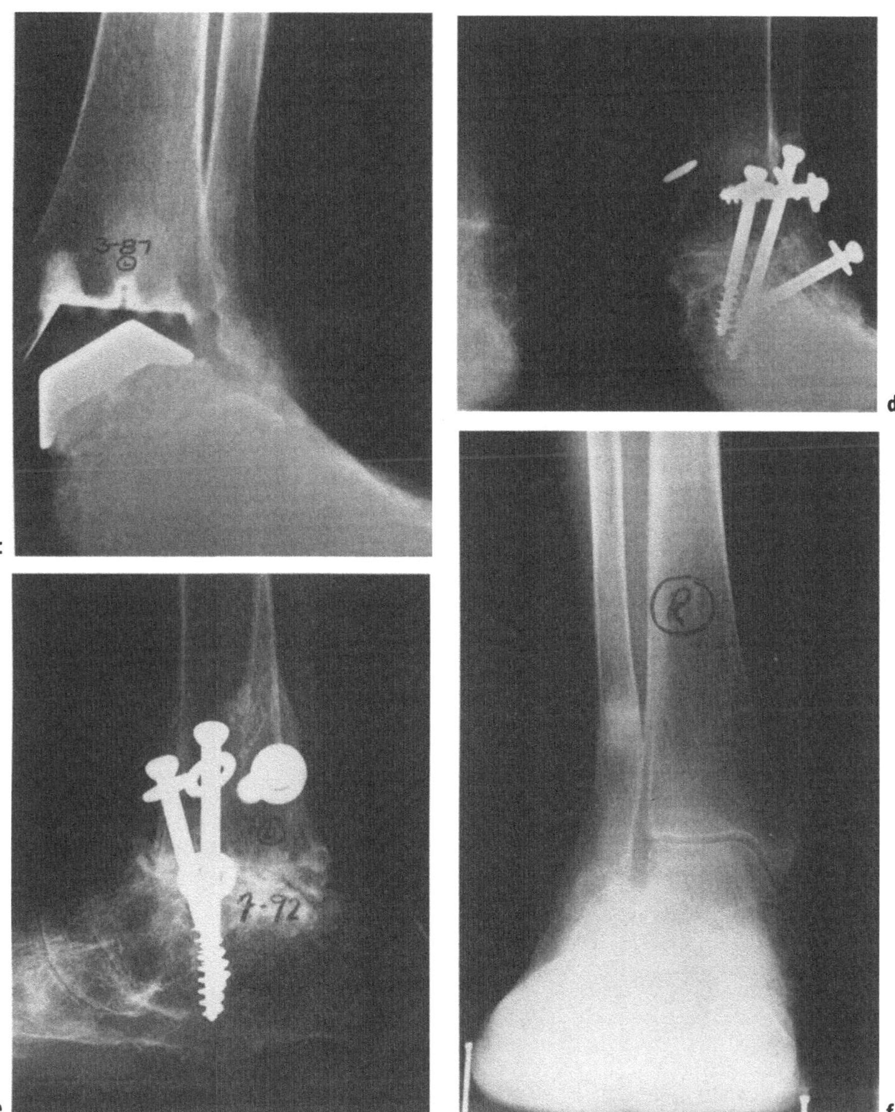

Abb. 6 c–f. **c** Der Patient hatte 1984 eine Alloarthroplastik des Sprunggelenks (ICLH-Gelenk). Zuvor war eine Triplearthrodese durchgeführt worden. Nach 4 Jahren subluxierte die Prothese. **d, e** Arthrodese mit Fibula als Stütztransplantat und zusätzlicher Verwendung eines Knochentransplantates von der Crista iliaca. Das Sprunggelenk versteifte in akzeptabler Position. Der Patient hat eine gute Funktion bei plantalarer Arthrodese. **f** Das gegenseitige Sprunggelenk wies auch eine Arthritis auf. Beachte: Streßfraktur der distalen Fibula

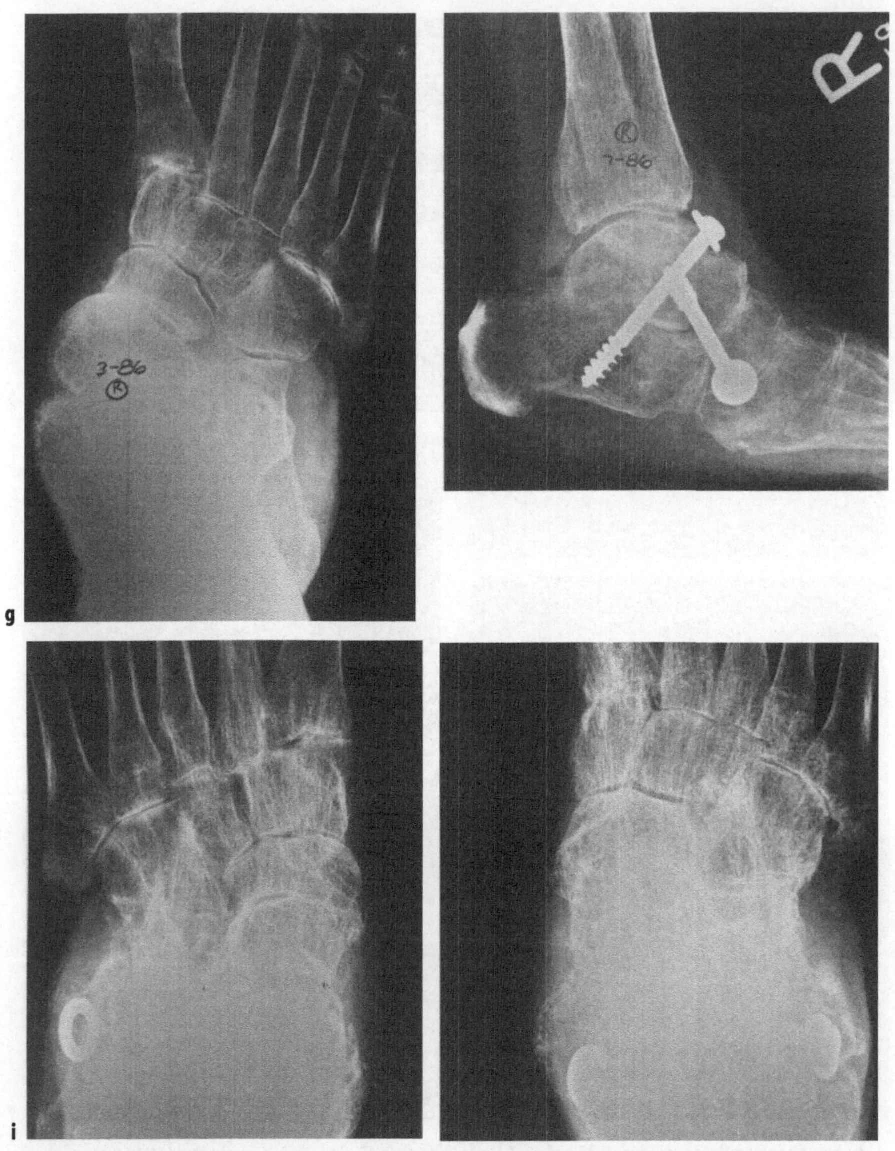

Abb. 6 g–i. g Der rechte Rückfuß wies eine schwere Valgusdeformität auf und war sehr schmerzhaft. Tatsächlich war der Rückfuß schmerzhafter als das Sprunggelenk. Beachte: vorgängige Resektionsarthroplastik der Vorfußgelenke. **h** Der rechte Rückfuß benötigte eine Arthrodese, um die Achsenstellung des Fußes zu korrigieren und wegen starker Schmerzen. Diese wurde trotz der Deformität und der Beteiligung des Sprunggelenks durchgeführt. Die Arthrodese erfolgte mit zwei 6,5-mm-Spongiosaschrauben mit Unterlegscheiben durch das subtalare und das talonavikulare Gelenk. Für das Kalkaneokuboidgelenk war keine Fixation nötig. Wenn möglich, wird eine subtalare oder Triplearthrodese vor einer Sprunggelenkarthrodese durchgeführt. Einfacher und erfolgreicher können diese Operationen, falls nötig, mehrzeitig durchgeführt werden. **i** Belastungsaufnahme 1991, 5 Jahre nach Triplearthrodese rechts. Es zeigen sich rechts und links gute Achsenverhältnisse des Mittelfußes

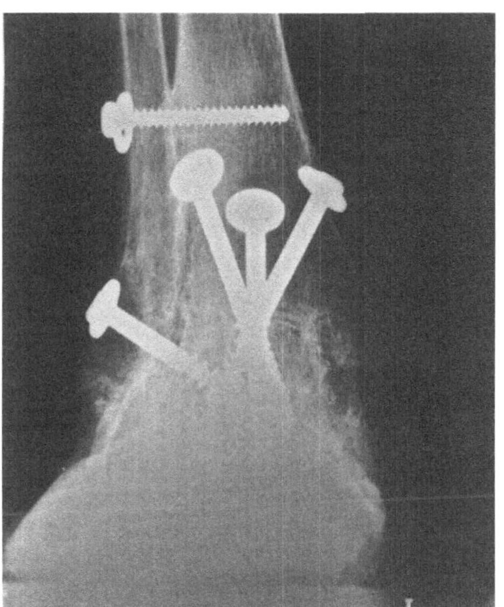

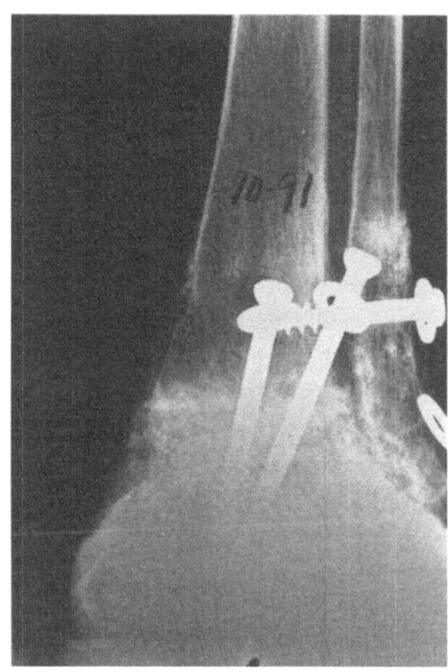

Abb. 6. j a.-p.-Belastungsaufnahme beider Sprunggelenke. Das rechte Sprunggelenk benötigte später eine Arthrodese. Der Patient hat nun beiderseitige pantalare Arthrodesen; er hat keine Schmerzen und ist in der Lage, im Haus ohne Probleme zu gehen, er kann sich selbst versorgen und selbst einkaufen. Das rechte Sprunggelenk wurde vor 4 Jahren operiert, das linke Sprunggelenk vor 4,5 Jahren

Büchel et al. [5] berichteten über gute Resultate mit einer zementlosen Sprunggelenkprothese mit Polyäthylengleitfläche. Sie berichten allerdings nur von 23 Sprunggelenken mit einer mittleren Nachuntersuchungsdauer von 35 Monaten. Pahle u. Teigland [21] berichteten 1987, daß 50% der Patienten sowohl einen Befall des oberen als auch des unteren Sprunggelenks zeigten. Sie führten mehr Synovektomien dieser Gelenke als Arthrodesen durch (3:1). Nach 1976 wurden keine Sprunggelenkarthrodesen mehr durchgeführt. Sie hatten den Eindruck, daß die Patienten beträchtliche Destruktionen des oberen Sprunggelenks ertragen können. Die Ergebnisse der totalen Alloarthroplastik des oberen Sprunggelenks aus den späten 70er und frühen 80er Jahren waren bei einer durchschnittlichen Beobachtungszeit von 5 Jahren gut, und sie empfahlen die Verwendung bei Rheumapatienten. Kitaoka et al. [16] haben kürzlich die Erfahrungen mit dem totalen Sprunggelenkersatz durch das Mayo-Sprunggelenk aufgearbeitet. Ihre große Serie umfaßt 174 Patienten mit 214 Sprunggelenkendoprothesen. Diese Patienten konnten 9 Jahre lang (2–17 Jahre) kontrolliert werden [16]. 98 Patienten mit 135 Sprunggelenkprothesen haben eine rheumatoide Arthritis. Unglücklicherweise werteten sie die Entfernung des Implantats als Ende der Beobachtungszeit. Damit bedeuten ihre Daten die bestmöglichen nach der Alloarthroplastik des Sprunggelenks. Aber auch unter diesen Umständen stellten sie eine fortlaufende Abnahme der kumulativen Überlebensrate der Implantate fest. Nach 5,

10 und 15 Jahren war die Überlebensrate der Implantate 79%, 65% und schließlich 61%. Sie identifizierten 2 unabhängige Variablen, die mit einem signifikant erhöhten Risiko des Implantatversagens einhergingen: Eine vorherige Operation am gleichen Fuß oder Sprunggelenk und ein Alter von 57 oder weniger. Deshalb erreichten sie ihre besten Resultate bei Patienten über 57 Jahren, die nie am gleichen Fuß oder Sprunggelenk voroperiert worden waren. Die Wahrscheinlichkeit des Implantats, nach 10 Jahren noch in situ zu sein, betrug dann 73%. Wir wissen jedoch nichts über den Zustand der Prothese. Umgekehrt fanden sich die schlechtesten Resultate bei Patienten, die jünger waren als 57 Jahre und bei denen Operationen vorhergegangen waren. In dieser Gruppe betrug die Wahrscheinlichkeit, das Implantat über 10 Jahre zu behalten, nur 42%. Interessanterweise berichten die Autoren keine signifikante Differenz zwischen den kumulativen Zehnjahresüberlebensraten bei Patienten mit rheumatoider Arthritis im Vergleich zu Patienten mit degenerativer oder posttraumatischer Arthrose. Die Zehnjahresüberlebensraten betrugen 60% für die Sprunggelenke mit rheumatoider Arthritis und 70% für die anderen Sprunggelenke. Dies ist überraschend, weil viele Rheumapatienten am Sprunggelenk operiert werden müssen und mehr als eine Operation an Fuß oder Sprunggelenk hatten.

Der Erfolg der Alloarthroplastik von Hüft- und Kniegelenk beim Rheumapatienten kann also offensichtlich nicht auf das Sprunggelenk übertragen werden. Unglücklicherweise ist die Notwendigkeit, eine erfolgreiche Sprunggelenkprothese zu entwickeln, nicht so groß, wie bei den anderen Gelenken. Sehr viel weniger Sprunggelenke sind zerstört, die Patienten scheinen ein gewisses Ausmaß an Pathologie im Sprunggelenk zu tolerieren, und eine erfolgreiche Arthrodese führt zu guter Schmerzbefreiung. Es steht zu hoffen, daß künftige Rekonstruktionstechniken uns erlauben werden, in diesen geschädigten Gelenken die Schmerzen zu beseitigen, aber gleichzeitig Beweglichkeit und Stabilität zu erhalten.

Literatur

1. Adam W, Ranawat CS (1976) Arthrodesis of the hindfoot in rheumatoid arthritis. Orthop Clin North Am 7:827–840
2. Barnes CL, Shortkroff S, Wilson M, Sledge CB (1994) Intra-articular radiation treatment of rheumatoid synovitis of the ankle with Dysprosium-165 ferriehydroxide macroaggregates. Foot Ankle Int 15 (6):306–310
3. Bluestone R (1982) Collagen diseases affecting the foot. Foot Ankle Int 2 6:311–317
4. Bolton-Maggs BG, Sudrow RA, Freedman MAR (1985) Total ankle arthroplasty: A long-term review of the London Hospital experience. J Bone Joint Surg [Br] 67:785 ff
5. Buechel FF, Pappas MJ, Iorio LJ (1988) New Jersey low contact stress total ankle replacement: biomechanical rationale and review of 23 cementless cases. Foot Ankle Int 8 6:279–290
6. Cracchiolo A (1988) Arthritic diseases of the foot and ankle (Guest Editor) Foot Ankle 8 6:2–44
7. Cracchiolo A (1988) Rheumatoid arthritis of the foot and ankle. In: Gould J (ed) The foot book chapt 8, part 4. Williams & Wilkins, Baltimore, pp 239–267
8. Cracchiolo A (1984) A surgery for rheumatoid disease: AAOS Instruc. Course Lecture. Mosby Times Mirror 33:386

9. Cracchiolo A, Pearson S, Kitaoka H, Grace D (1990) Hindfoot arthrodesis in adults using a dowel graft technique. Clin Orthop 257:193-203
10. Cracchiolo A, Cimino RW, Lian G (1992) Arthrodesis of the ankle in patients who have rheumatoid arthritis. J Bone Joint Surg [Am] 74:903-909
11. Downey DT, Simkin PA, Marc LA, Richardson ML, Kilcoyne RF, Hansen ST (1988) Tibialis posterior tendon rupture: A cause of rheumatoid flat feet. Arthritis Rheum 31:441-446
12. Elbaor JE, Thomas WK, Weinfeld MS, Potter TA (1976) Talonavicular arthrodesis for rheumatoid arthritis of the hindfoot. Orthop Clin North Am 7:827
13. Feiwill LA, Cracchiolo A (1994) The use of internal fixation in performing triple arthrodesis in adults. Foot 4:10-14
14. Gschwend N, Steiger U (1987) Stable fixation in hindfoot arthrodesis. A valuable procedure in the complex RA foot. Rheumatology 11:113-125
15. King HA, Watkins TB, Samuelson KM (1980) Analysis of foot position in ankle arthrodesis and its influence in gait. Foot Ankle Int 1:44
16. Kiatoka HB, Patzer GL, Ilstrup D (1994) Survivorship analysis of the Mayo total ankle arthroplasty. J Bone Joint Surg [Am] 76:974-979
17. Lachiewicz PF, Inglis AE, Ranawat CS (1984) Total ankle replacement in rheumatoid arthritis. J Bone Joint Surg [Am] 66:340
18. Ljung P, Kaij J, Knutson K, Rydholm U (1992) Talonavicular arthrodesis in the rheumatoid foot. Foot Ankle Int 13 6:313-316
19. Morgan CD, Henke JA, Bailey RW, Kaufer H (1985) Long term results of tibiotalar arthrodesis. J Bone Joint Surg [Am] 67:546
20. Newton St, Elmo III (1982) Total ankle arthroplasty: clinical study of fifty cases. J Bone Joint Surg [Am] 64:104
21. Pahle JA, Teigland JC (1987) The complex foot. Rheumatology 11:179-187
22. Russotti GJ, Johnson KA, Cass JR (1988) Tibiocalcaneal arthrodesis for arthritis of the hind part of the foot. J Bone Joint Surg [Am] 70:1304-1307
23. Stauffer RM, Segal NM (1981) Total ankle arthroplasty: four year experience. Clin Orthop 160:217
24. Unger AS, Inglis AE, Mow CS, Figgie HE (1967) Total ankle arthroplasty in rheumatoid arthritis: A long term follow-up study. Foot Ankle Int 8:173-179
26. Valvanen VA (1967) Rheumatoid arthritis in the pantalar joints. A follow-up study of triple arthrodesis on 292 adult feet. Acta Orthop Scand [Suppl] 107:3-137
27. Vainio K (1956) The ankle joint. Ann Chir Gynaecol [Suppl] 45:9

KAPITEL 17

Der Vorfuß bei Patienten mit rheumatoider Arthritis

A. Cracchiolo III

Beteiligung des Fußes und pathologische Anatomie

Die rheumatoide Arthritis (RA) ist eine systemische Erkrankung, die häufig den Fuß miterfaßt. Da es am Fuß zahlreiche synoviale Gelenke gibt, erzeugt die aktive rheumatische Erkrankung u. U. Schmerzen im gesamten Fuß. Die Gelenkschwellung läßt sich am besten am Vorfuß und an den metatarsophalangealen (MTP-) Gelenken sehen. Obwohl die genaue Inzidenz der rheumatoiden Arthritis am Fuß und Sprunggelenk nicht bekannt ist, gibt es diesbezüglich geographische Unterschiede. So wird z. B. von einer Sprunggelenkbeteiligung in 68% der Fälle in Europa, dagegen nur in 10–15% der Fälle in den Vereinigten Staaten berichtet [39]. Operationen sind bei Patienten mit entzündlichen Gelenkerkrankungen häufig. Sie werden auf ⅕ bis ⅓ aller durchgeführten Operationen geschätzt [39]. Am Vorfuß werden wahrscheinlich 4- bis 5mal mehr Operationen als an Rückfuß und Sprunggelenk ausgeführt.

Wesentlich ist, daß die rheumatoide Arthritis eine fortschreitende Erkrankung ist, deshalb folgt dem Befall einiger Vorfußgelenke gewöhnlich eine Erkrankung aller Fußgelenke, v. a. der MTP-Gelenke (Abb. 1). In der Frühphase vom 1. bis 3. Erkrankungsjahr finden sich an Vor- und Mittelfuß Krankheitszeichen bei 65% der Patienten [36]. Die Inzidenz nimmt im Laufe der Zeit ab, nach 10jähriger Erkrankungsdauer findet sich eine Synovialitis nur noch bei 18% der Patienten. Im Gegensatz dazu nehmen Gelenkdeformitäten mit längerer Erkrankungsdauer zu, d. h. daß 10 Jahre nach Erkrankungsbeginn 58% der RA-Patienten irgendeine Form der Vorfußdeformität aufweisen. Im einzelnen fanden sich mäßige bis schwere Hallux-valgus-Deformitäten bei 40% der RA-Patienten nach mehr als 10 Jahren, während es nach 1–3 Jahren nur 6% waren [36]. Die klassischen Veränderungen des rheumatischen Vorfußes sind der üblicherweise schwere Hallux valgus mit intraartikulärer Degeneration der MTP-Gelenke. Häufig sind die Synovialitis und die Erosion der MTP-Gelenke, die führenden frühen Krankheitszeichen der rheumatoiden Arthritis. Gelegentlich finden sich Gelenkveränderungen auch in den interphalangealen (IP-)Gelenken. Die Synovialitis der MTP-Gelenke entwickelt sich üblicherweise in der Frühphase der Erkrankung (36%). Die Zehen verschieben sich nach lateral, subluxieren und luxieren dann nach dorsal. Währenddessen werden die Metatarsalköpfchen plantarwärts gedrückt, und es entwickelt sich eine Krallenzehendeformität. Der gewichttragende plantare Fettkörper wird weiter nach vorne gezogen und ver-

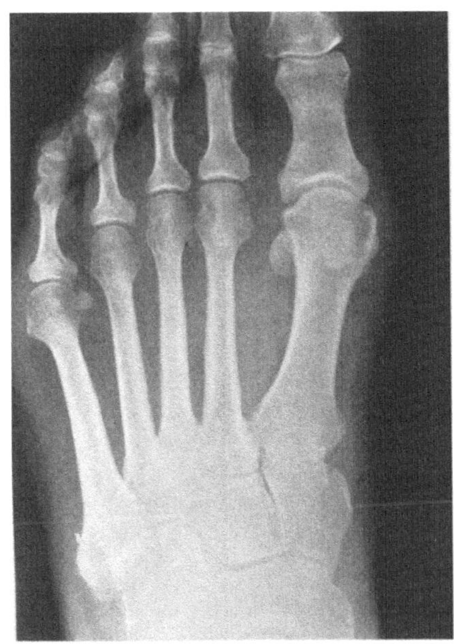

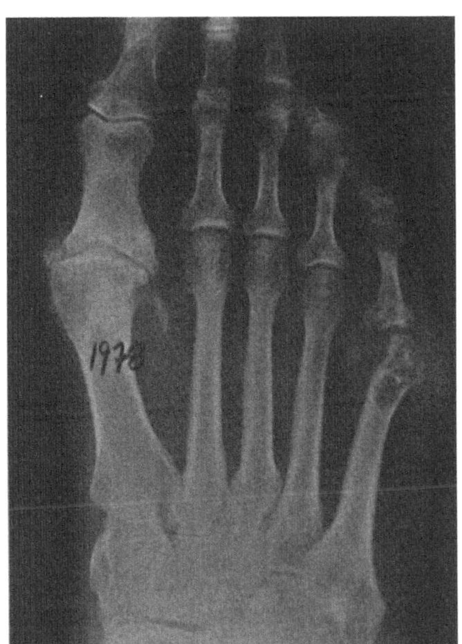

a

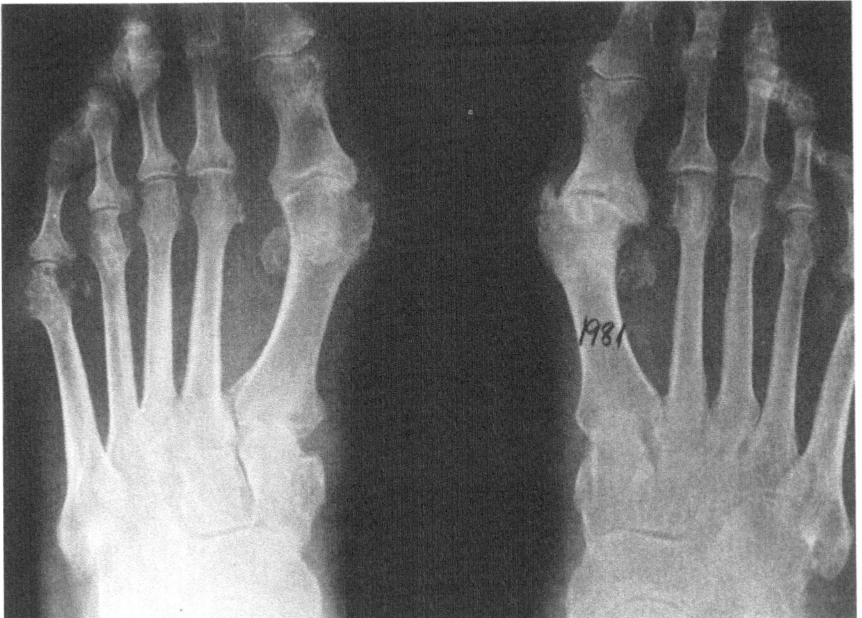

b

Abb. 1a–b. **a** a.-p.-Belastungsaufnahme einer Frau mit rheumatoider Arthritis. Krankheitsdauer ungefähr 5 Jahre. Zu beachten ist der relativ geringe Befall der MTP-Gelenke des linken Fußes und der Befall des Hallux und des 5. MTP-Gelenks rechts im Jahre 1978. **b** 3 Jahre später zeigt sich eine Beteiligung aller MTP-Gelenke des linken Fußes sowie des Interphalangealgelenkes der linken Großzehe. Am rechten Fuß finden sich ebenfalls progressive Veränderungen

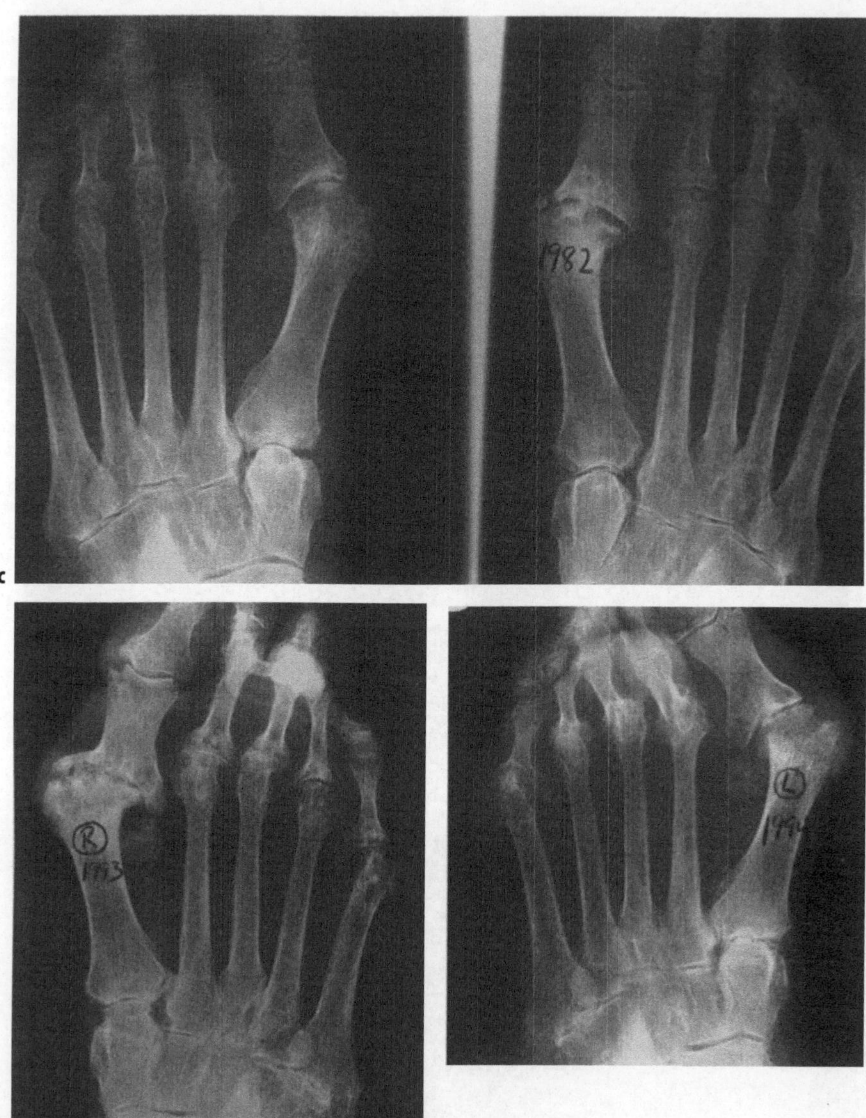

Abb. 1 c–e. **c** 1 Jahr später findet man Subluxation und Dislokation einiger zerstörter MTP-Gelenke des linken Fußes, mit zunehmenden Schäden auch am rechten Fuß. Die Patientin entwickelt mehr und mehr Schmerzen im Vorfußbereich. **d, e** a.-p.-Belastungsaufnahmen 10 bzw. 11 Jahre später zeigen ein größeres Ausmaß von Deformität und Pathologie am Vorfuß. Im gesamten Zeitraum zwischen 1982–1993 wurde die Patientin medizinisch betreut, erhielt Medikamente und verschiedene Schuhzurichtungen und Schuhe. Trotzdem wurde die Deformität so schmerzhaft und unbeherrschbar, daß ein chirurgisches Eingreifen erforderlich wurde. Das vorliegende Ausmaß der Deformität macht wahrscheinlich eine Arthrodese des Hallux-MTP-Gelenkes und die Exzisionsarthroplastik der 4 lateralen MTP-Gelenke erforderlich. Die Operation wurde schließlich durchgeführt

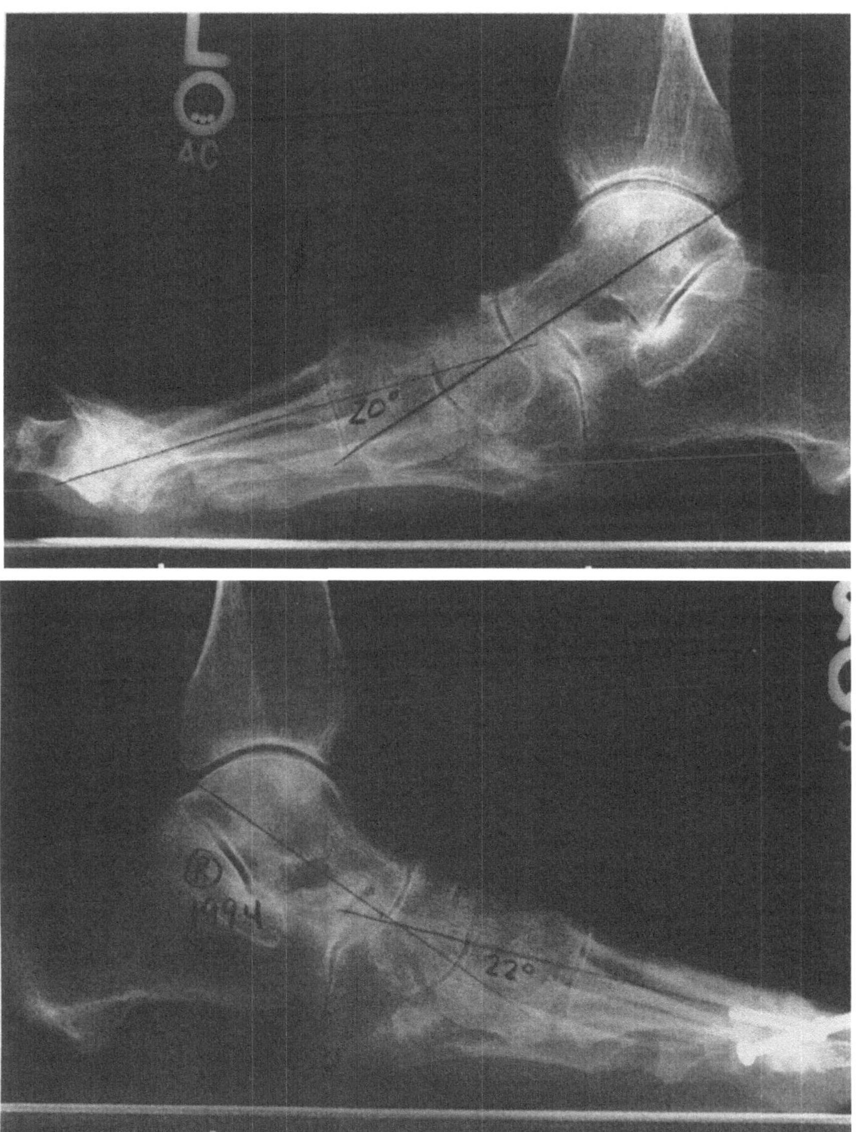

Abb. 1f–g. Seitliche Belastungsaufnahmen der Füße zeigen einen veränderten Talus-Metatarsale-I-Winkel. Die Patientin wies zudem eine Dysfunktion der Tibialis-posterior-Sehne und eine Rückfußbeteiligung auf. Die Deformität des Rückfußes verschlimmerte die Vorfußdeformität

liert so seine physiologische Lokalisation unter den Metatarsalköpfchen. Schließlich entwickeln sich destruierende Veränderungen, besonders an den Metatarsalköpfchen. Große Bursen mit darüberliegenden Schwielen finden sich häufig unter den mittleren Metatarsalköpfchen, manchmal auch unter dem Hallux. Pathologische Veränderungen in den Zehenzwischenräumen [17], üblicherweise eine intermetatarsale Bursa, verursachen neuromartige Symptome und sind ein Frühzeichen der Vorfußbeteiligung [2, 35] oder sogar der rheumatoiden Arthritis [2].

Ein häufiges Hautproblem des Rheumapatienten ist die leichte Verletzlichkeit und die Entwicklung von Ekchymosen. Solche Hautveränderungen finden sich am Unterschenkel, über den Knöcheln und auf dem Fußrücken. Die Haut ist sehr dünn und brüchig. Sie wird beim leichtesten Trauma verletzt, was dann zu einem Geschwür führt, das Wochen und Monate zur Heilung benötigt. Diese Hautprobleme werden sowohl von der Erkrankung selbst als auch von manchen Medikamenten verursacht.

Auch die Vaskulitis gehört zum Krankheitsbild der rheumatoiden Arthritis, sie erfaßt üblicherweise die kleinen Gefäße von Fuß und Unterschenkel. Vaskulitische Veränderungen können an der Haut in Form von kleinen bräunlichen Flecken oder fadenförmigen Einblutungen erkannt werden, sie finden sich häufig am Nagelfalz und an der Fingerbeere. Am Fuß muß gezielt nach solchen Veränderungen gefahndet werden: sie bedürfen einer genauen Beurteilung durch den internistischen Rheumatologen und können eine Kontraindikation für elektive chirurgische Eingriffe darstellen. Eine aktive Vaskulitis könnte zur verzögerten Wundheilung führen und auf diese Weise das Operationsresultat gefährden [36]. Die rheumatoide Arthritis erfaßt die großen Gefäße üblicherweise nicht. Auch eine Neuropathie kann von der rheumatoiden Arthritis verursacht werden. Am Fuß kann sie sich in Form einer peripheren sensorischen Neuropathie, einer sensomotorischen Neuropathie oder als Nervenengpaßsyndrom zeigen. Letzteres ist allerdings häufiger am N. medianus zu sehen [21].

Röntgendiagnostik

Bei Rheumapatienten mit Beteiligung der Füße sollte zur Beurteilung standardmäßig eine Serie von Röntgenaufnahmen erstellt werden. Diese sollten a.-p.- und laterale Belastungsaufnahmen umfassen (Abb. 1 f, g). Wichtig ist auch eine a.-p.-Belastungsaufnahme der Sprunggelenke, besonders wenn eine Mitbeteiligung des Rückfußes oder Sprunggelenks vermutet wird. Obwohl der Vorfuß häufiger Symptome zeigt als Rückfuß und Sprunggelenk, ist es wichtig, bei allen Rheumapatienten den ganzen Fuß zu beurteilen. Jeder Patient mit rheumatoider Arthritis, der operiert werden soll und dafür eine Allgemeinnarkose oder Spinalanästhesie benötigt, muß dem Internisten vorgestellt werden. Auch eine klinische und röntgenologische Beurteilung der Halswirbelsäule gehört zur präoperativen Routine. Seitliche Aufnahmen der Halswirbelsäule in Neutralstellung, in Flexion und Extension erlauben eine Beurteilung der Halswirbelsäulenstabilität. Manchmal ist eine zusätzliche Darstellung des Dens erforderlich.

Schuhversorgung

Die Versorgung mit pasendem Schuhwerk ist der wichtigste Aspekt der konservativen Behandlung des Rheumafußes [7-9]. Üblicherweise muß der Schuh unter Beachtung der vorliegenden Deformität ausgewählt oder verändert werden. Schuhe korrigieren keine Deformitäten, sie passen sich an solche an und vermindern damit Schmerzen. Da der Vorfuß eine häufige Lokalisation für Symptome und pathologische Veränderungen ist, erscheint es wichtig, daß der Rheumapatient einen Schuh mit breitem und hohem Zehenraum trägt. Die am häufigsten erforderliche Modifikation ist eine Metatarsalstütze, deren Apex knapp proximal des Bereiches, in dem die größten Schmerzen vorkommen, oder der Schwielen, also üblicherweise zwischen 2. und 3. Metatarsalköpfchen, liegen soll. Schmerzhafte Schwielen können durch Veränderungen der Innensohle hohlgelegt werden. Dazu werden die Hohllegungen mit Material gefüllt, das den Druck und die Schwerkräfte auf die Haut vermindert. Plastazote ist eines der am häufigsten verwendeten Materialien zur Herstellung der Innensohle [9]. Der Einsatz von Kompositmaterialien erlaubt eine Unterstützung bei gleichzeitigem Abpolstern der Haut. Diese Materialien nutzen sich jedoch relativ schnell ab und die meisten Oberflächen müssen - abhängig vom Körpergewicht und Aktivitäten - alle 3-6 Monate ersetzt oder erneuert werden.

Auswirkung der Pharmakotherapie auf Operationen

Eine der wichtigsten präoperativen Überlegungen gilt der aktuellen Rheumamedikation. Patienten, die mehr als 10 mg Prednison täglich benötigen, haben ein hohes Risiko, Wundheilungsstörungen [6] und Infektionen zu entwickeln. Im Idealfall ist es am sichersten, die tägliche orale Prednisondosis vor einem Eingriff am Fuß oder am Sprunggelenk auf etwa 5 mg zu reduzieren. Methotrexat führt auch zur Verzögerung der Wundheilung und sollte 1 Woche vor der Operation abgesetzt und erst in der 3. postoperativen Woche wieder gegeben werden.

Der Zeitpunkt für Operationen am Rheumafuß

Üblicherweise ist der Vorfuß der schmerzhafteste Bereich und die Notwendigkeit einer Operation ist leicht einzusehen. Es gibt jedoch einige seltene Faktoren, aufgrund derer zunächst ein Eingriff in einer anderen Körperregion erforderlich wird. Dazu zählen: 1. Die Kombination von Vorfuß- und Rückfußdeformität, wenn beide Veränderungen schmerzhaft sind. In diesem Fall sollte zuerst der Rückfuß korrigiert werden. Bei erheblicher Pronations-/Valgusdeformität des Fußes kann es zum Rezidiv von Vorfußdeformitäten kommen. 2. Zur Sanierung der Haut und zur Elimination eines septischen Herdes kann manchmal primär ein kleinerer Eingriff erforderlich sein, wie z.B. die Behandlung eines infizierten Zehennagels oder die Exzision eines PIP-Gelenkes zur Beseitigung einer ulzerierten Schwiele.

In aller Regel ist es unklug, ausgedehnte beiderseitige Eingriffe vorzunehmen. Auch bei fortgeschrittenen Deformitäten braucht der Patient den nichtoperierten Fuß, um mobil zu bleiben. Auf diese Weise wird die Belastung am operierten Fuß reduziert, die Schmerzen werden verkleinert und die Wundheilungschancen verbessert. Gleichzeitige Operationen am Vorfuß und Rückfuß sollten ebenfalls vermieden werden, da diese die Gefahr extensiver Schwellungen und damit der Wundheilungsstörung beinhalten. Es ist sicherer, mit einer genau geplanten Vorfußoperation auf einer Seite zu beginnen und 4–6 Wochen später, nach Abschluß der Wundheilung, die Gegenseite anzugehen. Auch die Kombination einer Hand- oder Handgelenkrekonstruktion mit einer größeren Fußoperation ist m.E. abzulehnen. Ein Eingriff an den oberen Extremitäten führt üblicherweise zu einer Verschlechterung der postoperativen Mobilität, da der Patient Schwierigkeiten beim Gebrauch von Gehstützen oder Gehstöcken hat; dies schränkt zudem die Möglichkeiten der so wichtigen postoperativen Behandlung nach Fuß- und Handrekonstruktion ein.

Operationstechniken zur Korrektur rheumatischer Deformitäten des Vorfußes

Das Ziel des operativen Vorgehens am Fuß des Rheumatikers ist es, Schmerzen zu reduzieren und möglichst alle Deformitäten zu korrigieren. Die Exzision des zerstörten MTP-Gelenks wird schon sehr lange durchgeführt. Alle denkbaren Varianten der Exzisionsarthroplastik durch verschiedene dorsale und plantare Zugänge wurden beschrieben [1, 3, 15, 18–20, 22, 23, 25, 26, 28, 37, 40]. Clayton [4] favorisierte die Exzision von Metatarsalköpfchen und Basis der Grundphalanx. Die Sesambeine wurden nur entfernt, falls sie mit der Unterfläche des Metatarsalköpfchens verklebt oder schwer deformiert waren. Nach Erfahrungen aus zahlreichen Fällen empfiehlt Clayton, generell alle MTP-Gelenke in den Eingriff einzubeziehen, also evtl. auch 1 oder 2 Gelenke zu entfernen, die nicht erkrankt sind. Clayton betonte auch, daß die postoperativen Ergebnisse solcher Eingriffe am rheumatischen Vorfuß schließlich schlechter werden, wenn man den Patienten lange genug beobachtet. Die rheumatische Erkrankung ist häufig fortschreitend, und bei Zunahme der Deformitäten in den übrigen Fußgelenken, besonders in den Gelenken des Rückfußes, kann es zum Rezidiv der Vorfußveränderungen kommen [14]. Man sollte die undifferenzierte Knochenresektion nicht als einzige Methode betrachten, um den rheumatischen Vorfuß zu korrigieren. McGarvey u. Johnson [27] führten eine Metaanalyse bei 20 klinischen Serien durch und erfaßten damit mehr als 1730 Füße, bei denen der rheumatische Vorfuß rekonstruiert worden war. Generell schätzen sie die durchschnittliche Erfolgsrate auf 85% (Spannweite 55–100%). „Erfolg“ wird anhand der subjektiven Einschätzung des Patienten definiert. Es ist deshalb schwierig zu wissen, welche Operation wir für die beste halten sollen. So konnte Barton [3] bei der Nachuntersuchung von 65 Füßen, an denen 3 verschiedene Operationen zur Anwendung gekommen waren, keine größeren Unterschiede in den klinischen Resultaten finden. Hassalo et al. [22] verfolgten 26 Patienten (45 Füße) vom 1. postoperativen Monat bis zu 15 Jahren. 8 verschiedene Operateure führten verschiedene Eingriffe durch und er kam schließlich nur zu der Aussage, daß die Chirurgie am rheumatischen Vorfuß von Nutzen ist, aber der Erfolg nicht andauert [1, 15, 22]. Die meisten Studien berichten von befriedigenden Resultaten in bis zu 85% der Patienten, und von unbefriedigenden Resultaten bei weniger als 10% der Fälle [1, 4, 15, 18, 23, 24, 26, 30, 31, 33, 40]. Folgende Faktoren sind mit ungünstigen Resultaten verknüpft: 1. inadäquate Knochenresektion [18, 40]. 2. Rezidiv des Hallux valgus, 3. Wundheilungsprobleme [18, 25, 31] 4. Progression der Erkrankung [22], und 5. neurovaskuläre Probleme [24, 28].

Es ist in aller Regel am besten, RA-Vorfußchirurgie in Blutsperre durchzuführen. Die Oberschenkelblutsperre wird bevorzugt. Obwohl sie nicht unbedingt erforderlich ist, erlaubt sie es doch, die Operation ohne wesentliche Blutung durchzuführen, was bei einer genauen Darstellung sehr hilfreich ist. Die Blutsperre ist sicher, solange sie nicht auf sehr hohe Drücke (300–350 mmHg reichen in der Regel aus) aufgepumpt und nicht mehr als 2 h aufrechterhalten wird. Die meisten Eingriffe lassen sich in dieser Zeit problemlos durchführen. Die Manschette wird so proximal wie möglich um den Oberschenkel gelegt. Hier befindet sich ein kräftiger Muskel- und Weichteilmantel, der die neurovaskulären Strukturen vor zu großem Druck schützt. Außerdem gibt es keine Muskeln oder Sehnen, die an Fuß- oder Sprunggelenk inserieren. Die Blutsperre könnte auch knapp oberhalb des Sprunggelenks angelegt werden, der Druck ist jedoch dann ungleichmäßiger und größer für die neurovaskulären Strukturen. Zudem würden alle Sehnen fixiert, was die Weichteil- und Knochenkorrektur erschwert. Vaskulitis oder andere periphere Gefäßerkrankungen stellen eine Kontraindikation zur Blutsperre dar.

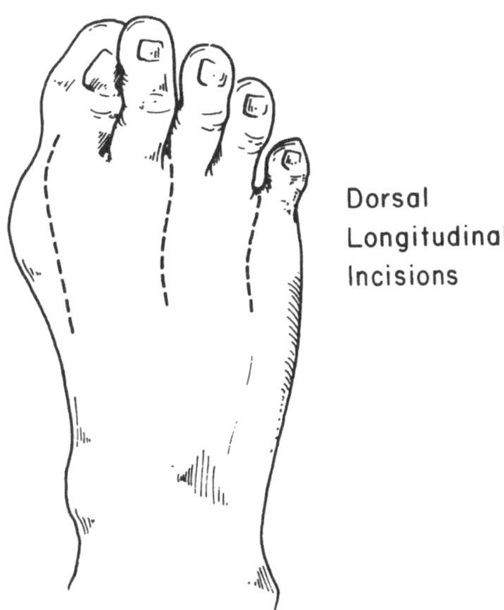

Abb. 2. Drei dorsale Längsinzisionen als Zugang zu den MTP-Gelenken. Die Schnitte werden bevorzugt im 2. und 4. Zwischenzehenraum gelegt; zunächst werden dann die lateralen 4 Gelenke und erst dann der Hallux korrigiert. Dieser ist in seltenen Fällen so stark deformiert, daß das Gelenk dargestellt und die Halluxdeformität primär korrigiert werden muß

Die Korrektur der Vorfußdeformitäten wird vereinfacht, wenn man zuerst die 4 lateralen MTP-Gelenke und danach den Hallux operiert. Es ist schwierig, den Hallux bzw. das 1. Metatarsalgelenk zu korrigieren, solange die Gelenke 2–5 erhebliche Deformitäten aufweisen. Dorsale Längsschnitte erlauben einen exzellenten Überblick über die MTP-Gelenke und heilen i.allg. gut (Abb. 2). In der Regel sind 3 Inzisionen erforderlich: die erste Inzision wird im 2., die zweite im 4. Interdigitalraum gelegt. Über diese beiden Inzisionen können die 4 lateralen MTP-Gelenke eingesehen werden. Schließlich erfolgt eine dorsomediale Inzision zur Darstellung des 1. Metatarsalgelenkes. Auch der plantare Zugang zu den MTP-Gelenken erlaubt eine gute Übersicht und ist der einfachste Zugang zu den dislozierten Metatarsalköpfchen [24]. Die Inzision verläuft quer und befindet sich auf Höhe der Metatarsalhälse, fersenseitig der dislozierten Metatarsalköpfchen.

Operative Korektur der 4 lateralen MTP-Gelenke

In den meisten Fällen wird das Metatarsalköpfchen entfernt, da es üblicherweise völlig zerstört ist und von den dorsalwärts dislozierten Zehen nach plantar gedrückt wird. Danach muß man sich entscheiden, ob es erforderlich ist, die Basis der Grundphalanx zu resezieren. Falls jedoch das proximale Drittel entfernt wird, resultiert zumeist ein Verlust der Kontrolle der Zehe, die dann instabil wird. Eine Entfernung der Basis erfolgt am besten zusammen mit einer Syndaktylierung der angrenzenden Zehen [34]. Dies ist eine äußerst wertvolle Maßnahme zur Korrektur schwerer Zehendeformitäten oder im Rahmen von Revisionsoperationen am Vorfuß [10]. Es gibt gegenwärtig mindestens 3 grundlegende Techniken zur Korrektur der rheumatischen Deformitäten der lateralen 4 MTP-Gelenke:

1. Die Entfernung des Metatarsalköpfchens über einen dorsalen Zugang: Dabei werden die lateralen 4 Metatarsalgelenke nacheinander angegangen [11]. Falls die Gelenke erheblich disloziert sind, ist es am besten, beide Inzisionen sofort vorzunehmen, einen Release der Extensorsehnen und der Kapseln aller 4 Gelenke vorzunehmen, bevor die Metatarsalköpfchen dargestellt werden sollen. Es ist wichtig, die Osteotomie in schräger Richtung vorzunehmen und dabei etwas mehr Knochen auf der Plantarseite zu entfernen, da die Knochenregeneration auf der Plantarseite zu schmerzhafter Schwielenbildung führen kann. Es muß genügend Knochen entfernt werden, und das Weichteilrelease muß ausgiebig genug sein, um einen Raum von 1,5–2 cm zwischen dem resezierten Ende des Metatarsale und der proximalen Phalanx herzustellen (entspricht etwa der Breite der Zeigefingerspitze). Besonders bei schweren Deformitäten kann auch eine sparsame Resektion der Basis der Grundphalanx durchgeführt werden. Das führt zu einer Ablösung der plantaren Knorpelplatte, die dann über das resezierte Ende des Metatarsale gelegt werden kann. Diese wird mit einem Kirschner-Draht (1 mm) befestigt, der retrograd durch die Zehe und dann durch die Knorpelplatte in den Schaft des Metatarsale eingebohrt wird. Bei diesem Eingriff handelt es sich um die Plantarplattenarthroplastik, die hauptsächlich zur Zentralisierung der Beugesehnen unter dem betreffenden Strahl von Bedeutung ist [5] (Abb. 3). Auf diese Weise läßt sich auch feststellen, ob die Sehne intakt ist (dies ist üblicherweise der

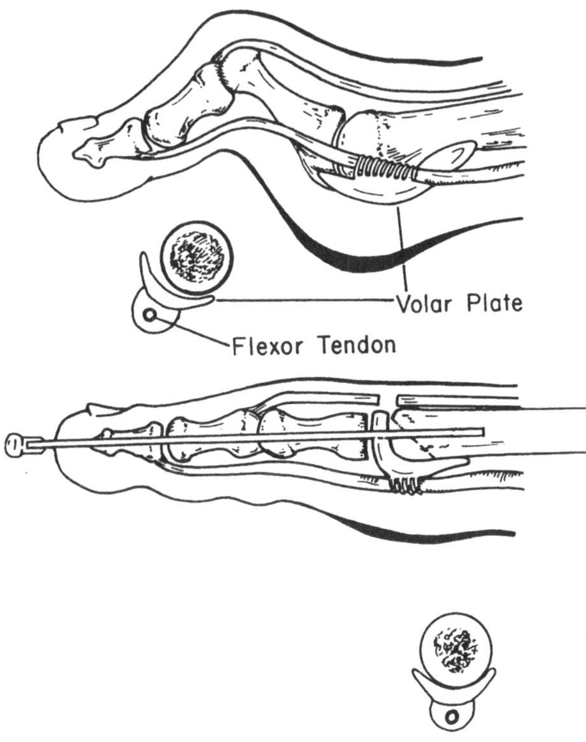

Abb. 3. Die Plantarplattenarthroplastik dient zum Realignement der Beugesehnen unter dem betroffenen Strahl. Das deformierte Metatarsalköpfchen ist schräg zu resezieren. Manchmal ist die plantare Platte zerstört, es ist aber immer von Bedeutung, die Beugesehne aufzusuchen und sie zu zentrieren

Fall). Falls die Basis der Grundphalanx nicht entfernt werden muß, läßt sich die Knorpelplatte auch vorsichtig von ihrer plantaren Inzision abpräparieren. Die Zehe wird flektiert und die Knorpelplatte mit einem Skalpell (Gr. 11) von der plantaren Kante der proximalen Phalanx gelöst. Dabei muß die Flexorsehne sorgfältig geschützt werden. Am besten bohrt man den Kirschner-Draht nicht bis in die Basis des Metatarsale, da ein solches Vorgehen die Zehe in eine unphysiologische Stellung zwingt und vielleicht sogar die Gefäßversorgung kompromittiert wird. Der Kischner-Draht sollte nur 2 cm tief in den Markkanal des Metatarsale gesteckt werden, was zur Stabilisierung und Ausrichtung des Strahles ausreicht (Abb. 3 und 4c). Abhängig vom jeweiligen Krankheitsfall sollten die Drähte für 3-6 Wochen verbleiben. Beim „steifen“ Typ der rheumatoiden Arthritis können die Drähte nach 3 Wochen entfernt werden; beim „lockeren“ Typ erst nach 6 Wochen. Die Extensorsehnen wurden nicht plastisch verlängert. Die Hautinzisionen müssen jedoch exakt verschlossen werden, da die Wundheilung immer kritisch ist. Saugdrainagen werden in diesen Wunden nicht mehr verwendet. Ein steriler Kompressionsverband wird angelegt, danach wird die Oberschenkelblutsperre geöffnet. Die Kombination eines exakten Wundverschlusses mit Druckverband vermeidet die Ausbildung von Hämatomen. Nach Exzision der Metatarsalköpfchen und vor dem Einbohren der Kirschner-Drähte ist es wichtig, plantare Bursen zu diagnostizieren, die sich üblicherweise bei kräftigen plantaren Schwielen finden. Sie können durch Fingerdruck in die dorsalen Inzisionen hochgeschoben werden und lassen sich so entfernen.

2. Eine Exzisionsarthroplastik kann auch über Längsinzisionen erfolgen, die lateralseits der 2. Zehe und medialseits der 3. Zehe (dasselbe gilt für die 4. und 5. Zehe), wie von Daly u. Johnson [16] beschrieben, angelegt werden. Die Inzisionen werden auf Höhe des Zehenzwischenraumes verbunden. Sie wurden ursprünglich zur Entfernung der Basis der Grundphalanx der 2. und 3. Zehen angegeben. Dieser Zugang erlaubt jedoch auch die Entfernung des Metatarsalköpfchens und der Grundphalanxbasis, wenn er dorsal in den Zwischenraum verlängert wird. Die Zeheninzisionen werden dann vernäht, was zu einer Syndaktilierung und Stabilisierung nebeneinanderliegender Zehen führt. Das Verfahren ist eine ausgezeichnete Methode der Stabilisierung der Kleinzehen, wenn die Grundphalanxbasis entfernt werden muß, und eignet sich auch besonders für Revisionseingriffe am rheumatischen Vorfuß.

Kates et al. [24] haben 1967 einen plantaren Zugang zu den dislozierten MTP-Gelenken beschrieben, und zwar nur zur Resektion der Metatarsalköpfchen. Die Exzision der überschüssigen Haut bis zu einer Breite von 2 cm von der proximalen Seite des Schnittverlaufs führt zu einer besseren Reposition des Fettkörpers. Dieser Zugang sollte bei schlechten dorsalen Hautverhältnissen und in den Fällen angewendet werden, wenn von Voroperationen her ungeeignete dorsale Narben vorhanden waren, bei multiplen großen plantaren Bursen, bei schwerer Vorfußdeformität und bei Revisionseingriffen am rheumatischen Vorfuß. Diese Inzision wird an unserer Klinik zur Resektion der 4 lateralen Metatarsalköpfchen durchgeführt, es ist jedoch auch möglich, die Basis der Grundphalanx durch diesen Schlitz darzustellen. Für den Zugang zum Hallux-MTP-Gelenk bevorzuge ich eine dorsale Längsinzision. Aus diesem Grund liegt der Patient dabei auf dem Rücken (der Operationstisch sollte in Kopftieflage gebracht werden und der Fuß durch untergelegte Tücher erhöht werden, um den plantaren Zugang zu erleichtern). Diese Lagerung ziehen wir der von Kates et al. [24] beschriebenen Bauchlage vor (Abb. 5). Fowler kombiniert den dorsalen und den plantaren Zugang zum rheumatischen Vorfuß [19]. Er führt den Großteil des Eingriffs, insbesondere die Knochenresektion, durch den dorsalen Zugang durch und verwendet dann die plantare Inzision, um eine Hautellipse zu entfernen und so die Zehen mehr in Plantarflexion zu ziehen.

Korrektur der Zehendeformitäten

Die häufigsten Deformitäten findet man an der 2. und 3. Zehe, gelegentlich auch an der 4. und 5. Zehe. Krallenzehen sind schmerzhaft und mit einem schmerzhaften Clavus dorsal über dem PIP-Gelenk vergesellschaftet. Gelegentlich findet sich eine schmerzhafte Schwiele plantarseits am Zehenendglied aufgrund der Flexionsdeformität. In aller Regel weichen die Zehen nach lateral ab. Es gibt jedoch auch kreuzförmige Deformitäten, und die 5. Zehe kann nach medial abgewinkelt, über oder unter der 4. Zehe liegen (Varusstellung).

Die meisten dieser Deformitäten, v.a. die Winkelfehlstellungen, werden durch den Eingriff an den MTP-Gelenken korrigiert. Leichte bis mäßige Beugefehlstellungen können manuell reponiert werden, besonders wenn man sie anschließend mit einem Kirschner-Draht hält. Schwere Krallenzehendeformitäten benötigen zur Korrektur üblicherweise eine Resektion der Grundphalanxbasis und des Metatarsalköpfchens. Die Indikation zu einem derartigen Vorgehen wird gestellt, wenn nach Resektion des Metatarsalköpfchens der entstehende Raum zwischen Ende des Mittelfußknochens und der Grundphalanx zu klein ist und die Krallenzehendeformität unverändert persisitiert. Hieraus folgt üblicherweise die Notwendigkeit der Basisresektion. Zumeist wird dies schon während der präoperativen Untersuchung deutlich. Bei solchen Füßen ist es ratsam, die Hautinzisionen so zu planen, daß später eine Syndaktilierung nebeneinanderliegender Zehen möglich wird. Manchmal liegt die Zehenfehlform als Flexionsdeformität allein des PIP-Gelenkes vor (wie eine Hammerzehe). Diese Fehlform läßt sich manuell nicht korrigieren, sondern es wird eine Exzision des Köpfchens der Grundphalanx erforderlich. Sie kann durch eine dorsale ovale Inzision über dem PIP-Gelenk, über eine mediale oder laterale Inzision erfolgen. Es sollte genug Knochen entfernt werden, um eine Streckung der Zehe zu ermöglichen. Die Streckstellung wird mit einem Kirschner-Draht gehalten. Es ist unnötig, eine Arthrodese des PIP-Gelenkes anzustreben. Auch das Interphalangealgelenk der Großzehe ist gelegentlich disloziert oder befindet sich in Achsenfehlstellung. In den meisten Fällen reicht es aus, das Gelenk zu reponieren und das Ergebnis mit einem Kirchner-Draht für 3–4 Wochen zu stabilisieren. Eine Arthrodese des Gelenks ist in der Regel nicht nötig, dies gilt besonders dann, wenn eine Arthrodese am Hallux-MTP-Gelenk des Patienten durchgeführt wurde.

Operationen am Hallux-Metatarsal-Gelenk

Gelegentlich (wahrscheinlich eher selten) bleibt das 1. Metatarsalgelenk verschont und wird nicht zerstört. Falls es jedoch eine signifikante Synovialitis aufweist, sollte über eine Längsinzision die Arthrotomie und Synovektomie erfolgen. Kommt es zu einer deutlichen Hallux-valgus-Deformität bei erhaltenen Gelenkoberflächen, muß die Fehlstellung korrigiert werden, damit das Alignement der restlichen 4 Zehen nicht gestört wird. Allerdings findet sich in den meisten Fällen eine signifikante Gelenkdestruktion mit schwerer Hallux-valgus-Fehlstellung. Wir haben wahrscheinlich nur 3 Möglichkeiten, dieses Gelenk chirurgisch zu behandeln: Resektionsarthroplastik, Arthrodese oder doppelstieliges Silikonimplantat; die Auswahl sollte erst nach Korrektur der 4 lateralen MTP-Gelenke erfolgen.

Resektionsarthroplastik des Hallux-MTP-Gelenkes

Die Resektionsarthroplastik des Hallux-MTP-Gelenkes ist ein Routineverfahren mit einer Vielzahl von technischen Varianten. Der Eingriff ist in Europa sehr viel populärer als in den USA (Abb. 4). Die Resektionsarthroplastik entfernt genügend Knochen aus dem deformierten Bereich, um eine Korrektur der Deformität zu ermöglichen. Die verschiedenen Varianten des Eingriffes beinhalten:

1. eine Entfernung der Basis der Grundphalanx und des Metatarsalköpfchens [4],
2. die alleinige Resektion der Basis der Grundphalanx (Operation nach Keller),
3. die Operation nach Brandes,
4. die Operation nach Hueter-Mayo,
5. die Modifikation von Tillmann der Hueter-Mayo-Operation [39].

Das erste Metatarsalköpfchen und die Basis der Grundphalanx werden entfernt, die Sesambeine ebenfalls, wenn sie degenerativ verändert sind. Ein medialer Kapsellappen mit der kurzen Extensorsehne wird dann über das resezierte Metatar-

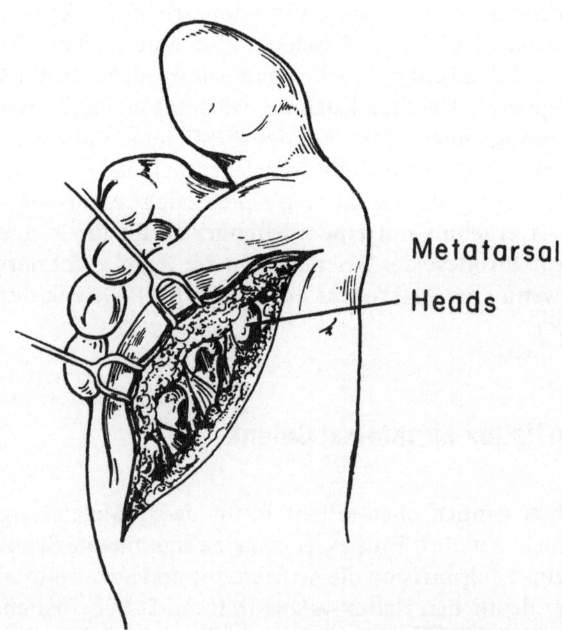

Abb. 4. Plantarer Zugang zur Darstellung der lateralen 4 MTP-Gelenke. Die Inzision erfolgt fersenseitig an der Grenze des plantaren Fettkörpers. Der plantare Fettkörper ist nach distal disloziert. Nach Resektion der Metatarsaleköpfchen und Korrektur der Weichteile wird der Fettkörper nach vorne gezogen und mehr physiologisch unter dem Vorfuß fixiert. Üblicherweise wird der Eingriff am Hallux durch eine dorsomediale Inzision vorgenommen. Große Vorsicht ist im Umgang mit der Haut geboten. Es sollte immer etwas Haut exzidiert werden (Dermodese), um den Fettkörper besser zu positionieren. Diese Inzisionen heilen gut

sale gefaltet und festgenäht. Defekte in den kurzen Flexorsehnen, wie sie nach Entfernung der Sesambeine entstehen, werden durch Naht geschlossen. Die Abduktorsehne wird an der proximalen Phalanx reinseriert und die lange Extensorsehne medial über dem resezierten Gelenk festgenäht. Die Resektionsarthroplastik des MTP-Gelenks wird nicht mehr häufig durchgeführt, weil in mehreren klinischen Studien über spätere Probleme mit der Hallux-Fehlstellung berichtet wurde [3, 22, 28, 37]. Ein Wiederauftreten der Deformität und der Schmerzen sowie eine hohe Anzahl unzufriedener Patienten wurden beschrieben. Es mag mehrere Gründe für diese ungünstigen Ergebnisse geben: 1. Die Resektionsarthroplastik war die früheste Operation für das Hallux-MTP-Gelenk. 2. Es wurde nicht in allen Fällen eine Rekonstruktion der Weichteile zur Gelenkstabilisierung durchgeführt. Das Gelenk wurde einfach entfernt und gelegentlich mit einem Kirschner-Draht stabilisiert. 3. Viele Patienten entwickeln im Verlauf ihrer Erkrankung und aufgrund der Deformität so ungünstige Weichteilverhältnisse, daß jeder Versuch einer Weichteilstabilisierung des Gelenks schließlich zum Scheitern verurteilt ist. Diese Faktoren können wahrscheinlich beherrscht werden, wenn man eine mehr definitive Operation am Hallux-MTP durchführt, wie es die Arthrodese oder die Insertion eines Siliconimplantats darstellen. 4. Patienten mit rheumatoider Arthritis sind seit der Entwicklung der Hüftgelenk- und Kniegelenkarthroplastik wieder mobiler geworden. Nachdem heute der Zustand von Hüfte und Kniegelenk durch die Implantate enorm verbessert werden kann, werden an die Vorfußrekonstruktion höhere Erwartungen gestellt.

Arthrodese des Hallux-MTP-Gelenkes

Zur Korrektur der Fehlstellung und zur Stabilisierung des 1. Strahls kann eine Arthrodese des Hallux-MTP-Gelenkes durchgeführt werden. Ziel des Eingriffes ist es, ein Hallux-valgus-Rezidiv zu vermeiden, die Stabilität auf der Medialseite des Vorfußes zu verbessern und die nachfolgende Entwicklung einer Transfermetatarsalgie auch dann zu verhindern, wenn die lateralen 4 Strahlen auch operiert werden. Die Arthrodese ist wahrscheinlich die Methode der Wahl bei schwerer fortgeschrittender Deformität des Hallux-MTP-Gelenkes (vollständige Dislokation, Metatarsale I und II, Winkel <15°, Hallux-valgus-Fehlstellung <40°) oder für Revisionseingriffe.

Zur Fusionierung des MTP-Gelenkes wurden zahlreiche Techniken angegeben. Es ist wohl am besten, 2 flache Oberflächen zu erzeugen, um der Arthrodese eine gewisse Stabilität zu verleihen [27]. Jedoch werden auch verschiedene Arten von Dübel- oder Kugel-in-der-Pfanne-Techniken verwendet. Die lateralen Strahlen werden kürzer sein, wenn alle oder ein Teil der MTP-Gelenke entfernt worden sind. Es ist deshalb von wesentlicher Bedeutung, genügend Knochen vom Metatarsalköpfchen und der Basis der Grundphalanx zu entfernen, damit der erste Strahl nicht übermäßig lang bleibt. Auch die Position des Hallux am Operationsende ist von großer Bedeutung [32]. Wegen der im Laufe der Zeit eintretenden Lateraldrift der Zehen ist es von Vorteil, den Hallux in 20°–25° Valgus zu fixieren. Außerdem sind etwa 15° Dorsalflexion, gemessen von der Unterlage, oder etwa 30°, gemessen vom 1. Metatarsale, sinnvoll. Die Zehe darf nicht rotiert sein und der Zehennagel muß direkt nach dorsal zeigen. Am Operationsende sollte der

Hallux nicht mehr als etwa 1 cm über die 2. Zehe vorstehen. Die interne Fixation kann mit einer der zahlreichen verschiedenen Techniken erfolgen. Verschiedene Kirschner-Drähte (1 mm), entweder glatt oder mit Gewinde, wurden empfohlen. Eine Zugschraubenosteosynthese mit zwei 3,5-mm-Kortikalisschrauben läßt sich bei adäquater Knochenqualität und bei Erhalt der Medialfläche der proximalen Phalanx durchführen (Abb. 5). Die Schrauben scheinen eine ausreichende Stabilität zu gewährleisten. Fast immer weisen diese Knochen ein gewisses Ausmaß an Osteoporose auf und deshalb erreichen die Schrauben selten die gleiche Fixierung wie im nichtrheumatischen Knochen. Kürzlich wurde empfohlen, zur Fixierung eine 5- oder 6-Loch-Drittelrohrplatte mit 3,5-mm-Kortikalisschrauben zur Fixierung zu verwenden. Die Platte wird dorsal angelegt und komprimiert die Knochenflächen bis zum Eintritt der Arthrodese. Die Platte muß so gebogen werden, daß sie den richtigen Winkel der Dorsalflexion erlaubt. Leider erreicht die dorsale Plattenlage nur die Wirkung einer Neutralisationsplatte, und damit kann die interne Fixierung suboptimal ausfallen. Alle 3 Methoden haben den Vorteil gemeinsam, das interphalangeale Gelenk nicht zu kreuzen. Mann u. Thompson [26] verwendeten 2 dicke (3,6 und 3,2 mm) Gewindedrähte mit beiderseits angespitztem Ende, um die Arthrodese zu fixieren. Diese haben den Nachteil, daß sie das Interphalangealgelenk kreuzen, verursachen aber möglicherweise keine bleibende Läsion. Die durchschnittliche Zeit bis zum röntgenologischen Durchbau einer Arthrodese betrug in ihrer Studie 97 Tage (62–150 Tage). Es handelt sich um eine ausgezeichnete Methode, mit der auch im osteoporotischen Knochen eine solide Arthrodese erzielt werden kann.

Nach der Operation werden die Patienten mit einer Unterschenkelschiene aus Fiberglas versorgt, weil diese sehr leicht ist. Nach 4 Wochen wird die Schiene entfernt und der Patient erhält einen Nachbehandlungsschuh mit Holzsohle, bis sich die ersten Zeichen der Fusion röntgenologisch nachweisen lassen; dies ist üblicherweise 2–4 Wochen später der Fall. Falls Gewindedrähte verwendet wurden, werden sie nacheinander entfernt, wobei etwa 2 Wochen zwischen der Entfernung des 1. und des 2. Drahtes liegen. Die Nachbehandlungsschuhe können angepaßt werden, sobald die Schwellung des Fußes nachläßt.

Alloarthroplastik des Hallux-MTP-Gelenkes

Für die Alloarthroplastik des Hallux-MTP-Gelenks steht ein doppelt gestieltes Implantat aus extrem haltbarem Siliconelastomer zur Verfügung [12, 38]. Dieses Verfahren ist angezeigt, falls man ein eher normales Alignement des Hallux anstrebt, etwas Beweglichkeit und gleichzeitig den ersten Strahl stabiler erhalten möchte. Für dieses Verfahren eignet sich ein Rheumapatient mit einem subluxierten MTP-Gelenk, mit ausreichend Knochenmaterial, intakten Weichteilen und fehlenden Anzeichen für ein infektiöses Geschehen und eine Gefäßbeteiligung (Abb. 6). In diesen Fällen soll die Alloarthroplastik stets der Exzision des Gelenkes oder der Arthrodese vorgezogen werden. Die Alloarthroplastik kann sich auch bei ungünstigen Resultaten nach Exzision des Hallux-MTP-Gelenkes als sehr nützlich erweisen. Kürzlich wurde von 2 Langzeitnachuntersuchungen mit dem Einsatz des doppelt gestielten Siliconimplantats in selektierten Fällen von

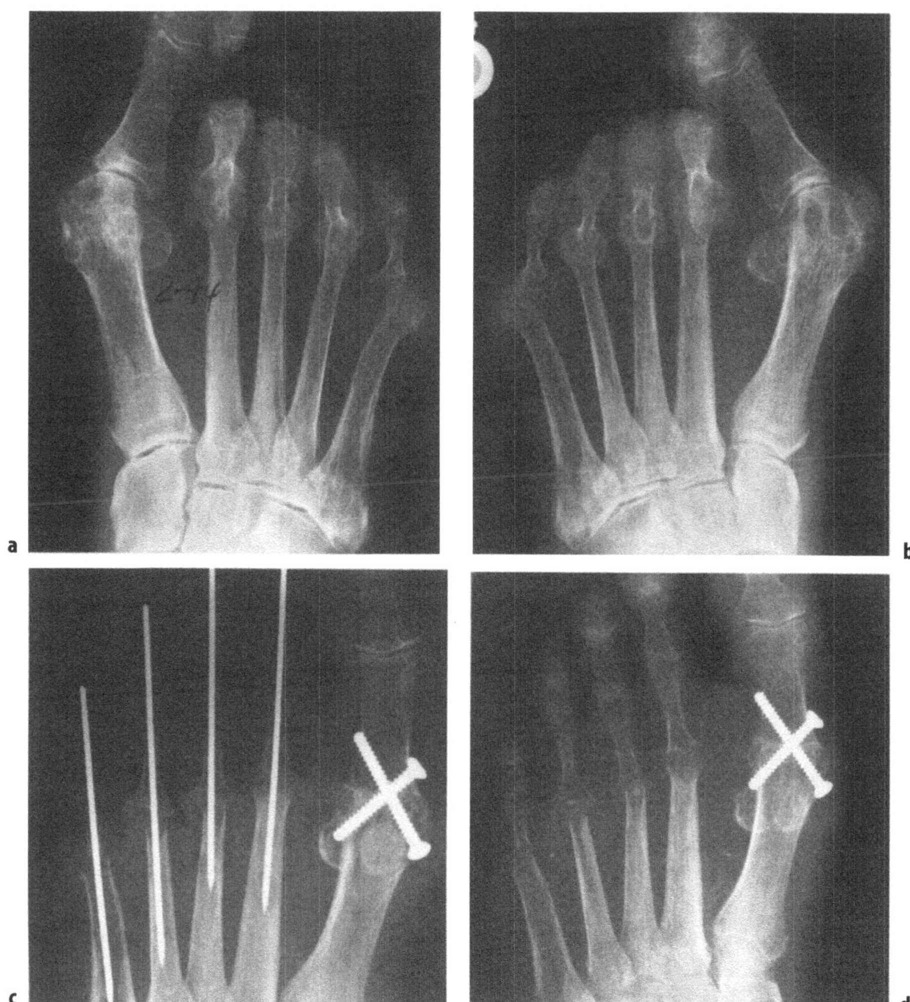

Abb. 5 a–d. 56jährige Frau mit rheumatoider Arthritis seit 10 Jahren. Die Patientin hatte eine ausgeprägte Deformität mit beträchtlichen Schmerzen und konnte keine Schuhe mehr tragen. **a** a.-p.-Aufnahme. **b** Laterale Belastungsaufnahme. **c** Resektionsarthroplastik der lateralen 4 MTP-Gelenke und ca. 3 Wochen später Korrekturarthrodese des Hallux. Zur Stabilisierung der Arthrodese wurden 2 gekreuzte Schrauben verwendet. **d** Nach ca. 2 Monaten findet sich ein Fuß mit guten Achsenverhältnissen und eine solide Arthrodese des Hallux-MTP-Gelenkes

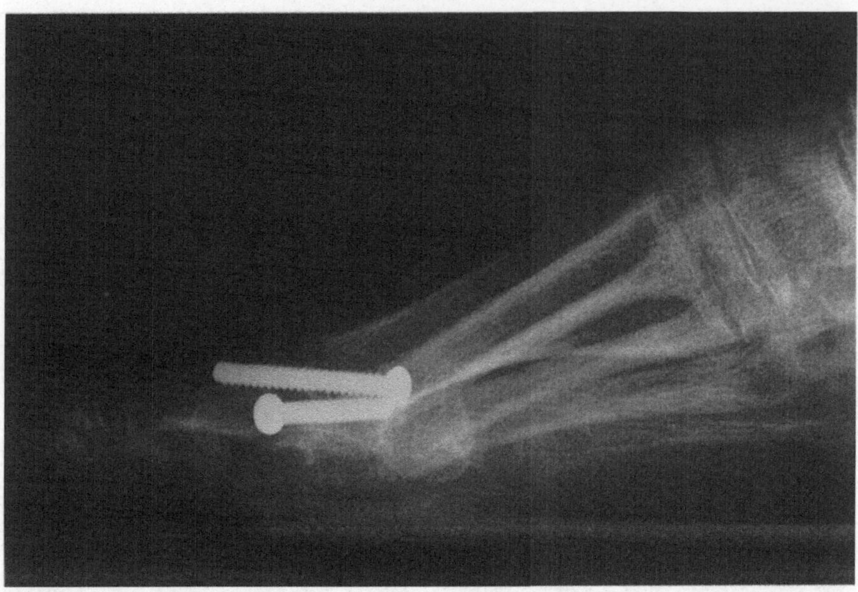

e

Abb. 5 e. Seitliche Belastungsaufnahme 3 Monate postoperativ. Es zeigt sich eine gute Position der Halluxarthrodese

ausgezeichneten Ergebnissen berichtet [13, 29]. Verschiedene Einzelheiten dieser Operation sind von Bedeutung: 1. Der Patient sollte eine antibiotische Prophylaxe erhalten, die auch über 2–3 Tage postoperativ durch die orale Gabe eines Antibiotikums fortgesetzt werden sollte. 2. Operationstechnisch wird großer Wert gelegt auf ein Ausbalancieren der Weichteile mit einem Release des kontrakten Gewebes, das üblicherweise auf der Lateralseite des Gelenkes liegt, auf eine Reposition der Sesambeine und einen exakten Verschluß der Gelenkkapsel auf der Medialseite. Dabei muß der Verschluß der Kapsel stets im Verlauf des Metatarsale erfolgen, in Richtung der Grundphalanx dann, wenn diese abgelöst wurde. Dieser Verschluß der Kapsel wird am besten durch direktes Annähen des Kapselgewebes an den Knochen durchgeführt. Dazu müssen kleine, 1,5-mm-Bohrlöcher gesetzt werden. 3. Es ist unnötig, zur Insertion eines großen Implantates Knochen zu opfern. Üblicherweise reichen die Größen 0, 1 oder 2 der zweistieligen Implantate aus. Die Präparation des Markraumes muß sehr sorgfältig erfolgen. Dazu wird zunächst ein Pfriem zur Komprimierung des spongiösen Knochens verwendet und die Präparation mit einem Bohrer beendet, falls erforderlich. Alle scharfen Knochenkanten müssen entfernt werden; die Reposition mit einer Probeprothese muß eine optimale Korrektur der Halluxdeformität zeigen. 5. Zum Schutz des Siliconimplantates werden Titanhülsen verwendet, aber die Erfahrung über 7 Jahre zeigt, daß es bei gut ausgewählten Patienten nur selten zum Implantatbruch und zur Siliconsynovialitis kommt. Besonders beim Rheumapatienten sieht man diese Komplikationen selten [13, 29]. 6. Ein sorgfältiger Wundverschluß ist wich-

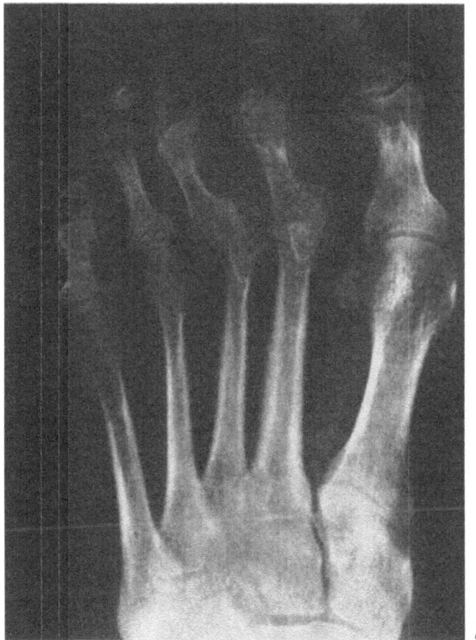

a

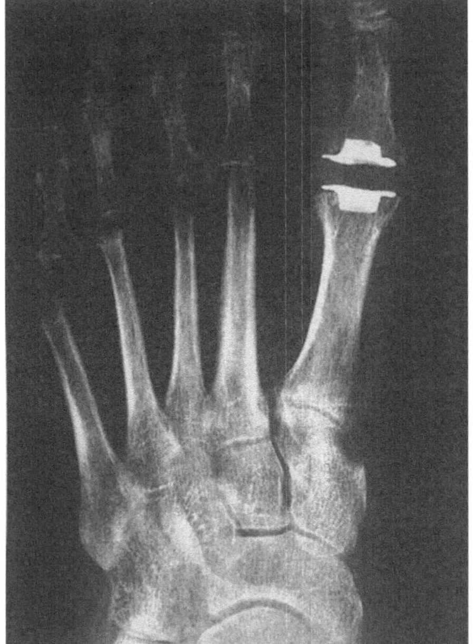

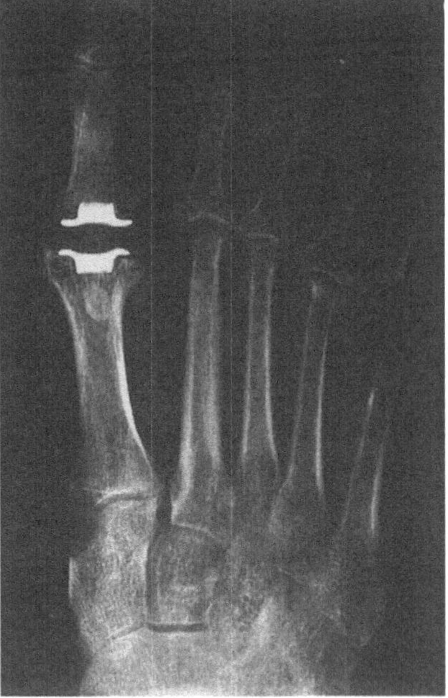

b

Abb. 6 a–b. 65jährige Frau, seit 12 Jahren rheumatoide Arthritis. **a** a.-p.-Belastungsaufnahme des linken Fußes. Die Methotrexattherapie wurde 1 Woche vor der Operation abgesetzt, um Wundheilungsstörungen zu verhindern. Am 10. postoperativen Tag erhielt die Patientin wieder ihre übliche Medikation, nachdem sich kein Anhalt für Wundheilungsstörungen ergeben hatte. **b** Postoperative a.-p.-Belastungsaufnahmen beider Füße nach erfolgreicher Exzisionsarthroplastik der lateralen MTP-Gelenke und Einbau von 2 doppelstieligen Siliconimplantaten mit Titanhülsen (Gr. 1) in jedes Hallux-MTP-Gelenk. Die Operationen lagen 3 Monate auseinander. Nach 3 ½ Jahren war ein ausgezeichnetes Resultat festzustellen

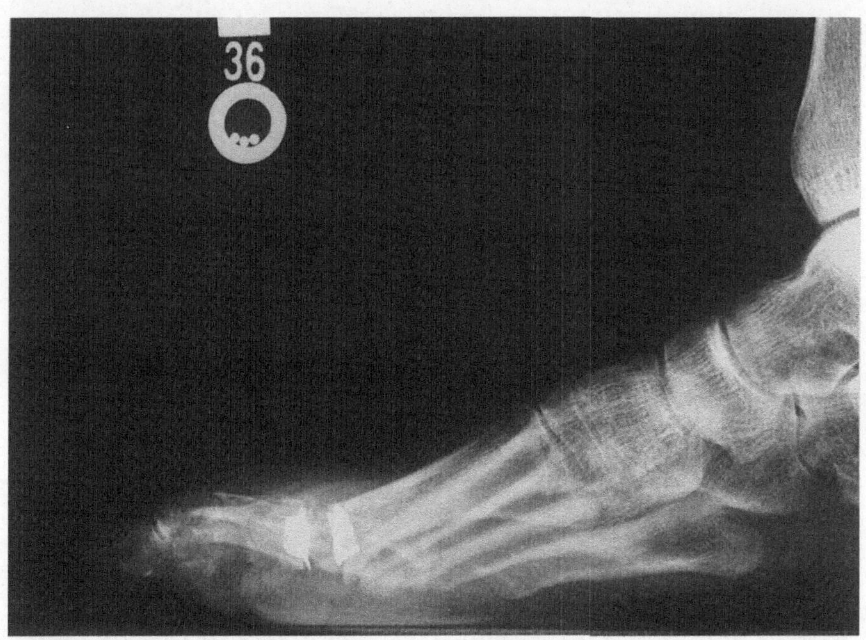

c

Abb. 6c. Die laterale Belastungsaufnahme des Fußes zeigt die Titanhülsen, die das doppelstielige Siliconimplantat schützen. Der Vorteil des Implantates ist, daß es das MTP-Gelenk des Hallux in der für den einzelnen Patienten besten Position positioniert. Dies ist ein typisches Beispiel für den Einsatz eines Implantates anstelle einer Arthrodese

tig. 7. Eines der wichtigsten Details der Operation ist die postoperative Nachsorge mit Verbandwechseln durch den Operateur. Alle Korrekturen müssen intraoperativ erzielt werden, und die korrigierte Position wird durch den Verband gehalten. In der postoperativen Phase kann es nötig sein, die Verbandanordnung rasch zu wechseln, um den Hallux stets in der Korrekturposition zu halten. Dies gilt für 6 postoperative Wochen. Nach 2 oder 3 Wochen darf das Gelenk bewegt werden, dies hängt jedoch von den Wundbedingungen und vom Patienten ab.

Der Fuß wird mit einem Standardnachbehandlungsschuh mit Holzsohle versorgt und die Patienten werden aufgefordert, beim Gehen das Gewicht auf die Ferse zu verlagern. Gehstützen sind in den ersten 3 Wochen hilfreich. Bald kann ein Turnschuh getragen werden, der ca. 2 Nummern größer sein sollte als der präoperative Schuh des Patienten und das Einlegen eines Gummiplatzhalters zwischen Hallux und 2. Zehe ermöglichen muß. Zu diesem Zeitpunkt sind die Kirschner-Drähte, die sich in den Zehen II–V befanden, bereits entfernt. Der Gummiplatzhalter wird für 6 postoperative Wochen ununterbrochen verwendet. Nach Abklingen der Schwellneigung können wieder Konfektionsschuhe getragen werden.

Zusammenfassung

Rekonstruktionsoperationen am Vorfuß führen zum Nachlassen oder Verschwinden der Schmerzen und zu besserer Gehleistung. Sie erlauben häufig die Verwendung von Konfektionsschuhen. Eine geeignete Patientenauswahl und Vorbereitung des Patienten ist von Bedeutung. Man sollte sich von Zeit zu Zeit in Erinnerung rufen, daß der Rheumapatient eine chronische Erkrankung hat und daß die Deformitäten fortschreitend sein können. In allen Fällen ist daher eine gründliche Beurteilung des Patienten vor dem Eingriff sowie auch danach angezeigt.

Literatur

1. Amuso SJ, Wissinger HA, Margolis HM, Eisenbeis CH jr, Stolzer BL (1971) Metarsal head resection in the treatment of rheumatoid arthritis. Clin Orthop 74:94-100
2. Auerbach MD, Shepard E, Vernon-Roberts B (1982) Morton's metarsalgia due to intermetatarso-phalangeal bursitis as an early manifestation of rheumatoid arthritis. Clin Orthop 167:214
3. Barton NJ (1973) Arthroplasty of the forefoot in rheumatoid arthritis. J Bone Joint Surg [Br] 52:126
4. Clayton ML (1982) Evolution of surgery of the forefoot in rheumatoid arthritis. J Bone Joint Surg [Br] 64:640
5. Clayton ML, Smyth CJ (1992) Surgery for rheumatoid arthritis. Churchill Livingstone, New York
6. Cracchiolo A, Cimino WR, Lian G (1992) Arthrodesis of the ankle in patients who have rheumatoid arthritis. J Bone Joint Surg [Am] 74 6:903-909
7. Cracchiolo A (1979) The use of shoes to treat foot disorders. Orthop Rev 8:73
8. Cracchiolo A (1982) Management of the arthritic forefoot. Foot Ankle Int 3:17-23
9. Cracchiolo A (1982) Office Practice: Footware and arthritic therapy. Foot Ankle Int 2 4:242-248
10. Cracchiolo A (1984) Surgery for rheumatoid disease. AAOS Instruc. Course Lecture. Mosby Times Mirror 33:386
11. Cracchiolo A (1988) Rheumatoid arthritis of the foot and ankle. In: Gould MD (ed) The foot book, chapt 8, part 4. Williams & Wilkins, Baltimore, Maryland, p 267
12. Cracchiolo A, Swanson A, Swanson GD (1981) The arthritic great toe metatarsophalangeal joint: A review of flexible silicone implant arthroplasty from two medical centers. Clin Orthop 157:64
13. Cracchiolo A, Weltmann JB, Lian G, Dalseth T, Dorey F (1992) Arthroplasty of the first metatarsophalangeal joint with a double stem silicone implant: Results in patients who have degenerative joint disease, failures of previous operation in rheumatoid arthritis. J Bone Joint Surg [Am] 74:552-563
14. Cracchiolo A (1993) The rheumatoid foot and ankle: Pathology and treatment. Foot 3: 126-134
15. Craxford AD, Stevens J, Park C (1982) Management of the deformed rheumatoid forefoot: A comparison of conservative and surgical methods. Clin Orthop 166:121-126
16. Daly PJ, Johnson KA (1992) Treatment of painful subluxation or dislocated at the second and third metatarsophalangeal joints by partial proximal phalnx excision and subtotal webbing. Clin Orthop 278:164-170
17. Dedrich DK, McCune WS, Smith WS (1990) Rheumatoid arthritis presenting as spreading of the toes. J Bone Joint Surg [Am] 72/3:463-464
18. Faithful DK, Savill DL (1971) Review of the results of excision of metatarsal heads in patients with rheumatoid arthritis. Ann Rheum Dis 30:201-202
19. Fowler AW (1959) The method forefoot reconstruction. J Bone Joint Surg [Br] 41:507

20. Gainor BJ, Epstein RG, Henstorf JE, Olson S (1988) Metarsal head resection for rheumatoid deformities of the forefoot. Clin Orthop 230:207–213
21. Geppert MJ, Sobel M, Bohne WHO (1992) The rheumatoid foot part I: Forefoot. Foot Ankle Int 13/9:550–558
22. Hassalo LG, Wilkens RF, Toomey HE, Darges DE, Hansen ST (1987) Forefoot surgery in rheumatoid arthritis: Subjective assessment of outcomes. Foot Ankle Int 8:148–151
23. Hughes J, Grace D, Clark P, Klenermann L (1991) Metarsal head excision for rheumatoid arthritis: 4-year-follow-up of 68 feet with and without hallux fixion. Acta Orthop Scand 62:63–66
24. Kates A, Kessel L, Kay A (1967) Arthroplasty of the forefoot. J Bone Joint Surg [Br] 49:552
25. Lipscomb PR, Benson GM, Sones DA (1972) Resection of proximal phalanges and metatarsal condyles for deformities of the forefoot due to rheumatoid arthritis. Clin Orthop 82:24–31
26. Mann RA, Thompson FM (1984) Arthrodesis of the first metatarsophalangeal joint for hallux valgus in rheumatoid arthritis. J Bone Joint Surg [Am] 66:687–692
27. McGarvey SR, Johnson KA (1988) Keller arthroplasty in combination with resection arthroplasty of the lesser metatarsophalangeal joints in rheumatoid arthritis. Foot Ankle Int 9 2:85–90
28. Moeckel BJ, Sculco TP, Alexiades MM, Dossick PH, Inngles AE, Ranawat CS (1992) The double-stem silicone-rubber implant für rheumatoid arthritis of the first metatarsophalangeal joint: Long term results. J Bone Joint Surg [Am] 75/4:564–570
29. Morgan CD, Henke JA, Bailey RW, Kaufer H (1985) Long term results of tibiotalar arthrodesis. J Bone Joint Surg [Am] 67:546
30. Newman RJ, Fitton JM (1983) Conservation of metatarsal head in surgery of rheumatoid arthritis of the forefoot. Acta Orthop Scand 54:417–421
31. Raunio P, Lehtimäki M, Eerola M, Hämäläinen M, Pulkki T (1987) Resection arthroplasty versus arthrodesis of the first metatarsophalangeal joint for hallux valgus in rheumatoid arthritis. Rheumatology 11:173–178
32. Refior HJ, Hoos R (1987) Midterm results of arthroplasty of the forefoot by Clayton-Vainio in rheumatoid arthritis. Rheumatology 11:131–135
33. Saltzmann CL, Johnson KA, Donnelly RE (1993) Surgical treatment for mild deformities of the rheumatoid forefoot by partial phalangectomy and syndactylization. Foot Ankle Int 14 6:325–329
34. Shepard E (1975) Intermetatarso-phalangeal bursitis in the causation of Morton's metatarsalgia. In: Proceedings of the British Orthopaedic Association. J Bone Joint Surg [Br] 57/1:115–116
35. Spiegel TM, Spiegel JS (1982) Rheumatoid arthritis in the foot and ankle-diagnosis, pathology and treatment. Foot Ankle Int 2/6:318–324
36. Stockey I, Betts RP, Eng C, Getty CJM, Rowley DI, Duckworth T (1989) A prospective study of forefoot arthroplasty. Clin Orthop 248:213–218
37. Swanson AB, deGroot, Swanson G, Frisch EE (1983) Flexible (silicone) implant arthroplasty in the small joints of the extremities: Concepts, physical and biological considerations, experimental and clinical results. In: Rubin LR (ed) Biomaterials and reconstructive surgery. Mosby, St Louis, pp 595–623
38. Tillmann K (1979) The rheumatoid foot. Thieme, Stuttgart, S 1–116
39. Vahvanen V, Piirainen H, Kettunen P (1989) Resection arthroplasty of the metatarsophalangeal joints in rheumatoid arthritis: A follow-up study of 100 patients. Scand J Rheumatol 9:257–265
40. Watson MS (1974) A long-term follow-up of forefoot arthroplasty. J Bone Joint Surg [Br] 56:527–533

KAPITEL 18

Resektionsarthroplastik am Vorfuß

M. Hämäläinen

Die Metatarsophalangealgelenke des Fußes gehören zu den ersten Gelenken, die bei entzündlichen Gelenkerkrankungen betroffen sind [2]. Der röntgenologisch sichtbare Fortschritt der Erkrankung verläuft am Vorfuß etwas langsamer als an Knie- und Handgelenk [9]. Im chronischen Stadium der Erkrankung sind die Metatarsophalangeal-(MTP-)Gelenke in mehr als 90% der Fälle beteiligt. Die Fußchirurgie in Rheumakliniken umfaßt 15–20% der gesamten operativen Kapazität.

Die typischen Deformitäten des Vorfußes sind schmerzhaft und behindernd. Es können keine Konfektionsschuhe getragen werden, und die Gehstrecke ist begrenzt. Die häufigsten Veränderungen sind der Hallux valgus, plantar prominente Metatarsalköpfchen und Krallenzehen II–V unterschiedlichen Ausmaßes. Bursitiden und Ulzera auf der Plantarseite sowie Clavi über den proximalen Interphalangealgelenken können zu schweren Schmerzzuständen führen. In fortgeschrittenen Fällen sind die MTP-Gelenke nicht nur disloziert, sondern es kommt zusätzlich zur Deformierung von Metatarsalköpfchen und proximalen Phalangen. Weichteilkontrakturen verhindern üblicherweise eine Korrektur auf nichtoperativem Wege. Vorbeugende Maßnahmen werden relativ selten eingesetzt, häufigster operativer Eingriff ist die Resektionsarthroplastik des Vorfußes (Tabelle 1). Hoffmann [5], Fowler [3] und Clayton [1] haben verschiedene rekonstruierende Verfahren publiziert. Kates et al. [6] haben die Hoffmann-Methoden 1967 modifiziert.

Tabelle 1. Vorfußoperationen am Rheumatism Foundation Hospital (n = 10472)

	%
Prophylaktisch	4
Rekonstruktiv	81
Arthrodesen	2
Verschiedene	13

Operationstechnik

Zur Korrektur der Deformitäten der kleinen Zehen gibt es 2 Grundprinzipien: entweder die Entfernung der Metatarsalköpfchen allein oder die Resektion von Metatarsalköpfchen und Basis der Grundphalangen. Die alleinige Resektion der Metatarsalköpfchen kann bei geringgradigen Deformitäten angewandt werden, bei schweren Fehlstellungen ist jedoch die Resektion von Metatarsalköpfchen und proximaler Phalanx erforderlich (Abb. 1). Bei Ausbildung von schmerzhaften Schwielen oder Ulzera unter den Metatarsalköpfchen wird ein plantarer Zugang mit Exzision der betroffenen Hautpartie empfohlen. In allen anderen Fällen kann der Zugang von dorsal über eine quere Inzision oder 2 Längsinzisionen erfolgen. Die plantare Resektion von Haut erlaubt beim Schließen der Wunde durch den entstehenden Zug eine Korrektur der Zehenfehlstellungen.

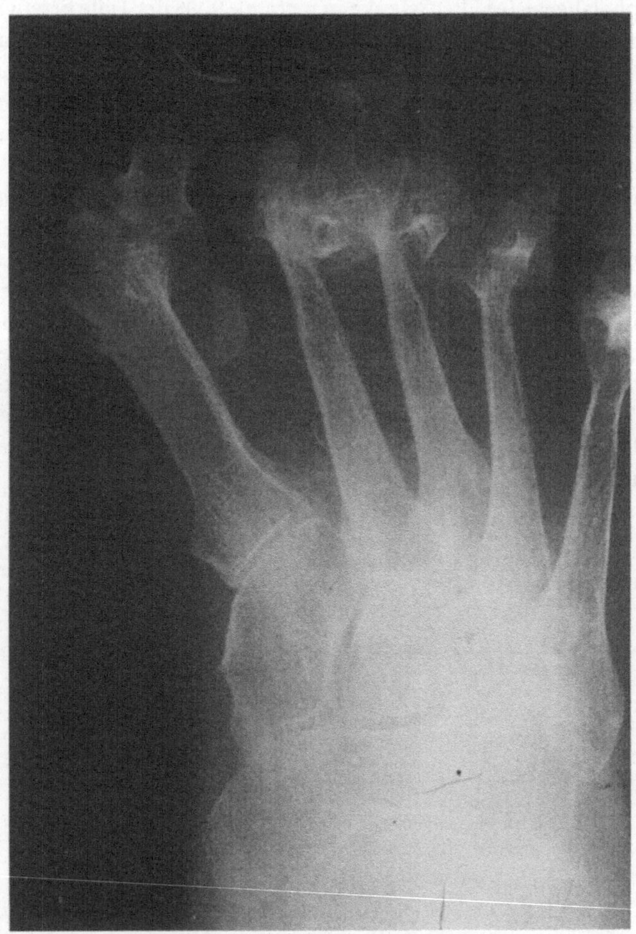

Abb. 1. Typische Veränderungen am Vorfuß bei rheumatoider Arthritis

Bei der Darstellung der MTP-Gelenke von dorsal und plantar müssen die neurovaskulären Bündel sorgfältig geschützt werden. Bei schweren Deformitäten findet man Nerven und Gefäße üblicherweise zwischen den Metatarsalköpfchen. Die Gelenkkapseln werden medial der Extensorsehnen geöffnet. Durch sorgfältige Resektion der Metatarsalknochen sollte ein leicht gebogener Verlauf der Resektionsflächen geformt werden. Mögliche Knochensplitter müssen entfernt werden, um die Entwicklung schmerzhafter Knochensporne zu vermeiden.

Nach der Resektion werden die Gelenkkapseln rekonstruiert. Bei sehr schweren Deformitäten erweist sich die Verwendung von Kirschner-Drähten zur Erhaltung der Korrektur als sinnvoll. Nachblutungen aus den Knochenwunden können zu erheblichen Schwellungszuständen führen. Wir empfehlen deshalb das routinemäßige Einlegen von Saugdrainagen.

Zur Korrektur der Großzehe kann ähnlich wie bei den kleinen Zehen entweder nur die Basis der Grundphalanx oder zusätzlich das Metatarsalköpfchen entfernt werden. Die Interposition der Gelenkkapsel ist eine häufig durchgeführte Maßnahme. Ergänzend müssen die Extensorsehnen verlängert und die Sehnen von M. adductor und abductor hallucis tenotomiert werden. Die Abduktorsehne kann in verkürzter Position rekonstruiert und die Adduktorsehne statt an der Grundphalanx am Os metatarsale verankert werden. Wegen der hohen Rezidivrate nach Resektionsarthroplastik des ersten MTP-Gelenks ist die Arthrodese eine sinnvolle Alternative. Die für die Versteifung gewählte Gelenkposition ist entscheidend. Es werden 15° Valgus- und 25°-30° Dorsalflexion bei Frauen, bzw. 20°-25° Dorsalflexion bei Männern empfohlen. Gekreuzte Kirschner-Drähte reichen für die Fixation üblicherweise aus. Andere Verfahren, wie resorbierbare Stifte oder Drahtcerclagen, wurden beschrieben (Abb. 2). Entscheidend für den Erfolg

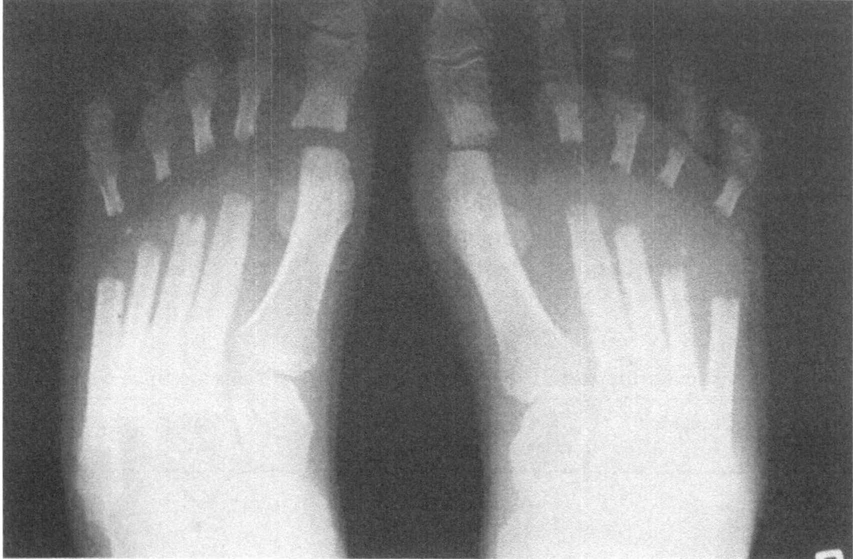

Abb. 2. Röntgenologisches Resultat nach Resektionsarthroplastik nach Clayton

der Nachbehandlung ist die Aufrechterhaltung der Korrekturposition für eine genügend lange Zeit. Nur so kann sich die Narbenkapsel in der gewünschten Form ausbilden. Die Bandagierung des Fußes wird für 6–8 Wochen empfohlen. Kirschner-Drähte werden nach 3 Wochen entfernt.

Eigenes Krankengut

623 Resektionsarthroplastiken des Vorfußes wurden in einer Fragebogenaktion zwischen 2 und 15 Jahren postoperativ erfaßt. Es handelte sich um Resektionsarthroplastiken des Mittelfußköpfchens II–V sowie eine Resektionsarthroplastik des 1. MTP-Gelenkes. Ein Problem bei der Nachuntersuchung stellten die beidseits operierten Fälle dar, von denen manche Patienten an einem Fuß 15 Jahre vor der Nachuntersuchung, am anderen jedoch erst unmittelbar vorher operiert worden waren. Es handelte sich um 417 Frauen und 53 Männer mit gesicherter rheumatoider Arthritis und Fußsymptomen seit durchschnittlich 11,6 Jahren. Das mittlere Alter zum Zeitpunkt der Operation lag bei 45,2 Jahren. Die Patienten beurteilten das Resultat nach folgendem Schema:

- Ausgezeichnet: kein Schmerz, keine oder nur leichte Deformität, Möglichkeit, normale Schuhe zu tragen und unbeschränkt zu gehen.
- Gut: gelegentlicher Schmerz, leichtes Rezidiv der Fehlstellung, leichte Einschränkung der Gehstrecke, Konfektionsschuhe.
- Mäßig: deutliche Schmerzen, Rezidiv der Deformität, Bedarf für orthopädische Schuhe, erheblich eingeschränkte Gehstrecke.
- Schlecht: schwere Schmerzen, Deformität wie oder beinahe wie präoperativ, Gehstrecke mit oder ohne orthopädische Schuhe 100 Meter oder weniger.

Ergebnisse

Bei der Selbsteinschätzung der Patienten wurde ein ausgezeichnetes Ergebnis in etwas über 60% der Fälle erreicht. Der Prozentsatz sehr guter Resultate vergrößerte sich etwas im Verlauf der Jahre. Im Gegensatz dazu gab es aber auch einige Fälle, die aus der „mäßigen" in die „schlechte" Gruppe gerieten. Der Prozentsatz der schlechten Resultate nahm von 4 auf 8,1% zu (Tabelle 2). Einer der

Tabelle 2. Resektionsarthroplastik des Vorfußes: Subjektive Einschätzung durch die Patienten

Nachuntersuchungszeit (Jahre)	Ausgezeichnet (%)	Gut (%)	Mäßig (%)	Schlecht (%)
2– 5	21,2	40,3	34,5	4,0
6–10	25,3	39,2	31,8	3,7
11–15	21,7	46,2	28,7	3,5
>15	37,8	27,0	27,0	8,1

Tabelle 3. Resektionsarthroplastik des Vorfußes: Gründe für Nichtzufriedenheit

	%
Schmerz unter den Metatarsaleköpfchen	3,6
Schwielen unter Metatarsaleköpfchen	36,4
Clavi über den PIP-Gelenken	8,0
Hallux-valgus-Rezidiv	48,3
Schmerzhafte Bursitis über dem Metatarsale I	17,7
Versteifung des MTP-I-Gelenkes	45,9

wichtigsten Gründe für die Unzufriedenheit war das Wiederauftreten der Fehlform der Großzehe, v.a. der Valgusstellung in der Hälfte dieser Fälle. Die Prozentwerte in Tabelle 3 entsprechen dem Anteil der subjektiv Unzufriedenen. Der andere erwähnenswerte Grund für Unzufriedenheit war eine Kontraktur des 1. MTP-Gelenks in 45,9% der Fälle (Tabelle 3).

Behandlung des MTP-I-Gelenkes

Seit Mitte der 80er Jahre bevorzugen wir die Arthrodese des MTP-I-Gelenkes gegenüber der Resektionsarthroplastik. Dies ist die Konsequenz aus der Beobachtung, daß eine erhebliche Anzahl unserer Patienten eine Besserung angaben, sobald das MTP-I-Gelenk nach der Resektionsarthroplastik eine Ankylose ausbildete. Zudem wurde eine retrospektive Vergleichsstudie der Resektionsarthroplastik und der MTP-I-Arthrodese durchgeführt [8].

Die Studie umfaßte 27 Paare von Patienten mit 35 Resektionen und 30 Arthrodesen. Beide Gruppen waren bezüglich Geschlecht, Alter zum Operationszeitpunkt und Stadium bei der Operation vergleichbar. Die Nachuntersuchungszeit war in der Resektionsgruppe länger (median 44 Monate für die Resektion, 31 Monate für die Arthrodese). Die Gruppe wies bezüglich der Einschätzung des anatomischen und des funktionellen Ergebnisses durch den Arzt und der subjektiven Zufriedenheit der Patienten nur sehr kleine Unterschiede auf. Bei der Evaluation durch den untersuchenden Arzt schnitt die Arthrodese etwas besser ab: 83% ausgezeichnete anatomische Resultate nach Arthrodese versus 77% bei der Resektion, und 93% ausgezeichnete funktionelle Ergebnisse bei der Fusion versus 80% bei der Resektion. 80% der Patienten schätzten dagegen ihren Zustand nach Durchführung der Resektionsarthroplastik wesentlich besser ein als präoperativ, im Vergleich zu 77% der Patienten nach Arthrodese.

Diskussion

Die Resektionsarthroplastik des Vorfußes ist ohne Zweifel ein sehr nützliches Verfahren bei der Behandlung schmerzhafter Deformitäten infolge von entzündlichen Gelenkerkrankungen. Luxierte oder kontrakte MTP-Gelenke mit schmerzhaften Schwielen, Bursen und Ulzera können zu solch starken Schmerzen führen, daß der Patient kaum noch gehen kann. Diese Tatsache scheint bis heute von

Chirurgen, die keine Erfahrung mit der Behandlung von Arthritispatienten haben, nicht verstanden zu werden. Auch eine ausgezeichnete Alloarthroplastik der Hüfte macht den Patienten nicht wieder gehfähig, wenn er unter fortgeschrittenen Vorfußdeformitäten leidet.

Generell wird für die Resektionsarthroplastik an den kleinen Zehen ein dorsaler Zugang empfohlen. In einer Vergleichsstudie kamen Hagena et al. [4] 1985 zum Schluß, daß bezüglich Schmerzen, Funktion und Rehabilitation mit einem plantaren Zugang bessere Resultate erzielt werden konnten. Ein plantarer Zugang wird oft aus Angst vor der Ausbildung einer schmerzhaften Narbe abgelehnt. Wenn die Inzision jedoch an korrekter Stelle, entweder proximal oder distal der Metatarsalköpfchen, angelegt wird, und wenn der subkutane Fettkörper rekonstruiert wird, sind gute Resultate die Regel. Die Plantarexzision hilft mit, die Zehen in ihre normale Position zurückzubringen.

In Handbüchern finden sich zahlreiche verschiedene Operationen zur Korrektur des Hallux valgus. Dies läßt darauf schließen, daß keine dieser Techniken ein ausgezeichnetes Resultat garantiert. Das häufigste Problem ist das Wiederauftreten der Valgusdeformität. Um dieses zu verhindern, sei darauf hingewiesen, daß Weichteileingriffe, wie die Verlängerung der langen Extensorsehne, ein Release der lateralen Kapsel und der Adduktorsehne, eine Raffung der medialen Kapsel und eine Transposition der Abduktorsehne, durchgeführt werden müssen. In jedem Fall ist eine sorgfältige Nachbehandlung mit Bandagierung und Schienung sowie Krankengymnastik über viele Wochen erforderlich. Die Nachbehandlung trägt dazu bei, daß die rekonstruierten Weichteile in korrekter anatomischer Position verheilen, damit später die Korrekturstellung aufrechterhalten bleibt. Die Reoperationsrate in unserer Klinik beträgt 13,5%. Damit ist die Reoperation bei den insgesamt Tausenden bei uns durchgeführten Eingriffen eine häufige Maßnahme. Der häufigste Anlaß zum Reeingriff war eine rezidivierende, schwere Fehlstellung des 1. MTP-Gelenkes. Bei niedrigem Aktivitätsniveau in fortgeschrittenen Krankheitsstadien führten wir schließlich statt einer Nachresektion die Arthrodese durch. Es ist sehr wichtig, die korrekte Arthrodesenposition zu wählen. Gerade die Auswirkungen einer Arthrodese müssen mit dem Patienten präoperativ genau besprochen werden, um die spätere Enttäuschung über die verlorene Gelenkbeweglichkeit zu vermeiden.

Trotz mancher Nachteile und Schwierigkeiten bleibt die Resektionsarthroplastik am Vorfuß eine sehr nützliche Methode zur Behandlung fortgeschrittener, entzündlicher Gelenkerkrankungen. Der Eingriff ist schwieriger, als üblicherweise angenommen. Er sollte Spezialisten vorbehalten bleiben, die mit den Details und Alternativen vertraut sind.

Literatur

1. Clayton M (1960) Surgery of the forefoot in rheumatoid arthritis. Clin Orthop 16:136-138
2. Fleming A, Cronen JM, Corbett M (1976) Early rheumatoid disease. I onset, II pattern of joint involvement. A Rheum Dis 35:57-365
3. Fowler AW (1959) A method of forefoot reconstruction. J Bone Joint Surg [Br] 41/3:507-513

4. Hagena F-W, Bracker W, Hoffmann TF, Rosemeyer B, Zwingers Th (1987) How do operative procedures on the forefoot influence the rheumatoid foot. Rheumatology 11:161-172
5. Hoffmann P (1911) An operation for severe grades of contracted or clawed toes. Am J Orthop Surg 9:441-448
6. Kates A, Kessel L, Kay A (1967) Arthroplasty of the forefoot. J Bone Joint Surg [Br] 49/3: 552-557
7. Lipscomb PR, Benson GM, Sones DA (1972) Resection of proximal phalanges and metatarsal condyles for deformities of the forefoot due to rheumatoid arthritis. Clin Ortop 82:24 ff
8. Raunio P, Lehtimäki M, Eerola M, Hämäläinen M (1987) Resection arthroplasty versus arthrodesis of the first metatarsophalangeal joint for hallux valgus in rheumatoid arthritis. Rheumatology 11:173-178
9. Scott DL, Coulton BL, Popert AJ (1986) Long-term progession of joint damage in rheumatoid arthritis. Ann Rheum Dis 45:373-378
10. Tillmann K (1979) The rheumatoid foot. Diagnosis, pathomechanics and treatment. Thieme, Stuttgart

Sachverzeichnis